高等医药院校系列教材

供康复、护理、临床医学等专业使用

康复应用解剖学

主　　编　王玉兰　刘洪梅

副 主 编　周星娟　许海燕　项　杰

编　　委　（以姓氏笔画为序）

于佳田　徐州医科大学

王玉兰　徐州医科大学

刘亚南　徐州医科大学

刘志安　徐州医科大学

刘美英　徐州医科大学

刘洪梅　徐州医科大学

许海燕　徐州医科大学

张海锋　徐州医科大学

陈幽婷　徐州医科大学

周星娟　徐州医科大学

项　杰　徐州医科大学附属医院

夏　岩　徐州医科大学附属医院

徐思维　徐州医科大学附属医院

绘　　图　陈幽婷

科学出版社

北　京

内 容 简 介

本书为人体解剖学的系列教材之一，是以表面解剖学、运动解剖学和神经解剖学的知识为主体内容，以人体局部分区为框架编排的康复专业基础教材。全书共十章：第一章为绪论；第二至九章分别在头、颈、胸、腹、盆会阴、背部、上肢、下肢各区内从浅入深介绍表面解剖学、运动解剖学和神经解剖学相关知识；第十章为影像解剖学，包括X线解剖和断层解剖，前者以文字描述结合相应X线片辨识全身骨关节解剖结构，后者以文字描述结合相应CT和MRI影像片辨识骨关节和中枢神经的主要结构，具有重点突出、言简意赅、方便自学的特点。

本书既是康复专业的基础课程教材，也是护理、临床医学等专业学习康复医学基础知识的教材。

图书在版编目（CIP）数据

康复应用解剖学 / 王玉兰，刘洪梅主编 .—北京：科学出版社，2021.6
高等医药院校系列教材
ISBN 978-7-03-069037-1

Ⅰ.①康… Ⅱ.①王… ②刘… Ⅲ.①康复医学－医学院校－教材 ②人体解剖学－医学院校－教材 Ⅳ.①R49 ②R322

中国版本图书馆CIP数据核字（2021）第104547号

责任编辑：胡治国 郭雨熙 / 责任校对：宁辉彩
责任印制：李 彤 / 封面设计：陈 敬

科学出版社 出版
北京东黄城根北街16号
邮政编码：100717
http://www.sciencep.com
北京富资园科技发展有限公司印刷
科学出版社发行 各地新华书店经销
*
2021年6月第 一 版 开本：787×1092 1/16
2023年7月第二次印刷 印张：12
字数：306 000

定价：49.80元

（如有印装质量问题，我社负责调换）

前　言

随着现代医学模式的转变和发展，康复医学已成为医学体系中必不可少的组成部分。十多年前提出的预防 - 医疗 - 康复三结合的医学体系，随着我国社会由生存型向发展型的迅速转变、人们对健康和生命质量要求的提高，至今三者已从直线关系闭合成环且互相融入渗透，康复医学学科功能的扩展范围和延伸速度超乎预料。近年来，各临床专科与康复医学融合而衍生出的康复医学分支学科应运而生且发展迅速，所形成的康复医学专科有骨科康复、神经康复、儿科康复、肿瘤康复、老年康复等。由此，社会对康复医学专业人才的需求不断增加，同时也对其他专业的医学工作者掌握运用康复医学知识提出了新的要求。

从医学科学的角度来理解，康复医学是针对身体已出现的功能性障碍，主动进行相关的代偿或补偿性治疗；从解剖学的角度来理解，就是设法调动人体最大的代偿机制（代偿性）或通过附加的人工物件如佩戴假肢（补偿性），经过主动的目标性锻炼（康复治疗），使身体尽量恢复正常的生理功能，保证高质量的家庭生活和社会生活。能指导患者完成这一治疗过程并达到理想效果的就是康复医学专业人才，所以要求康复医学专业工作者不但要具备系统的临床医学知识，同时要掌握康复医学知识和技能。而对于临床医生来说，要在治疗疾病的同时，提前评判到无法回避的生理功能损伤或丧失，并在早期实施或预防性实施康复干预手段，也将收到更好的临床治疗效果。

康复应用解剖学就是在这样的发展环境下从人体解剖学分支分化而来，是应康复医学的需要出现的新的学科分支，也是康复专业医学教学的基础课程。康复专业医学生必须在掌握人体系统解剖学的基础上，再深入学习本书内所选的“表面解剖学”“运动解剖学”“神经解剖学”等重点知识，这些内容都是康复医学生在后续专业课程学习中必备的基础知识，也是临床实际工作中使用频率高、要求精度高、自学指向性强的解剖学知识。

本教材成自徐州医科大学康复专业（必修）和护理专业（选修）讲义，自 2007 年开始使用。根据各专业教学大纲以及专业执业考试大纲的要求，先后进行过 4 次修改调整、补充完善，并征得临床专家指正。本着重点突出、言简意赅、方便自学的原则，书内重点解剖学名词均用黑体字突出；文字描述与对应插图尽量简洁明了、图文呼应，做到有文就有图，故单张插图超过 300 幅。

本教材以人体表面解剖、运动解剖和神经解剖为主体内容，以人体局部分区为编排框架，分成绪论、头部、颈部、胸部、腹部、盆会阴部、背部、上肢和下肢共九章，除绪论之外，各局部内按照层次位置描述三大主体内容，第十章为影像解剖学的基础知识，同样按照上述局部分区的顺序，简述 X 线解剖和断层解剖的内容，并插入 X 线、CT 和 MRI 影像片近百张，除满足康复专业后续课程学习的需要之外，图文并茂的形式也有利于其他医学专业工作者的入门自学。

本教材是《人体系统解剖学》的配套教材，所以在解剖内容的叙述上与前者有很大的延续性和相关性。根据本校康复专业教学经验，先完成 60 ～ 70 学时的系统解剖学教学，随后用 30 ～ 40 学时完成本教材内容，则效果为佳。对于护理专业以及其他专业以讲座形式开设的课程，建议 12 ～ 24 学时，根据专业需要进行取舍，重点补充表面解剖和周围神经分布方面的内容。考虑到不同专业、不同课时以及掌握深度的差别，本教材将难度和精度较高的内容用楷体字排版，以便在教学过程中灵活运用。本书所用专业术语采用全国科学技术名词审定委员会颁布的《人体解剖学名词》（第2版），鉴于某些解剖结构有常用别名，且随着医学科学的分支细化而出现的新名词，本教材内以“又称”（名词表在注）、“惯称”（医学界承认名）和“俗称”（民间称谓）介绍。

本书的出版，得益于徐州医科大学解剖学教研室康复专业和护理专业教学团队多年教学经验的积累，有赖于各位参编人员的辛勤努力和付出，更得到了徐州医科大学和基础医学院领导的鼎力支持。特别感谢陈幽婷教授多年来亲自绘制完成本教材内插图并指导表面解剖学和神经解剖知识的编写，感谢徐州医科大学附属医院康复科项杰教授对临床康复内容的提供和审核，感谢徐州医科大学附属医院影像学院胡春峰教授对影像解剖学内容的审核。

由于编者水平有限加之学科发展迅速，本书可能存在不当之处，敬请广大师生和其他读者批评指正。

王玉兰

2021年4月

目　录

第一章　绪　论

第一节　概　述

一、康复医学的发展和地位

随着社会经济的发展和人类对健康的更高要求，近年来康复医学得以迅速发展，并在医学的学科体系和医院的服务体系中占据了重要地位，充分体现了社会对保健预防—临床治疗—康复治疗这一新医学模式的肯定。目前康复医学已与保健医学、预防医学、临床医学和基础医学等共同组成全面的医学体系，为保障人类的健康和提高生存质量做出贡献。

现代康复医学是为了达到全面康复的目的，应用医学科学技术（医疗康复）和康复工程等手段，并且与社会康复、职业康复和教育康复互相配合，针对病、伤、残者的心理和生理功能障碍，改善其心理和生理的整体功能，为提高生存质量和回归社会创造条件的一门科学。

简而言之，**康复医学**（rehabilitation medicine）是应用康复医学理论和康复医学方法，促进病、伤、残者全面康复，努力实现功能锻炼、全面康复、重返社会三项基本原则的医学科学。

二、康复应用解剖学的发展和内容

随着康复医学的发展，根据学科特点、研究方法、研究角度和实际应用的特殊需要，康复应用解剖学在人体解剖学的基础之上分化出来，并迅速充实扩展。与临床医学相同，康复医学要面对病人，且多为临床医学已经干涉过的个体，这就要求康复医学工作者在熟悉临床医学知识的基础之上，将人体解剖学知识和康复治疗技术有机地结合应用，才能成为一名合格的康复专业医生。

康复应用解剖学是根据康复专业的需求，在对人体解剖学知识的研究和描述中，突出并拓展康复治疗常用解剖知识的深度和广度，为后续专业课程的学习打下扎实的基础。康复应用解剖学侧重于人体的整体结构概况，特别对表面解剖学、运动解剖学和神经解剖学的知识要求更为详细和深入。

（一）表面解剖学

表面解剖学（surface anatomy）是通过观察或触摸体表的解剖学标志，进一步定位和推导人体深部器官或结构的位置、形态以及相互关系等。

1. 体表标志　指在人体表面可直接看到或扪及的解剖结构，多属体表自然孔裂、皮肤皱纹以及骨、肌或肌腱所形成的隆起或凹陷等，可归纳为**骨性标志**、**肌性标志**和**皮肤纹理**三种。

2. 体表投影　指深部解剖结构在人体表面的对应投影区域，多可利用一个或数个体表标志来进行定位描述，需要时可辅以体表标志线或体表分区共同完成。

（二）运动解剖学

运动解剖学（sports anatomy）由解剖学和力学的结合发展而来，主要是用力学原理研究和解释人体运动系统的形态和功能状态。运动系统，包括**骨骼系统**（又称**骨学**）、**骨连结系统**（又称**关节学**）和**肌肉系统**（又称**肌学**）。康复医学侧重于运动系器官的形态和功能恢复，主要是运动性伤病以及神经肌肉系统病变中运动功能障碍的恢复。

（三）神经解剖学

神经解剖学（neuroanatomy）是对神经系统形态结构的研究和描述，是神经科学的基础。**神经系统**是机体的主导调节管理机构，可及时感受体内、外环境的变化，并协调全身器官组织的功能活动与新的变化同步，以保证整个机体正常生理功能的运行。

神经系统对运动系的管理与康复训练中运动功能的恢复密切相关。康复医学要求重点掌握**周围神经系统**与运动系的关系，以及**中枢神经系统**与运动功能的关系。

近年来，由于社会发展所致人类生存环境以及生活方式的快速改变，使精神疾病和心理障碍等高级精神神经病变的发病率迅速升高，精神和心理疾病的康复治疗备受关注，精神疾病康复专业应运而生。精神和心理性疾病多伴有躯体性症状，而躯体性疾病也常引发精神或心理性障碍，精神康复医学可使病人在躯体功能恢复、精神状态调整以及社会生活回归等多方位同时得到专业的医学帮助，以期收到最佳治疗效果。在神经解剖学中，中枢神经系统的高级精神功能区以及周围神经系统的内脏神经便是精神疾病康复治疗的解剖学基础。

第二节　康复应用解剖学总论

一、人体的常用分部和分区

人体常被分为头部、颈部、胸部、腹部、盆部、会阴部、背部、上肢和下肢 9 大局部，各部又继续划分为若干更小的部或区以及亚区。上、下肢合称**四肢部**，其余合称**中轴部**。

（一）中轴部

中轴部是指颅骨和躯干骨作为支架的部分，前者称**头部**，后者称**躯干**（图 1-1）。

1. 头部　指颅骨作为支架的部分。面颅骨周围结构称**面部**，脑颅骨周围结构称**颅部**。头部主要由脑神经分布。

2. 颈部　指脊柱颈段作为支架的部分。脊柱前方的结构称**颈前外侧区**或**颈前外侧部**，惯称颈部；脊柱后方的称**颈后区**或**项区**，惯称后颈部或颈后部。颈前外侧区由颈神经前支和脑神经混合分布，颈后区由颈神经后支分布。

3. 胸部　指胸廓作为支架的部分。脊柱前方的结构称**胸前外侧部**，惯称胸部；脊柱后方的称**胸背部**，惯称背上部。胸前外侧部由胸神经前支分布，胸背部由胸神经后支分布。

4. 腹部　指脊柱腰段作为支架的部分。脊柱前方的结构称**腹前外侧部**，惯称腹部；脊柱后方的称**腰背部**。腹前外侧部由下位胸神经和上位腰神经的前支分布，腰背部由腰神经后支分布。

5. 盆会阴部　指骨盆作为支架的部分。骨盆后壁的结构称**骶尾部**，骨盆的前外侧壁被下肢根遮盖，在体表并无投影区，骨盆下口处的结构称**会阴部**。骶尾部由骶神经的后支分布，骨盆前外侧壁和会阴部由骶尾神经的前支分布。

6. 背部　指躯干的后部，包括**项区**、**胸背部**、**腰背部**和**骶尾部**。背部皮肤和深层肌主要由脊神经的后支分布，而浅层肌则由脑神经和颈神经的前支分布。

中轴部的各脏器由内脏神经系统的交感神经和副交感神经双重分布，汗腺、立毛肌和小血管由交感神经分布。

（二）四肢部

四肢部指四肢骨作为支架的部分（图 1-1）。

1. 上肢 指上肢骨作为支架的部分，以上肢根连于躯干的外上方。上肢分为**肩胛区**、**肩部**、**臂部**、**肘部**、**前臂**、**腕部**和**手部**，各部又分为前部（掌侧部）和后部（背侧部）。上肢由下颈段和上胸段神经的前支分布。

2. 下肢 指下肢骨作为支架的部分，以下肢根连于躯干的下方。下肢分为**臀区**、**股部**、**膝部**、**小腿部**、**踝部**和**足部**，各部又分为前部和后部。下肢由腰神经和骶神经的前支分布。

四肢部的汗腺、立毛肌和小血管由交感神经分布。

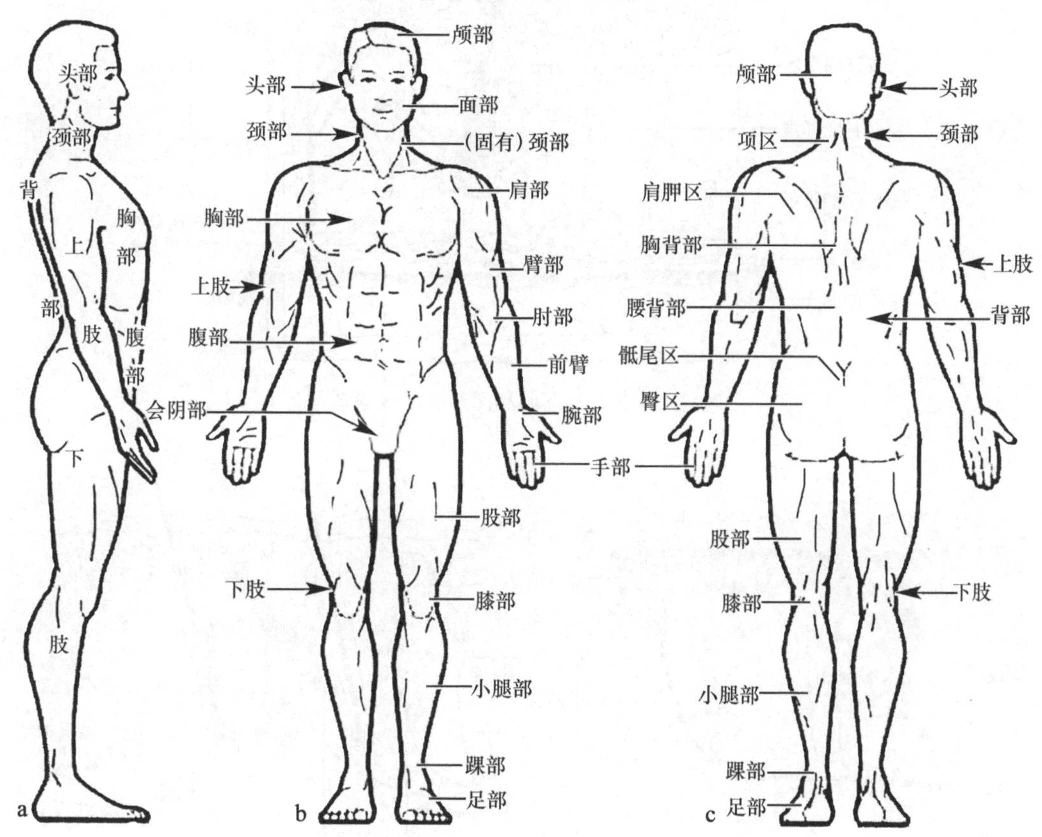

图 1-1 人体常用分部（a：右侧面；b：前面；c：后面）

二、人体的基本结构概况

成人的 206 块骨以特定的方式相连，构成人体的骨架。在中轴部，颅骨和躯干骨或单独或与肌共同围成体腔，体腔外依次被覆皮肤、浅筋膜、深筋膜和肌，体腔内容纳脏器，血管神经的主干在体腔内经行。在四肢部，四肢骨周围从浅入深依次被覆皮肤、浅筋膜、深筋膜和肌。肌附着于骨面，每块肌均有深筋膜包被，血管神经的主干在肌与深筋膜之间经行。

（一）皮肤

皮肤（skin）被覆于体表，保护深层的器官组织，并有调节体温、参与物质代谢以及吸收等功能。皮肤具有很强的再生能力，日常生活中摩擦脱落的表皮细胞即通过生理性再生进行补充。身体各部皮肤的厚薄不等，一般屈侧皮肤较薄，伸侧较厚，但手和足则相反，手掌和足底的皮肤最厚。皮肤的颜色（简称肤色）不但有显著的种族差异，而且与个体的生理状态以及病理现象密切相关，故皮肤健康状况的检查具有重要的临床意义。

在组织学上，皮肤可分为表皮和真皮两层（图 1-2，图 1-3）。

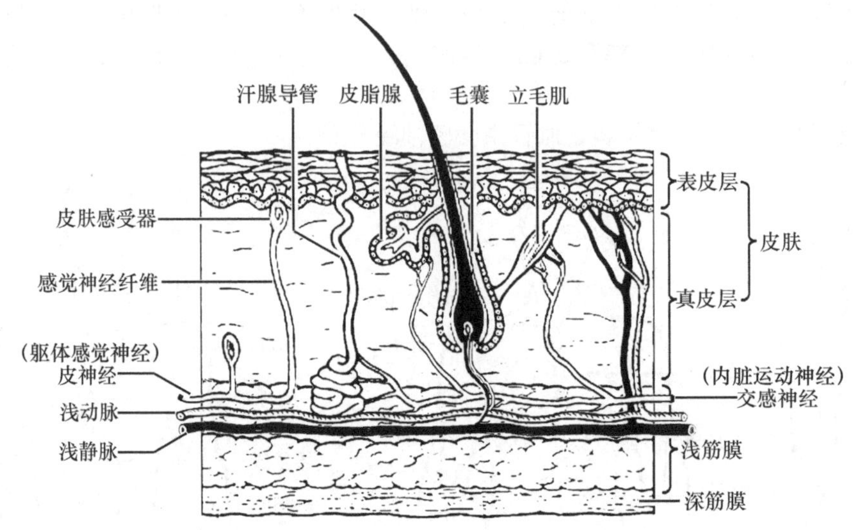

图 1-2　皮肤、浅筋膜和深筋膜结构模式图

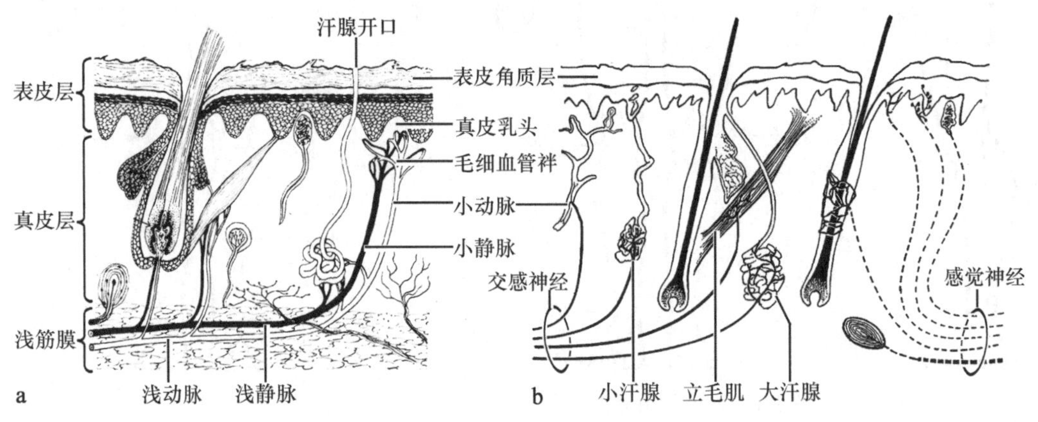

图 1-3　皮肤内的血管分布（a）和神经分布（b）模式图

1. 表皮层　由角化的复层扁平上皮组成，从浅入深分为角质层、透明层、颗粒层、棘层和基底层。位于体表的**角质层**又称**角化层**，其薄厚有显著的区域差异，手掌和足底的表皮角化层最厚，过度增厚则形成手或足部的胼胝体，俗称“老茧”。位于最深部的**基底层**由一层矮柱状的基底细胞组成，基底细胞不断分裂增殖以补充衰老脱落的浅层细胞。基底细胞之间散在有黑色素细胞，细胞内含有黑色素颗粒，颗粒的大小、数量和分布形式决定了种族的皮肤颜色差异。诊查时观察到皮肤的异常色素沉着或色素脱失，角化异常或皮疹，多为表皮层的病理变化。当皮肤损伤仅涉及表皮层时，基底层细胞迅速增生，可完全修复且不留瘢痕。

2. 真皮层　由排列致密而不规则的结缔组织组成，可分为乳头层和网织层。**乳头层**

与表皮的基底层紧密相贴，并向表皮突出形成真皮乳头。乳头层含丰富的毛细血管和游离的神经末梢，神经末梢的密度与皮肤的感觉敏感性成正比。**网织层**为粗大的胶原纤维束交织成网，网内有许多弹性纤维、网状纤维、小血管、淋巴管、神经和神经末梢，并为皮肤附属器以及立毛肌所在的区域，在面颈部尚有表情肌的纤维附着。网织层内粗大的胶原纤维束向深方与浅筋膜层相连，这些纤维束称**皮肤支持带**。皮肤附属器包括毛发、汗腺、皮脂腺和指（趾）甲，其分布具有显著的人种、性别、年龄以及个体遗传差异，同一个体也具有显著的区域差异。

真皮层小血管网丰富，毛细血管袢在**真皮乳头**处最贴近体表，血液量和血液成分的改变可透过表皮被观察到。血管充盈度不足使皮肤苍白，毛细血管扩张充血使皮肤发红，血液氧含量降低使皮肤呈青紫色称发绀，血液内胆红素增高或某些药物使皮肤呈黄色称黄染。真皮层内胶原纤维含量对维持皮肤弹性和韧性起重要作用，儿童真皮层内的胶原纤维含量高，皮肤弹性最好，随年龄的增长其含量逐渐减少，使皮肤弹性减低、皮纹显著、皮肤皱褶出现。真皮网织层内的成纤维细胞受到创伤性刺激时，可启动修复机制促进创口愈合，但会在体表留下永久性瘢痕（图 1-3a）。

人体毛发的颜色、数量和分布形式虽有显著的种族和遗传差异，但也与个体的健康状况、营养状况以及精神状态相关。皮肤疾病、内分泌疾病、精神因素或某些药物可引起病理性毛发脱落或稀少、毛发异常增多、颜色突变等。指甲的生长状况也可反映出某些全身或局部病变，如严重的贫血、中毒或灰指甲等。

皮肤是人体面积最大的感官，具有丰富的感觉神经末梢，可接受温、痛、触和压觉等各种刺激，经感觉神经传入中枢。皮肤的感觉神经末梢通过脊神经与脊髓的节段保持对应连接关系，若脊神经或脊髓病变时，相应的皮肤区域可出现感觉缺失或感觉异常等症状，应与皮肤本身的病变进行鉴别。交感神经支配皮肤内的小血管、汗腺和立毛肌，交感神经兴奋时小血管壁的平滑肌收缩，血流量减少使皮肤苍白；汗腺分泌冷汗，使皮肤湿冷；立毛肌收缩，使汗毛竖起同时皮肤表面凸现微小隆起，俗称“鸡皮疙瘩”（图 1-3b）。

（二）浅筋膜层

浅筋膜（superficial fascia）又称**皮下筋膜**或**皮下组织**，属疏松结缔组织，富含脂肪。浅筋膜内有丰富的浅血管、浅淋巴管和皮神经，某些部位有浅淋巴结群，面颈部的浅筋膜内尚有表情肌（图 1-2，图 1-4）。

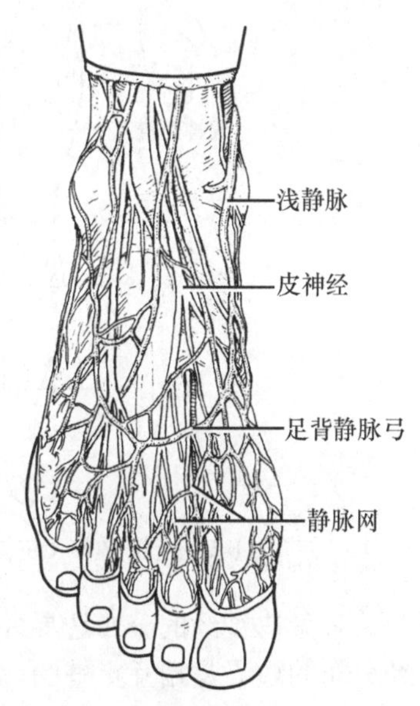

图 1-4 足背的浅静脉和皮神经

浅筋膜的厚薄因年龄、性别、营养状况等个体差异显著，儿童、妇女、肥胖者浅筋膜较厚，老人、男性、瘦弱者则薄。同一个体不同部位差异甚大，腹前壁、臀部、股部较厚，眼睑、乳头和阴茎处甚薄。背部、手掌和足底的浅筋膜厚而致密，有纤维束将皮肤与深层结构紧密相连，因此这些部位的皮肤移动性较小。

1. 浅动脉 发自深动脉，从深方穿至浅筋膜内，发出分支营养浅层结构。浅动脉一般较细小，与浅静脉伴行关系不密切或不与浅静脉伴行。

2. 浅静脉 又称**皮下静脉**。与浅动脉相比，浅静脉相对粗大且数量丰富，并在手背、足背以及腹前壁等处吻合成**静脉网**。较粗的浅静脉（管径大于 2 mm）内均有丰富的

静脉瓣，以防止血液的逆流。浅静脉与深静脉之间有丰富的**交通支**，浅层静脉血可通过交通支汇入深静脉。浅静脉因位置浅表、易于寻找，为临床常用的静脉穿刺部位（图 1-4）。

3. 浅淋巴管和浅淋巴结 浅淋巴管数量极多，吻合成的淋巴网遍布浅筋膜内，但因管径极细且管内的淋巴液无色，难以辨认。浅淋巴管主干多与浅静脉主干伴行，引流相应浅静脉回流区域内的淋巴。浅淋巴结穿插在浅淋巴管主干的上行路径中，故浅淋巴结常在浅静脉主干周围。正常的浅淋巴结因小而质软不易触及，当引流区有炎症或肿瘤转移时，常累及相应的淋巴结群引起肿大，因此浅淋巴结触诊具有重要临床意义。

4. 皮神经 发自脊神经和脑神经，从深方穿至浅筋膜内经行，分成细支并分布于皮肤，传导皮肤的浅感觉（温、痛、触、压觉）。颜面部的皮神经为三叉神经的感觉支，躯干前面和四肢的皮神经为脊神经前支的皮支，躯干后面（背部）的皮神经为脊神经后支的皮支。

全身皮神经的分布与脊髓节段的对应关系具有重要临床意义，可通过检查皮肤感觉异常的范围和性质，推导出脊髓的病变部位和病变性质。在躯干，皮神经以及运动神经均基本保持了胚胎原始体节发育形成的节段性分布形式；在四肢，由于胚胎肢芽的伸长和转位，神经节段性分布形式已发生改变（图 1-5）。

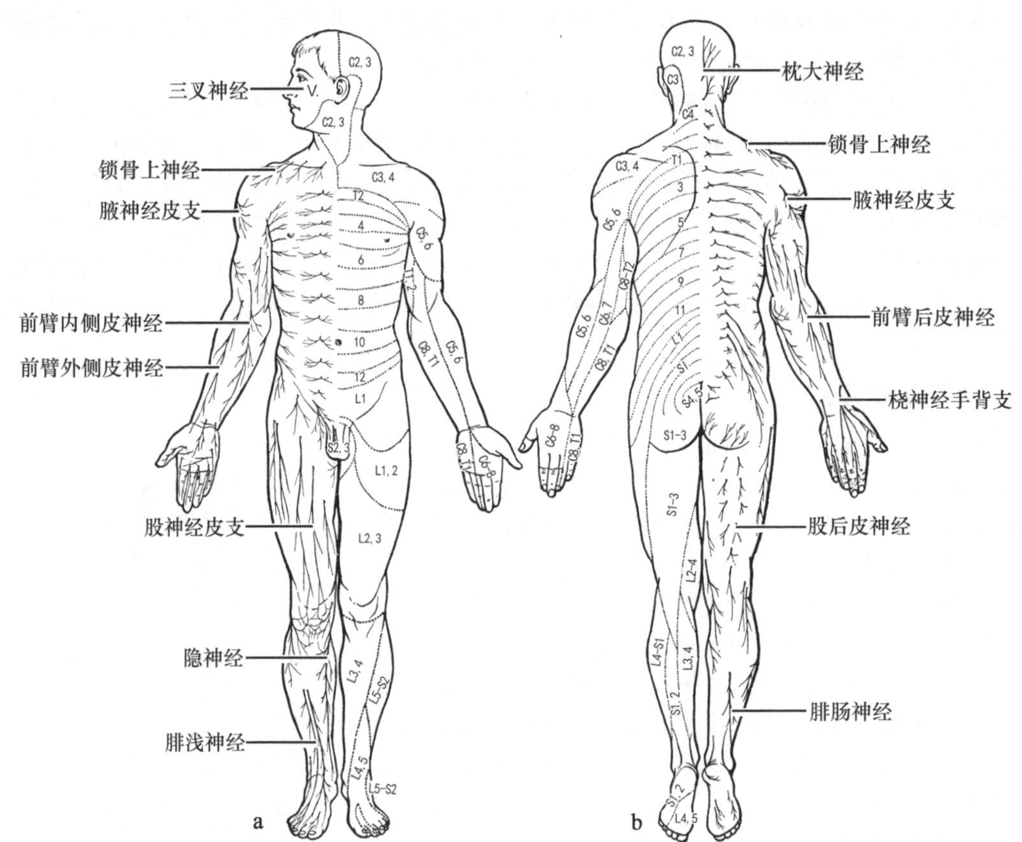

图 1-5 全身皮节（左侧）和皮神经（右侧）的分布投影区（a：前面；b：后面）

各条皮神经的分布边界并非像示意图 1-5 内所显示的那样泾渭分明，实际上，相邻神经分布的边界是相互重叠的。

在躯干部，以肋间神经为例，第 8 对肋间神经（T8）的分布区上界与第 7 对肋间神经（T7）、下界与第 9 对肋间神经（T9）几乎全部重叠，仅伤及 T8 时，诊察中不会出现明显的皮肤感觉缺失区，若伤及 2 条以上神经，方可出现感觉缺失区（图 1-6）。

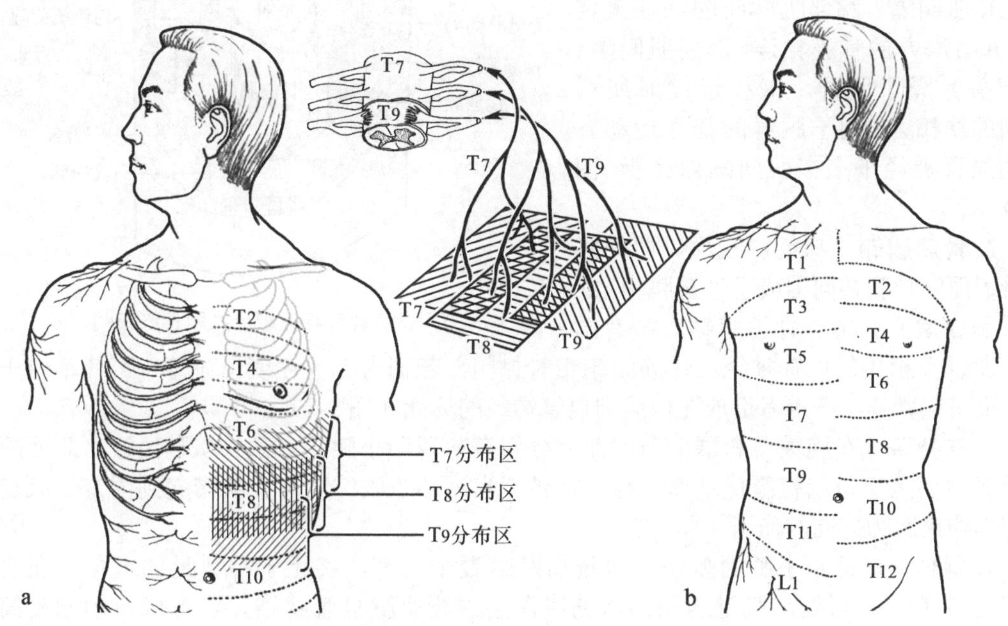

图 1-6 躯干皮神经的节段性分布与重叠区

在四肢部，神经纤维束随肢体发育过程多次合并又分开，最后形成颈、臂、腰和骶丛，自丛上发出的终末皮支之间的重叠分布更为明显。当某一根神经损伤后，临床诊察出现的感觉缺失区远较其解剖学分布区小。另外，在浅感觉中，触觉的分布重叠区大于温痛觉，若某区域的温痛觉缺失时，触觉仍存在，甚或显得更为敏感，临床称其为感觉分离。

体节是胚胎学名词，指胚胎发育早期所形成的暂时性块状细胞团，呈头尾方向位列背侧中线的两侧。随着胚胎的成长发育，每一体节均分化成**生肌节**、**生皮节**和**生骨节**。在胚胎期，即将发育成脊髓的神经管与体节之间呈节段性的对应关联关系，即同一体节来源的骨骼肌和皮肤与相同脊髓节段的神经相连，神经的感觉纤维分布到皮肤，运动纤维分布到骨骼肌。成体后，躯干部的神经、骨骼肌和皮肤之间仍然保持其典型的节段性分布特点，但上、下肢则随肢芽的萌出、伸展和扭转发育而发生改变，节段性已不明显（图 1-7）。

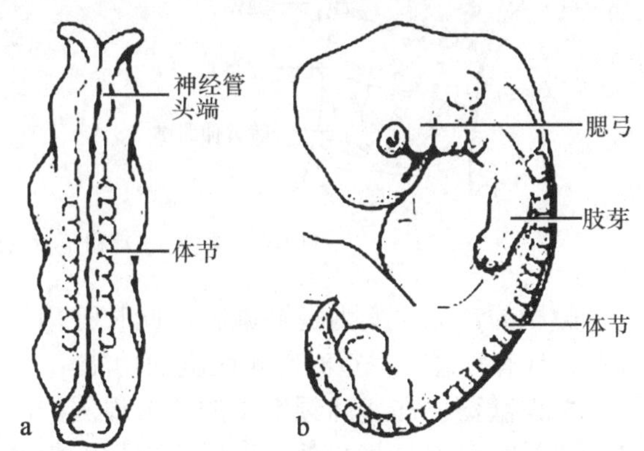

图 1-7 胚 21 天（a）和 35 天（b）时的体节

（三）深筋膜

深筋膜（deep fascia）又称**固有筋膜**，属致密结缔组织。深筋膜可分浅、深两层（或两部）：**深筋膜浅层**紧邻浅筋膜，包被整个人体。**深筋膜深层**又分两类：位于四肢和体腔之外的包被肌和血管神经主干；位于体腔之内的衬于体腔内壁，或包绕在各脏器周围。

在四肢部，深筋膜所形成的肌辅助装置，对肌运动功能的有效发挥起重要作用，但肌辅助装置病变也同样可严重影响肌的运动功能。

1. 肌间隔 相邻肌群间的深筋膜增厚，并与深方的骨膜相连，形成肌间隔。肌间隔分隔了肌群，减少运动时肌群之间的摩擦，有利于肌群的独立运动。大的血管神经干多在肌间隔内经行（图1-8）。

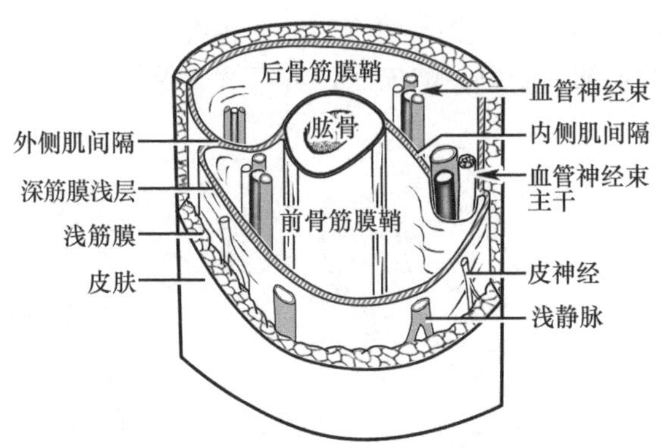

图1-8 臂部软组织层次和骨筋膜鞘

2. 骨筋膜鞘 深筋膜浅层、肌间隔和骨表面的骨膜共同围成了骨筋膜鞘（或称**骨筋膜室**）。每一骨筋膜鞘内装有同一群肌以及相关的血管神经。骨筋膜鞘相对封闭，若鞘内有炎症或出血等，可使鞘内压增高而引起剧痛，严重者造成鞘内肌肉血管神经的坏死（图1-8）。

3. 支持带 在腕关节和踝关节的前后分别有前臂和小腿的多条长肌腱经过，此处的深筋膜浅层呈宽带状腱膜样增厚，称支持带。当近端肌收缩时，支持带起到固定长肌腱位置以约束肌力方向的作用（图1-9）。

4. 腱鞘 前臂和小腿的多条长肌腱需跨越数个关节，终止于手或足的远端，在肌腱经过骨关节表面处，肌腱周围的深筋膜深层围绕肌腱呈管状增厚，形成厚韧的套筒状结构称腱鞘。腱鞘内还衬贴滑膜层，可分泌滑液，以减少运动时肌腱与骨关节表面的摩擦（图1-9）。

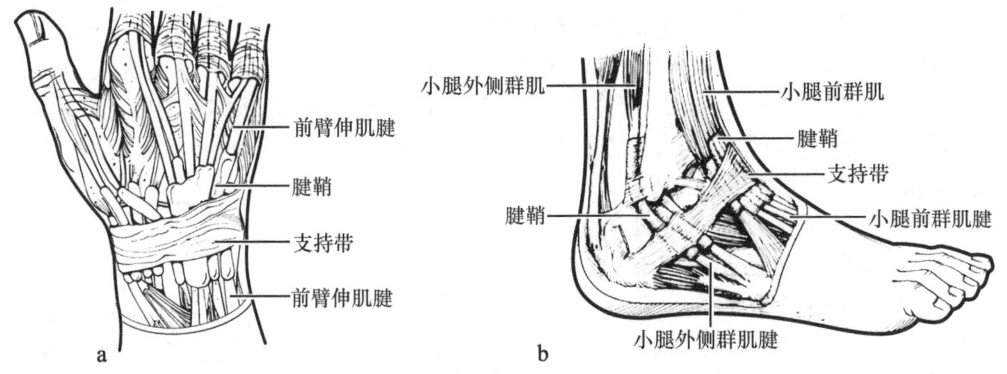

图1-9 手背（a）和足背（b）处的支持带和腱鞘

腱鞘的常见病变为腱鞘囊肿，此时腱鞘内组织粘连、滑液增多，病变处可触及圆形隆起，或有痛感，严重时影响肌腱的功能。

5. 滑膜囊 在运动频率高的关节周围，深筋膜深层形成内含滑液的封闭膜囊称滑膜囊，垫衬在肌腱与关节囊之间或肌腱贴近骨面之处以及相邻肌腱间，以减少运动时的摩擦并增加关节的灵活性。少数滑膜囊直接与邻近的关节腔相通，但大多数独立存在。有些位于皮下的骨性结构，其表面也有滑膜囊，称皮下囊（图1-10）。

滑膜囊的常见病变为滑膜囊炎，因与关节位置相近，常易误诊为关节炎。

6. 血管神经鞘 为深筋膜深层包绕血管神经束所形成的薄层套筒状的纤维管。人体内大的血管神经鞘有纵列于颈部脏器两侧的**颈动脉鞘**，横越颈根、贯穿腋窝的**腋鞘**以及位于股前内侧的**股鞘**。局部麻醉时需将麻醉剂注入筋膜鞘内，才可对鞘内的神经起到阻滞麻醉的作用（图1-11）。

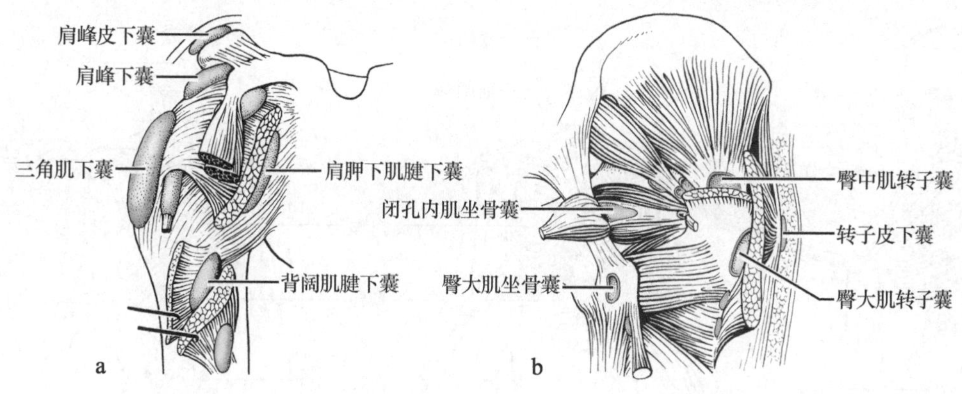

图 1-10 肩关节前（a）和髋关节后（b）的滑膜囊

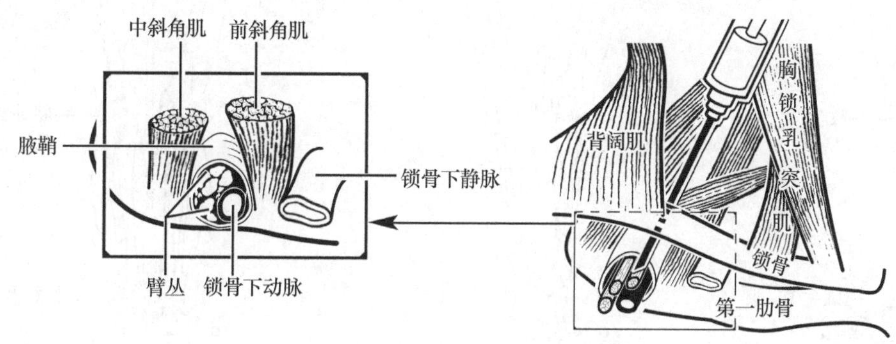

图 1-11 腋鞘与臂丛神经阻滞麻醉

（四）骨、关节和肌

骨是人体的支架和运动的杠杆，关节是运动的支点或枢轴，而肌（骨骼肌）是运动的动力。三者合称运动系，为康复医学中备受关注的解剖结构。

1. 骨和关节 **中轴骨**（颅骨、躯干骨）多为扁骨和不规则骨，围成的体腔可容纳和保护脑、脊髓、脏器和血管神经干。此类骨之间多为直接骨连结，即使有关节，其运动幅度也相对较小（颞下颌关节和寰椎的关节除外）。**四肢骨**（上、下肢骨）多为长骨和短骨，构成四肢的杠杆，骨连结方式多为关节，运动灵活且运动幅度大（腕骨和跗骨的关节除外）。**直接骨连结**借结缔组织或软骨等相连，连结牢固但活动度小；**间接骨连结**的关节是骨连结的最高分化形式，其结构复杂，运动灵活（图 1-12）。

另外，有数目不等的**籽骨**包埋于肌腱内，在关节运动时对肌腱起到保护作用或改变肌力的方向。人体最大且最恒定的籽骨是髌骨，已被计入人体的 206 块骨之内。其他常存在籽骨的地方有拇指的掌指关节处和足的第 1 跖趾关节处，在 X 线像内注意与病变区别（图 1-13）。

2. 骨骼肌 肌质构成**肌腹**，是肌的可收缩部分；腱质构成**肌腱**或**腱膜**，连于肌的附着点，传递肌的力量。绝大多数肌借肌腱附着于骨并与骨膜相融合，部分肌可附着于深筋膜、关节囊、韧带或皮肤的真皮层。

每块肌均为一个独立的器官，其主要营养动脉多与支配该肌的神经伴行，形成血管神经束，经肌的特定部位出入。四肢肌大多接受专一的单根神经支配，一旦支配该肌的神经损伤则导致此肌瘫痪。躯干深层肌大多接受多条脊神经分支的节段性支配，单根神经损伤并不出现明显的功能障碍。

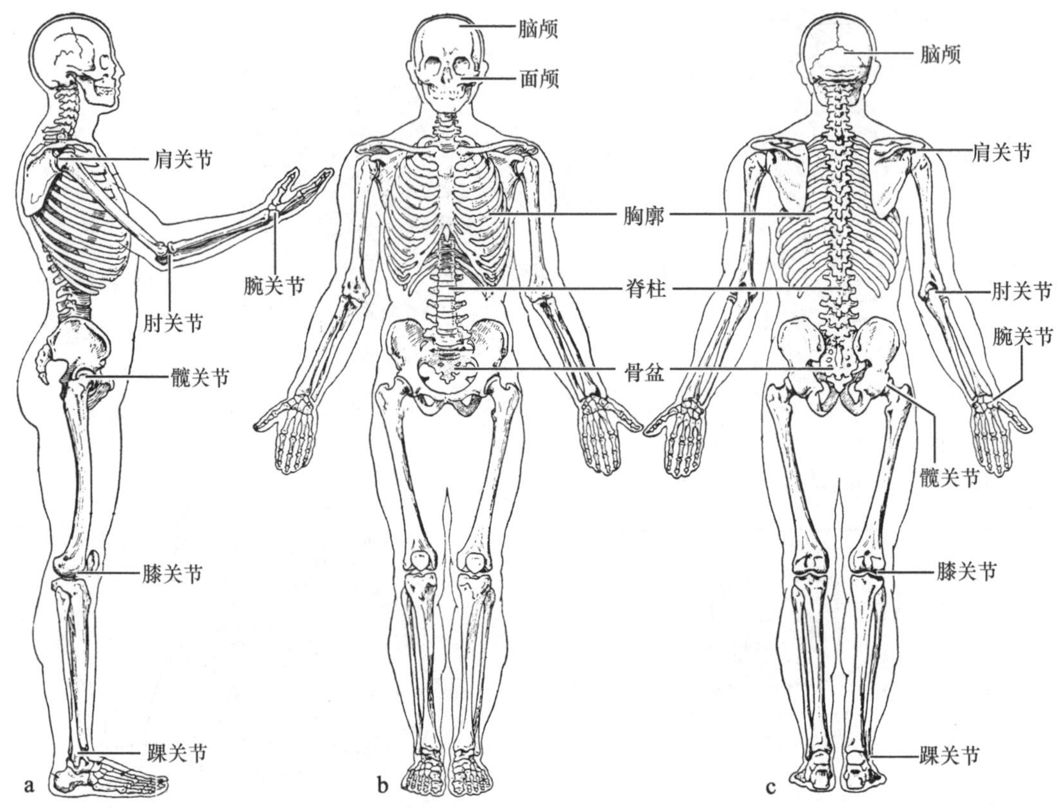

图 1-12　全身骨关节概况（a：右侧面观；b：前面观；c：后面观）

每块肌表面都有深筋膜包裹，形成一个**肌筋膜鞘**，鞘内仅容纳一块肌。在四肢，数块功能相同的肌合成一个肌群，外面又有深筋膜包裹整个肌群，并且相邻肌群之间的深筋膜增厚，形成**肌间隔**。肌间隔向深方连于骨膜，向前面与该肌群表面的深筋膜浅层延续，共同围成**骨筋膜鞘（骨筋膜室）**，此鞘内容纳一群肌并常有较大的血管神经束（图 1-8）。

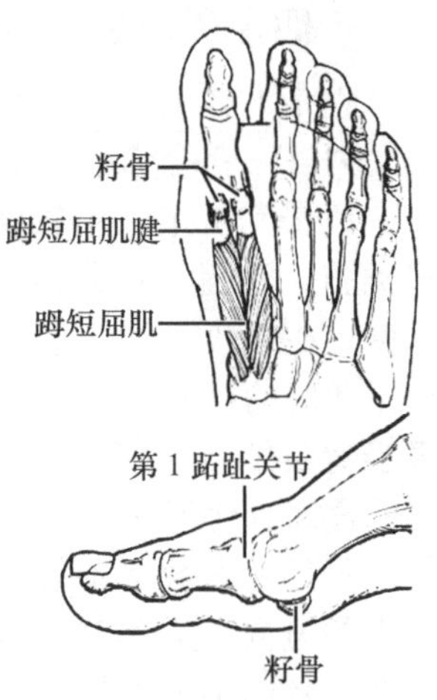

图 1-13　足部的籽骨

前臂和小腿的骨筋膜鞘尚有骨间膜参与围成。肌筋膜鞘和骨筋膜鞘都相对封闭，肌或血管病变时若有肿胀或渗液，可限制液体的蔓延，但也使得鞘内压力增高而加重病变。

3. 肌的运动学分类　以肌附着点的位置为参照，将肌附着点分为**起点**和**止点**，一般近中线和近颅侧的附着点称起点，远侧的称止点。以肌收缩时力传递的方向为参照，将肌附着点分为**定点**和**动点**。定点端固定不动或仅小范围运动，动点端运动幅度远大于定点端。定、动点根据运动形式可互相转变，如屈肘时肱二头肌的止点（尺骨粗隆）为动点，但做俯卧撑或引体向上时，尺骨粗隆处则转为肱二头肌的定点，而肱二头肌的起点（盂上结节和喙突）为动点（图 1-14，图 1-15）。

人体完成简单的动作，也需若干块肌在神经系统的支配下共同协作。根据各肌在同一运动中所起的作用不同，可将其分为原动肌、拮抗肌、协同肌和固定肌（图 1-15）。

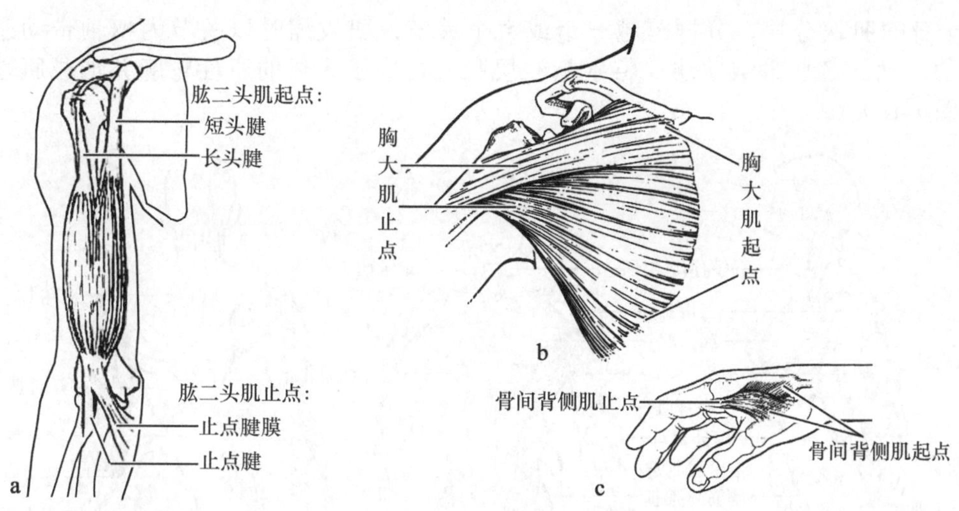

图 1-14 肌的起点和止点

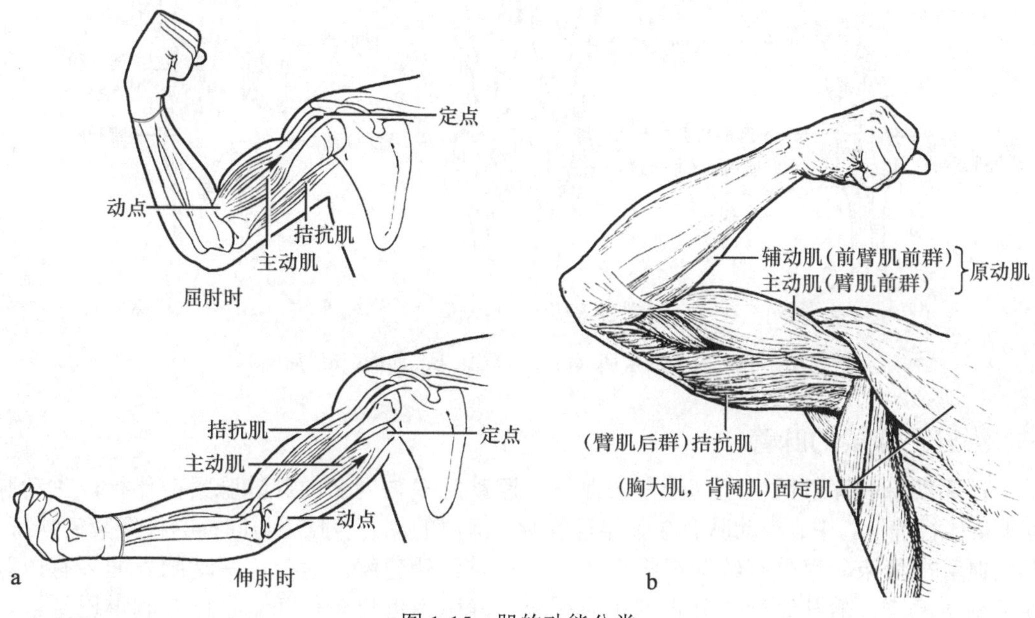

图 1-15 肌的功能分类

(1)原动肌：指肌主动收缩时可直接完成意向性动作的肌，如屈肘时，臂前群肌（肱二头肌和肱肌）以及前臂前群肌（只要起于肱骨下端的屈肌）均为原动肌。其中肱二头肌和肱肌所起作用最重要，称**主动肌**（主肌），而起于肱骨下端的前臂前群肌作用次要，称**副动肌**（辅肌）。

(2)拮抗肌：指与原动肌功能相反的肌，如屈肘时的肱三头肌，必须舒张才能完成屈肘动作。若伸肘时肱三头肌为主动肌，而肱二头肌转为拮抗肌。

(3)固定肌：指固定原动肌定点处骨的肌。只有定点处完全固定，动点处才能完成运动。如屈肘时固定肱骨上端的肩带肌和胸大肌等。

(4)协同肌：指抵消原动肌多余功能的肌。如屈肘时的肱二头肌（主动肌）在收缩时还有前臂旋后的功能，需要旋前圆肌和旋前方肌适当收缩以抵消此“多余”功能，故屈肘的协同肌就是旋前圆肌和旋前方肌。

全身的肌块分层、分群跨越一个或数个关节，肌收缩时以关节为枢轴带动躯干四肢的运动。各肌群或肌块（特别是浅层肌）构成了人体的肌性轮廓并形成肌性标志（图 1-16）。

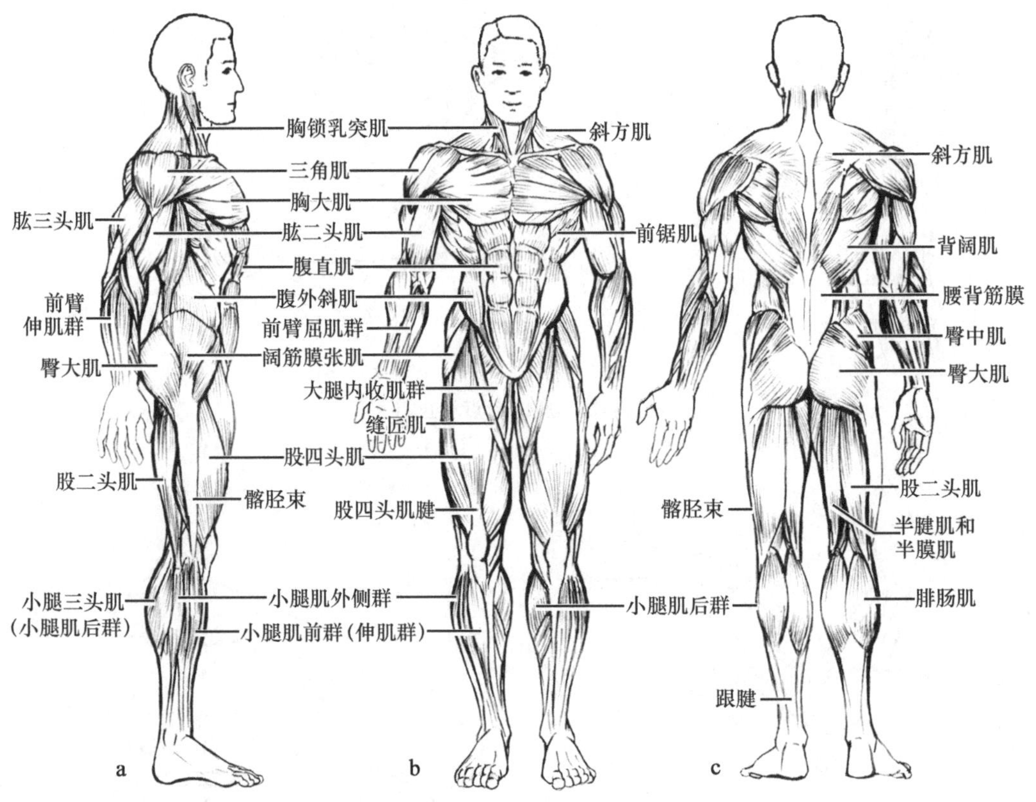

图 1-16　全身浅层肌（a：右侧面；b：前面；c：后面）

（五）深层的脉管

1. 深动脉和深静脉　不同于浅层血管，**深动脉**多与同名的**深静脉**紧密伴行，大动脉有 1 条伴行静脉，中、小动脉有 2 条伴行静脉。深层的动、静脉还与同行的神经紧密伴行，形成**血管神经束**，束外有结缔组织形成的血管神经鞘包绕。另外，深动脉表面多有内脏神经攀附缠绕，随其经行并分布到相应区域。静脉附近更多伴随有淋巴管和淋巴结群，随其经行并引流与静脉引流区基本相同区域的淋巴。

2. 深淋巴管和淋巴结　**深淋巴管**的组织特点与浅层者相同。丰富的淋巴管逐级汇聚，形成 9 条淋巴干，最后经 2 条淋巴导管分别注入左、右头臂静脉。**深淋巴结群**的数目远多于浅淋巴结群，与深静脉的伴行关系也更为密切。毛细淋巴管内皮细胞间隙大，通透性高，脱落细胞、细菌等大分子易于进入管腔；淋巴管在汇聚过程中有数级淋巴结串入，对引流的淋巴液起到多次过滤作用，其中靠近引流区的第 1 级淋巴结称**前哨淋巴结**或**哨位淋巴结**，在肿瘤转移中具有重要临床意义（图 1-17）。

（六）神经系统

1. 周围神经的纤维成份与分布范围　**周围神经**分别从椎间孔（脊神经）或颅底孔裂（脑神经）穿出后，在肌间或器官间经行并分支分布。周围神经内的**感觉神经纤维**将各种感受器传来的感觉神经冲动传入中枢，**运动神经纤维**将中枢的运动神经冲动传导到效应器。

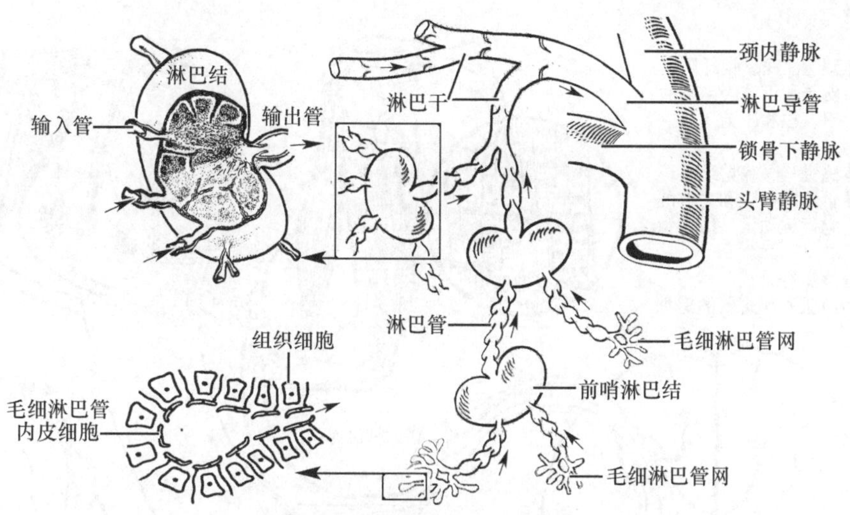

图 1-17 淋巴管网的组成和淋巴流注

（1）**感觉神经纤维**：感觉神经元的胞体聚集成**感觉神经节**，在脊髓为后根处的**脊神经节**，在脑干为**脑神经的感觉神经节**。由胞体发出的中枢突经脊神经后根或脑神经根进入脊髓或脑干，周围突经脊神经或脑神经连接感受器。感觉纤维又分为躯体感觉纤维和内脏感觉纤维两种。

1）**躯体感觉纤维**：分为传导皮肤和近体表黏膜的浅感觉纤维（图 1-18 ①）和传导运动系感觉的深感觉（本体感觉）纤维（图 1-18 ②）。

2）**内脏感觉纤维**：传导内脏和血管壁等处的内脏感觉（图 1-18 ③）。多数内脏具备双重的感觉神经纤维分布：随交感神经上行的传入纤维和随副交感神经上行的传入纤维。一般认为，交感神经内的传入纤维传导内脏痛觉，对内脏反射的调节作用不大；副交感神经内的传入纤维主要传导如膨胀感、饥饿感等内脏感觉，并在内脏反射的调节中起主要作用；特殊的是，食管、气管以及盆腔多数脏器的痛觉主要经副交感神经传入。

3）**特殊的感觉神经纤维**：是传导视觉、嗅觉、味觉、听觉和平衡觉的传入纤维，组成各感官的功能性神经。

（2）**运动神经纤维**：支配骨骼肌的是躯体运动神经，支配心肌、平滑肌和腺体的是内脏运动神经。

1）**躯体运动神经纤维**：神经元胞体即**下运动神经元**，位于脊髓前角或脑神经运动核，其轴突形成神经纤维经脊神经或脑神经直达效应器（图 1-18 ④）。

2）**内脏运动神经纤维**：分为①**节前纤维**：胞体又称**节前神经元**，位于脊髓侧角或脑神经副交感核。节前纤维不与效应器直接相连，必须在内脏运动神经节换元（图 1-18 ⑤ -1）；②**节后纤维**：胞体又称**节后神经元**，位于**内脏运动神经节**，节后纤维到达效应器（图 1-18 ⑤ -2）。

31 对脊神经都是混合性的，既含有感觉神经纤维又含有运动神经纤维。在每对脊神经分赴其分布区域的过程中，神经纤维经多次编织组合，使神经分支的纤维成分以某类为主，习惯称其为某类神经，如**感觉神经**、**运动神经**、**内脏神经**，实则均为**混合性神经**，但某些脑神经例外，如视神经为纯感觉性，舌下神经为纯运动性。

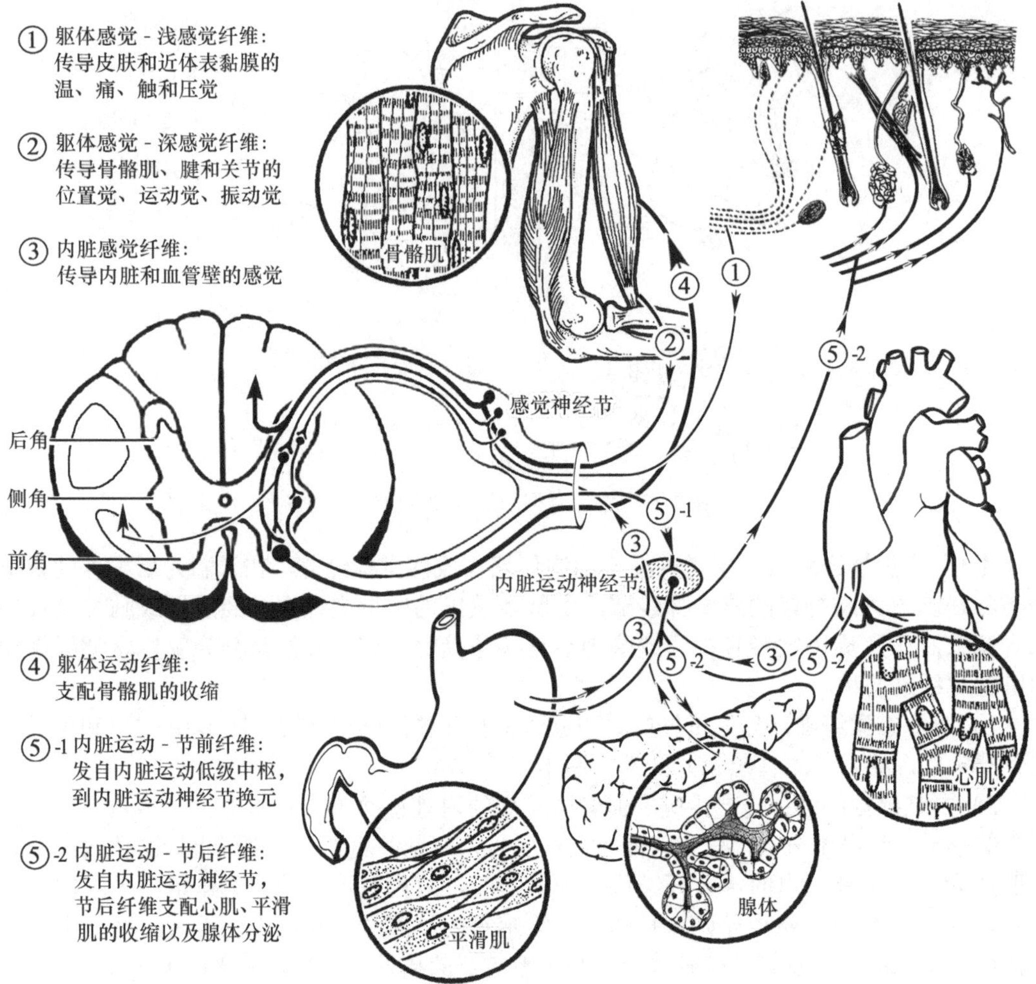

图 1-18　脊神经的纤维成分、感受器和效应器

躯体性神经从起始处至分支末端均呈索条状，即使交织成**颈丛**、**臂丛**、**腰丛**和**骶丛**，肉眼仍可清晰辨别出各索条状的神经束。这些神经束多与深层血管紧密伴行，形成血管神经束。内脏性神经的节前纤维也形成索条状的神经束，但节后纤维多分散交织成细密的丝网状**内脏神经丛**，或攀附缠绕在动脉血管壁外，随动脉的分布而分布；或位于脏器周围的结缔组织内，肉眼难以分辨其来源和走行。

2. 反射和反射弧　**反射**是神经系统调节机体功能活动的基本形式，**反射弧**是完成一个反射的全部解剖结构，是由感受器→感觉神经→中枢→运动神经→效应器顺序组成的神经功能链，其完整性和灵敏性是保证人体正常生理功能的必备基础。人体的基本生理活动反射中枢（低级中枢）位于脊髓和脑干，但高级生命活动或复杂反射活动的中枢位于大脑皮质（最高级中枢）。

反射可分为**躯体反射**和**内脏反射**，前者又分为**浅反射**和**深反射**两种。简单反射的反射弧仅涉及传入、传出神经和两者以突触相连的中枢部，复杂的反射弧涉及中枢的不同部位，需各处协同一致方可，任一部位功能障碍都可导致反射出现异常（图 1-19）。

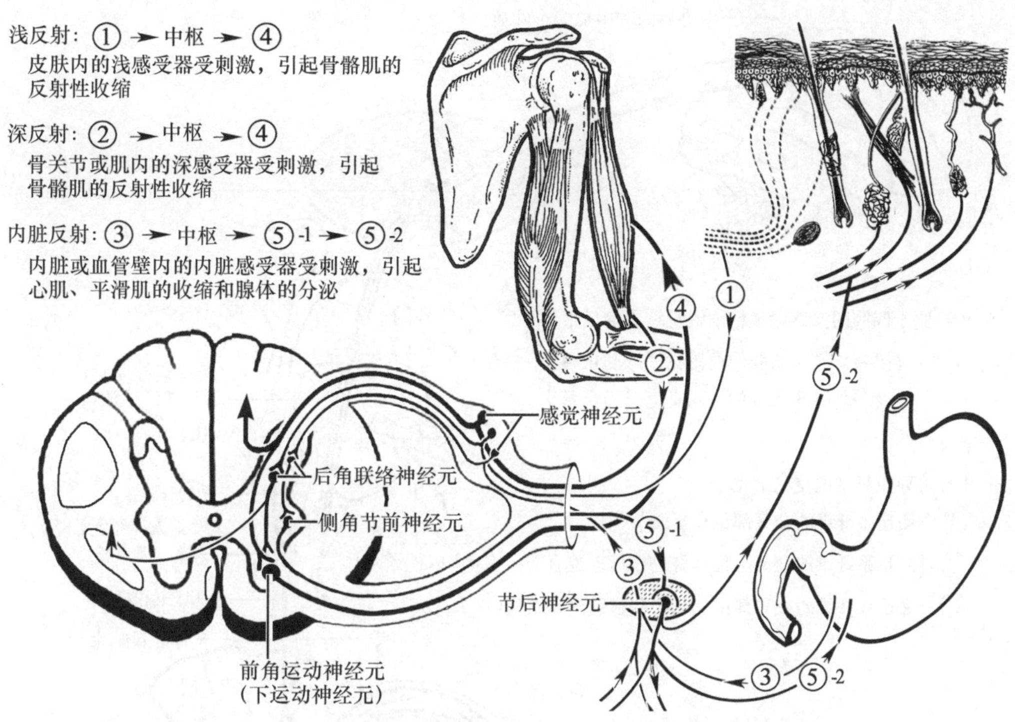

图 1-19 反射的分类和反射弧的组成（①～⑤ 参照图 1-18 内注释）

3. 神经传导通路 简称**传导通路**。脑的感觉皮质接收到感受器感知的信息或运动皮质发出指令传至效应器，需经一系列复杂的神经元链传导方可完成。进化级别越高的动物（人是最高等动物）以及脑皮质生理活动越高级（精神情感、学习记忆类），此类神经元功能链的数目越多、结构越复杂。单突触反射（如膝跳反射）是传导通路中最基础和最简单的一段，条件反射（如唾液分泌）牵涉到中枢的多个脑区并混杂有情感和记忆功能的介入。躯体性病变仅涉及维持机体一般生理功能的神经元链，此类传导通路多已明确；精神性病变所涉及的不再是神经元链而是神经（元）网络，其传导通路大多至今尚在探索研究之中。

（1）上行传导通路： 又称**感觉传导通路**。上传入中枢的感觉冲动有的传至大脑皮质的功能区，产生可意识到的感觉，称**意识性感觉传导通路**；有的传至小脑或脑干等处，参与复杂反射活动的完成，但并不产生可意识到的感觉，称**非意识性感觉传导通路**。

意识性感觉传导通路一般由 3 级神经元组成：第 1 级神经元位于脊神经节或脑神经节，第 2 级神经元位于脑干的脊神经核或脑神经感觉核，第 3 级神经元位于背侧丘脑或后丘脑。3 级神经元所在位置以及各级纤维在中枢内的经行和交叉部位，对神经疾病的定位诊断至关重要，任一环节的功能丧失（消失）或功能紊乱（功能亢进或功能减退）都可出现相应的临床症状（图 1-20）。

除视觉和听觉上行传导通路之外，最基本的意识性感觉传导通路包括：Ⓐ经内侧丘系传导的躯干四肢深感觉和精细触觉；Ⓑ经脊髓丘系传导的躯干四肢浅感觉；Ⓒ经三叉丘系传导的头面部浅感觉（图 1-20）。

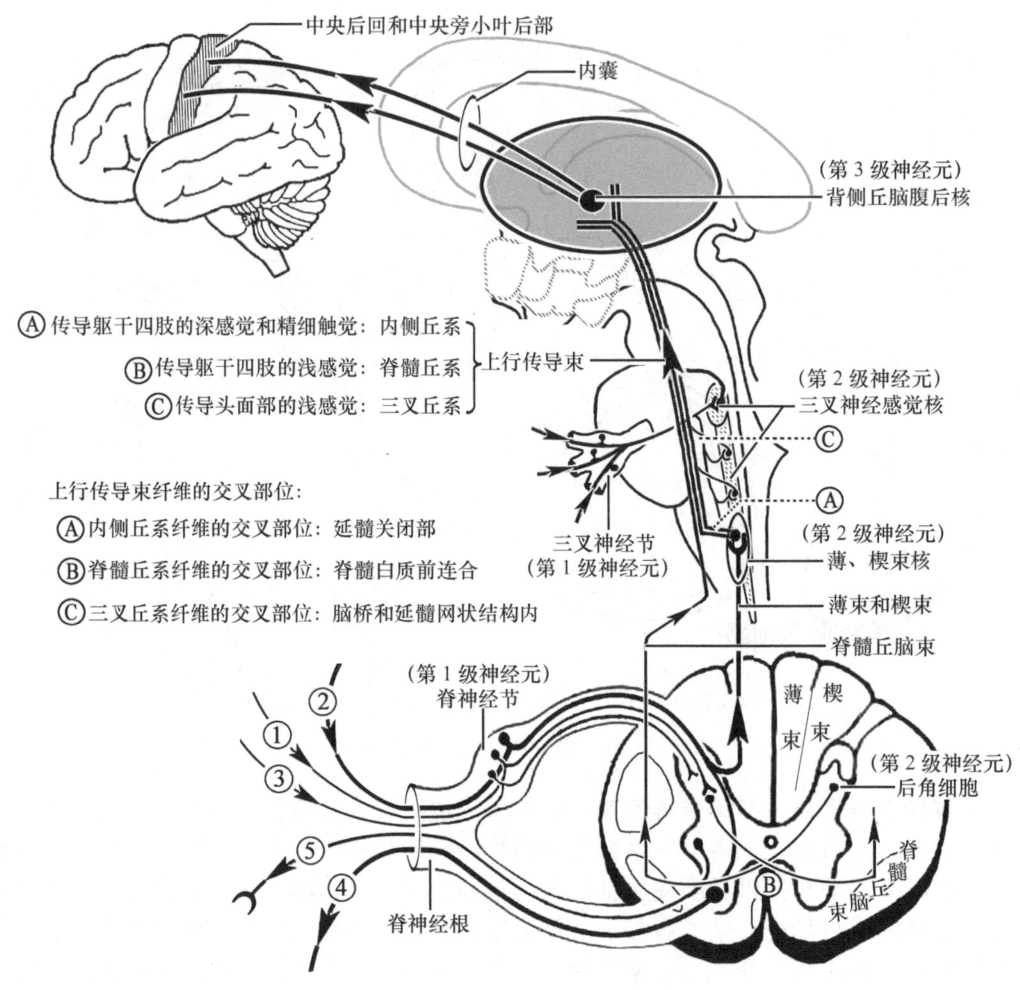

图 1-20　意识性感觉传导通路模式图（①～⑤参照图 1-18 内注释）

（2）下行传导通路： 在正常生理状态下，无论是躯体性运动（骨骼肌收缩）还是内脏性运动（心肌平滑肌收缩，腺体分泌），都受到高位中枢的调控。调控躯体性运动的是大脑皮质的中央前回和中央旁小叶前部（高级中枢，**上运动神经元**所在），经**锥体束**（**皮质核束**和**皮质脊髓束**）下达指令，分别作用到脑神经运动核和脊髓前角（低级中枢，**下运动神经元**所在），发挥其调控作用。调控内脏性运动的是大脑的边缘皮质（最高级中枢），然后通过下丘脑（较高级中枢）的下行纤维束分别作用到脊髓侧角（低级中枢，**交感节前神经元**所在）、脑神经副交感核以及骶副交感核（低级中枢，**副交感节前神经元**所在），发挥其调控作用（图 1-21，图 1-22）。

高位中枢对低位中枢的调节功能多以抑制性调节占优势，即正常生理状态下，高位中枢对低位中枢的兴奋性有抑制作用。当高位中枢病变后，低位中枢的兴奋性亢进，如脑出血引起的上运动神经元损伤后，肢体肌张力亢进，出现硬瘫，并出现病理性反射。

4. 牵涉性痛　当体腔内某一器官发生病变时，常在体表的特定部位引起疼痛的感觉或产生感觉过敏，这种现象称**牵涉性痛**。牵涉性痛的发生机制可能是传导该内脏感觉的纤维侧支与传导体表感觉的纤维终止在脊髓后角的同一联络神经元（图 1-23-A）；或是两种感觉纤维突触的生物功能区发生重叠而相互影响（图 1-23-B）。因体表感觉的敏锐度远大于内脏感觉，使人的意识产生误判，故产生的体表痛假象感掩盖了真正的病变内脏痛感（图 1-23，图 1-24）。

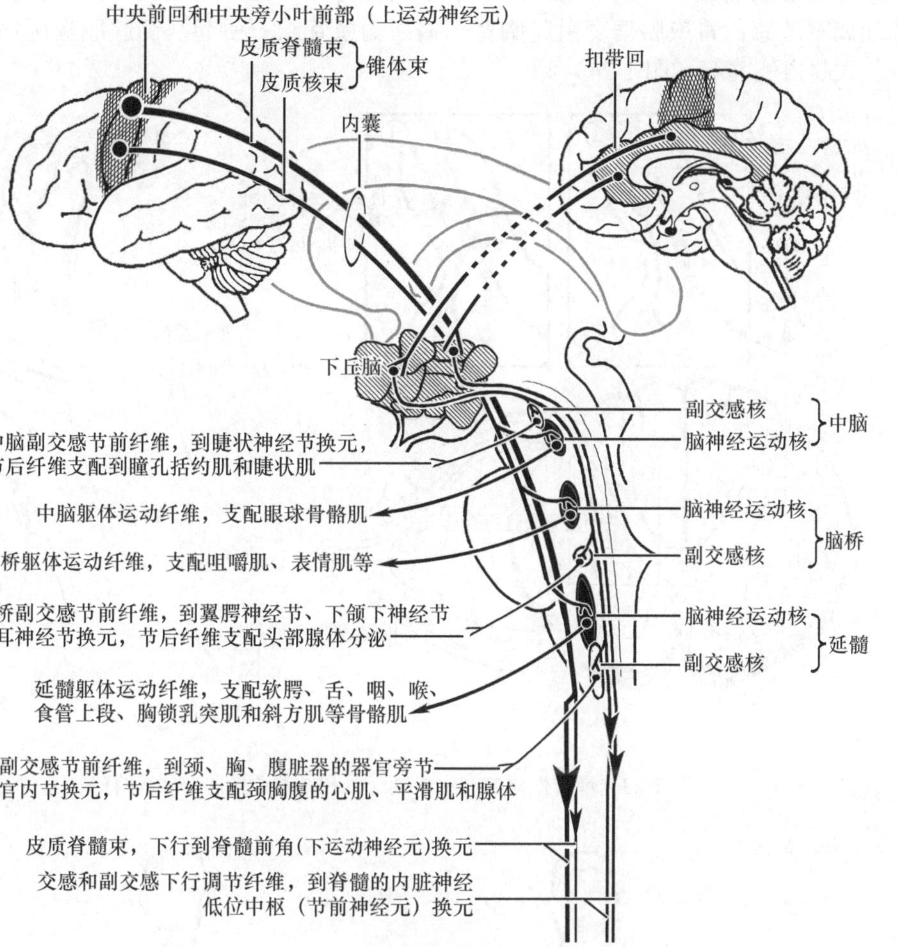

中央前回和中央旁小叶前部（上运动神经元）
皮质脊髓束
皮质核束
锥体束
扣带回
内囊
下丘脑
副交感核
脑神经运动核
中脑
中脑副交感节前纤维，到睫状神经节换元，
节后纤维支配到瞳孔括约肌和睫状肌
中脑躯体运动纤维，支配眼球骨骼肌
脑神经运动核
副交感核
脑桥
脑桥躯体运动纤维，支配咀嚼肌、表情肌等
脑桥副交感节前纤维，到翼腭神经节、下颌下神经节
和耳神经节换元，节后纤维支配头部腺体分泌
脑神经运动核
副交感核
延髓
延髓躯体运动纤维，支配软腭、舌、咽、喉、
食管上段、胸锁乳突肌和斜方肌等骨骼肌
延髓副交感节前纤维，到颈、胸、腹脏器的器官旁节
和器官内节换元，节后纤维支配颈胸腹的心肌、平滑肌和腺体
皮质脊髓束，下行到脊髓前角(下运动神经元)换元
交感和副交感下行调节纤维，到脊髓的内脏神经
低位中枢（节前神经元）换元

图 1-21 运动传导通路模式图——中枢部

皮质脊髓侧束
皮质脊髓前束
副交感下行调节纤维
交感下行调节纤维
后角联络神经元
侧角节前神经元
前角运动神经元
(下运动神经元)
节后神经元
④
②
①
③
⑤-1
⑤-2
皮质脊髓侧束：分支调控脊髓同侧前角的下运动神经元
皮质脊髓前束：分支调控胸髓以上双侧前角的下运动神经元
交感下行调节纤维：分支调控第 1 胸髓到第 3 腰髓侧角的节前神经元
副交感下行调节纤维：分支调控第 2-4 骶髓处骶副交感核的节前神经元

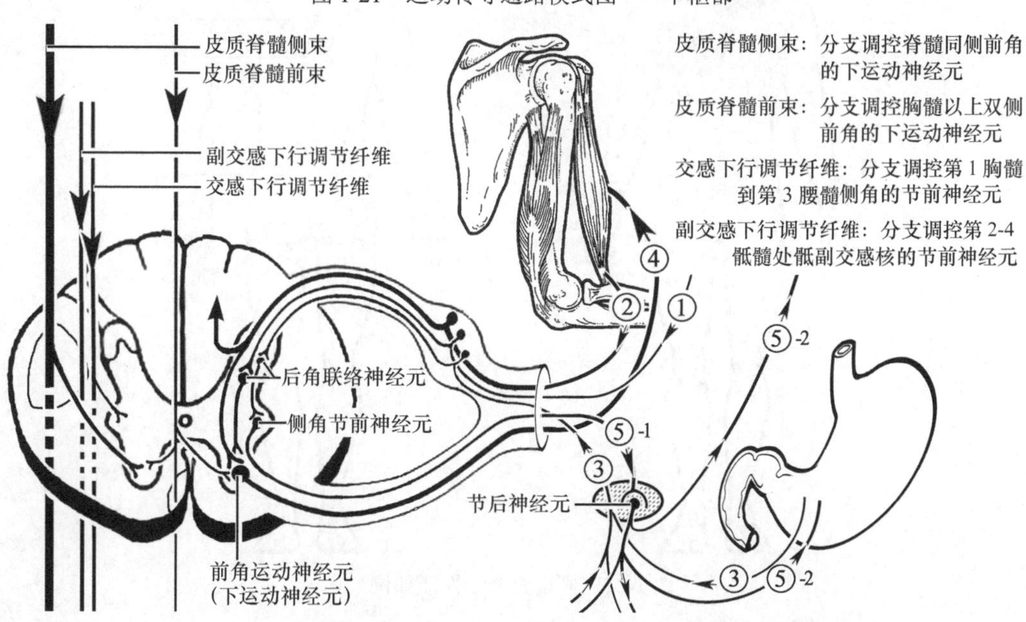

图 1-22 运动传导通路模式图——周围部（①～⑤参照图 1-18 内注释）

有些牵涉性痛的部位离病变脏器投影区不远，如肝、胆囊、胃的仍在上腹部，小肠的在脐周围，盆腔脏器的仍在盆会阴区或骶区。远离病变部位的牵涉性痛易造成误诊、漏诊，如心绞痛除心前区痛之外，还牵涉到左臂尺侧缘，甚至胸背部；胆囊炎引起右肩部痛或不适感；胃或胰病变引起胸背部痛；输尿管结石引起病侧腹股沟区痛；膀胱病变引起大腿内侧痛等（图 1-24）。

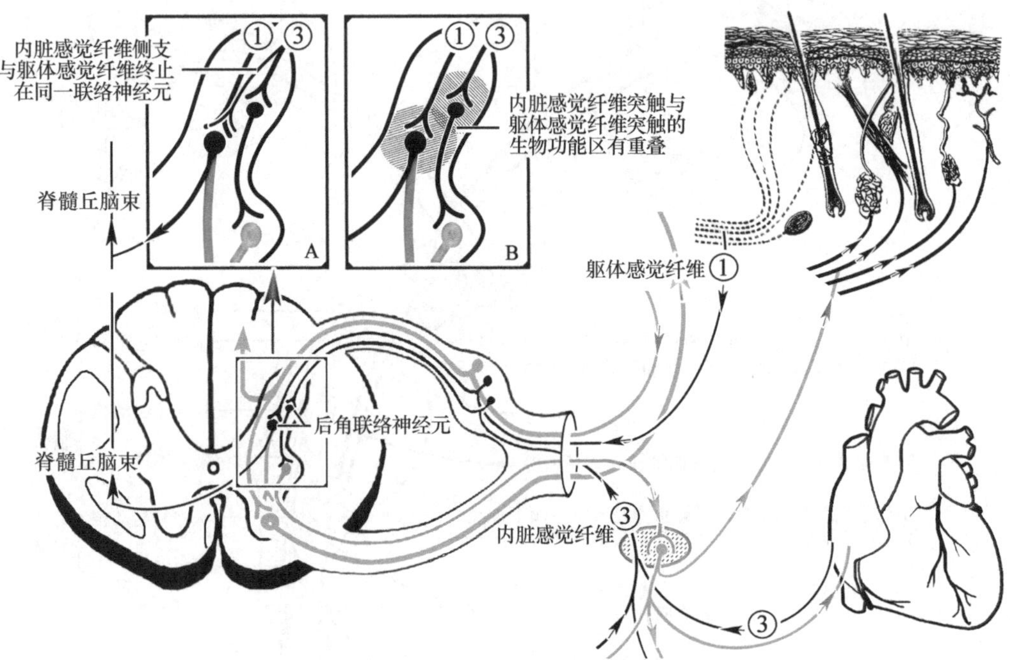

图 1-23　牵涉性痛的产生机制（①和③参照图 1-18 内注释）

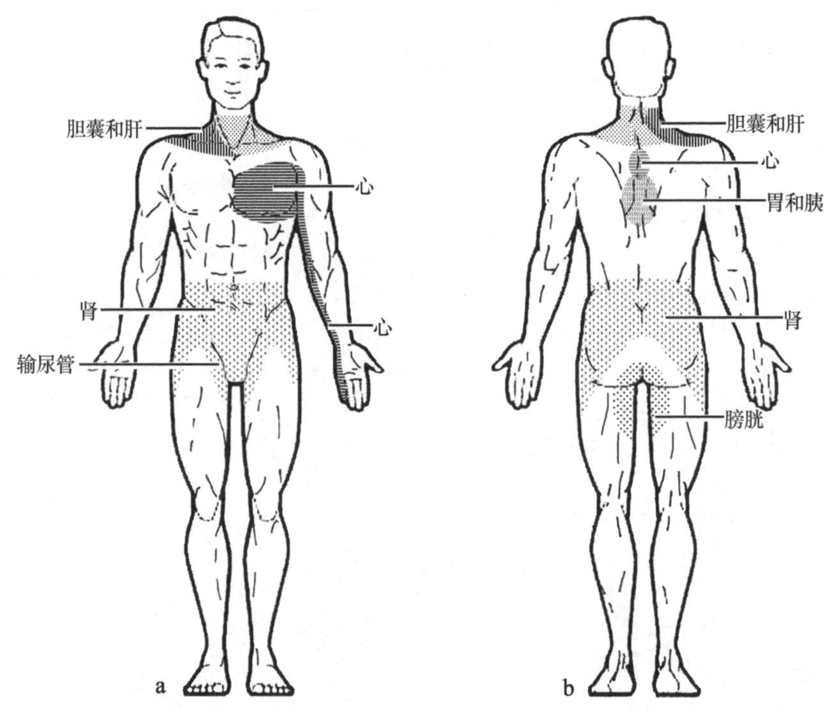

图 1-24　典型的牵涉性痛部位

（七）体腔和体腔内器官

颅骨和躯干骨分别围成或参与围成颅腔、椎管、胸腔、腹腔和盆腔，体腔内容纳器官及相关被膜和脉管神经等（图 1-25）。

1. 颅腔和椎管　**颅腔**内主要容纳脑和脑神经根、脑的被膜、脑脊液以及脑血管；**椎管**内主要容纳脊髓和脊神经根丝、脊髓的被膜、脑脊液以及脊髓血管。

2. 胸腔　**胸腔**内容纳心和心底大血管、肺、气管和支气管、食管以及胸部的脉管神经，除肺之外的胸腔器官组成纵隔，将胸腔分成左、右两半。包绕肺表面的浆膜囊形成左、右**胸膜腔**，包绕心表面的浆膜囊形成**心包腔**。

3. 腹腔和盆腔　**腹腔**和**盆腔**实际为相连的大腔，一般将（小）骨盆上口作为两腔的分界。除呼吸系统之外，消化、泌尿、生殖、内分泌系统器官均位于其内，并有腹、盆部的脉管神经。腹、盆腔器官表面被覆的浆膜囊是互相延续的，形成同一个浆膜腔，故腹、盆腔内的浆膜腔统称**腹膜腔**。

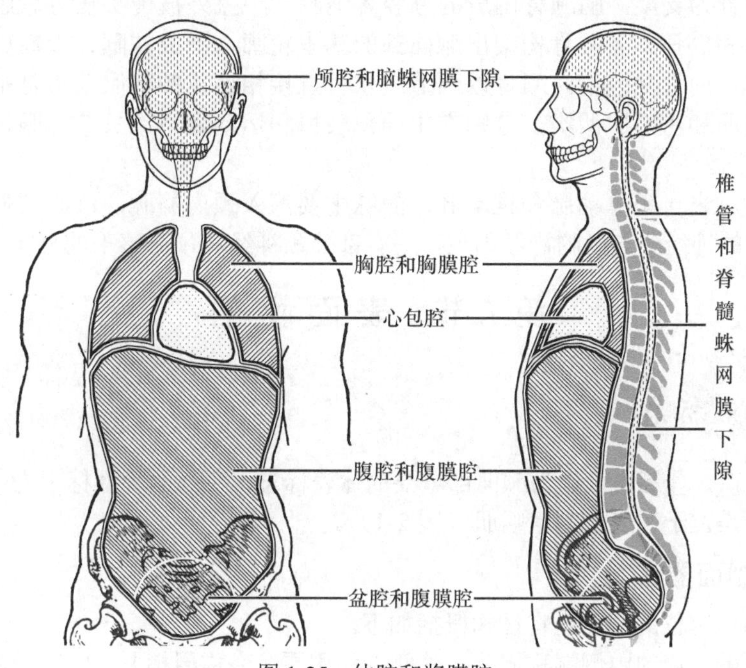

图 1-25　体腔和浆膜腔

（王玉兰）

第二章　头　　部

第一节　概　　述

一、境界与分部

头部以下颌底、下颌角、乳突尖和枕外隆凸的连线与颈部分界。自发际线到耳和下颌角之前的区域为面部（又称颜面部），发际线后以及耳后的区域为颅部。

二、结构概况

头部以颅骨为支架，脑颅骨围成的颅腔容纳脑，颅盖外被覆头皮等软组织，颅底的颞骨内有中耳和内耳。面颅骨构架出颜面部的基本轮廓，围成的眶、骨性鼻腔和骨性口腔是眼、鼻和口的骨性腔壁。颅骨以颅缝或软骨直接相连，颞下颌关节是唯一的关节。头肌分为表情肌和咀嚼肌两类，分别产生面部表情和运动颞下颌关节。眼、口和耳内另有各自的固有肌。

头部的动脉来自颈总动脉和椎动脉，静脉主要汇入颈内静脉，淋巴结群多位于头颈交界处。头部的神经分布以脑神经为主，另有部分颈神经和颈交感干的分支。

第二节　表面解剖

一、体表标志

眼、鼻、口、耳等均可作为颜面部重要的体表标志，头部的骨性标志为颅表面结构，肌性标志主要是位于颅表面的咀嚼肌（图 2-1）。

（一）颜面器官

临床常用作定位的颜面器官结构概括如下。

1. 眉和眼的　眉的内侧端称**眉头**，外侧端称**眉尾**（俗称眉梢），中部最高点称**眉峰**。眼上、下睑的游离缘称**睑缘**，有睫毛生长。上、下睑缘围成**睑裂**，其内侧端处称**内眦**（俗称内眼角），外侧端处称**外眦**（俗称外眼角）。

2. 鼻的　两眼内眦之间的纵行隆起称**鼻根**，鼻根向下延续称**鼻背**（俗称鼻梁），鼻背的游离末端称**鼻尖**。鼻尖向后下的延续称**鼻小柱**，鼻尖两侧的膨隆称**鼻翼**，鼻小柱和鼻翼共同围成左、右**鼻前孔**（惯称鼻孔）。鼻尖、鼻小柱和鼻翼三者的游离缘合成**鼻底**，为鼻和上唇的分界。

3. 口的　上、下唇的游离缘颜色发红称**唇红**或**红唇**，为皮肤和黏膜的移行区。上、下唇红围成**口裂**，其两侧端处称**口角**（俗称嘴角），口角后方相当于尖牙与第 1 前磨牙之间。唇红与相连皮肤的交界线色差分明，称**唇红缘**。上唇正中的纵行浅沟称**人中**，中医的人中穴位于人中的中、上 1/3 交点处。

4. 耳的　耳郭边缘称**耳轮**，其上端折转向下再向后伸延，将耳郭前面分为上半的**耳甲艇**和下半的**耳甲腔**。**外耳门**位于耳甲腔内，腔前壁的小突起称**耳屏**，后壁的小突起称对耳屏，两突起下缘的凹陷称**屏间切迹**。耳下端的软组织区称**耳垂**。

5. 其他 有些颜面部软组织标志具有明显的年龄、性别、个体健康状况以及人种差异。

（1）鼻唇沟和颏唇沟：鼻翼与口角外侧的斜形浅沟称**鼻唇沟**，可分为鼻面沟和唇面沟两段：**鼻面沟**作为鼻翼与颊的分界，**唇面沟**作为唇与颊的分界，少年之前仅在笑时出现，随年龄的增长逐渐加深恒定。下唇与颏交界处的横行浅凹称**颏唇沟**，为下唇与颏部的分界。

（2）颊：惯称**面颊**或**颊部**，做吮吸动作时，在鼻唇沟外侧出现的凹陷区。颜面清瘦者颊部凹陷持续存在，婴幼儿因颊内的颊脂体发达，故颊部圆隆形成“婴儿肥”。

（3）发际：颜面皮肤与头皮的交界处称**发际**或**发际线**，即头发生长区的边缘线。颜面上缘处的发际称前发际线，可因头发脱落而后退。男性发际在耳前可与胡须相连（图 2-1）。

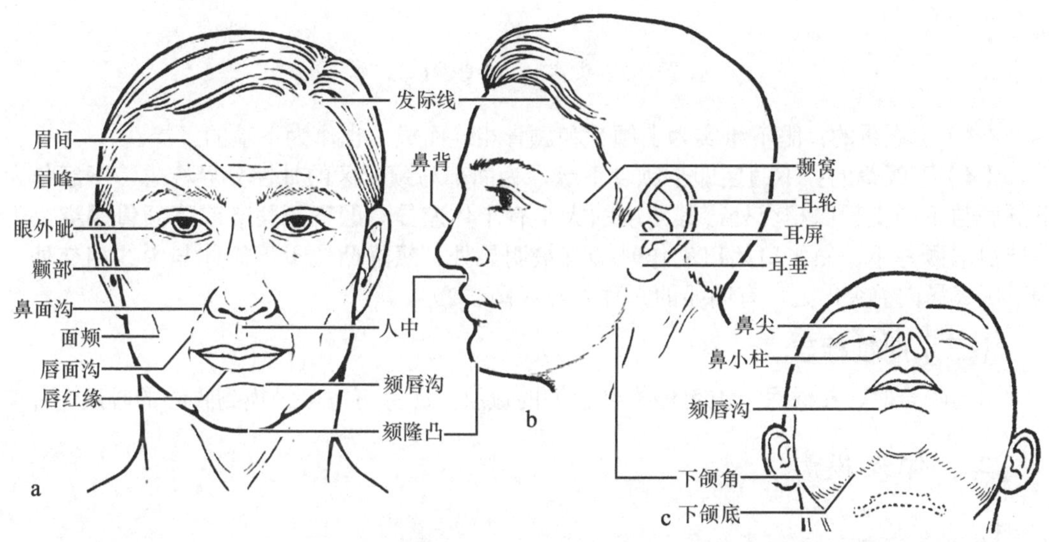

图 2-1 颜面部器官常用标志（a：老年；b，c：青年）

（二）骨性标志

骨性标志可分为颅部骨性标志和颜面部骨性标志两类。

1. 颅部骨性标志 主要位于顶骨、枕骨和颞骨的外表面（图 2-2）。

（1）顶骨的：**顶结节**位于耳尖上方的颅顶处，为顶骨中部的微隆起区。

（2）枕骨的：**枕外隆凸**位于颅的后极处，为枕鳞中部的微隆起区。

（3）颞骨的：**乳突**位于平外耳门高度的耳后，为颞骨岩部后端的隆起区，其下端称乳突尖。**颧突**位于外耳门前方（或耳屏前），参与颧弓和颞下颌关节的构成。

2. 颜面部骨性标志 主要位于额骨、颧骨、上颌骨和下颌骨的外表面（图 2-2）。

（1）额骨的：**额结节**位于眉和前发际线之间，为额鳞两侧的微隆起区。**眉弓**位于眉的深方，与眉的方向一致并微隆起。**眶上缘**位于眉下，为额骨眶部与鳞部的交界缘，也作为上睑的上界。**眉间**即两眉头之间的区域（俗称印堂），为额骨鼻部的表面。

（2）颧骨的：**颧部**（或直接称颧骨）是眼外下方的隆起区，为颧骨前面的最突出处。**颧弓**是颧骨到耳屏上缘连线深方的横行隆起，实为颧骨的颞突与颞骨的颧突相连而成。**眶外侧缘**位于眼外眦的深方，实为颧骨与额骨相连而成。

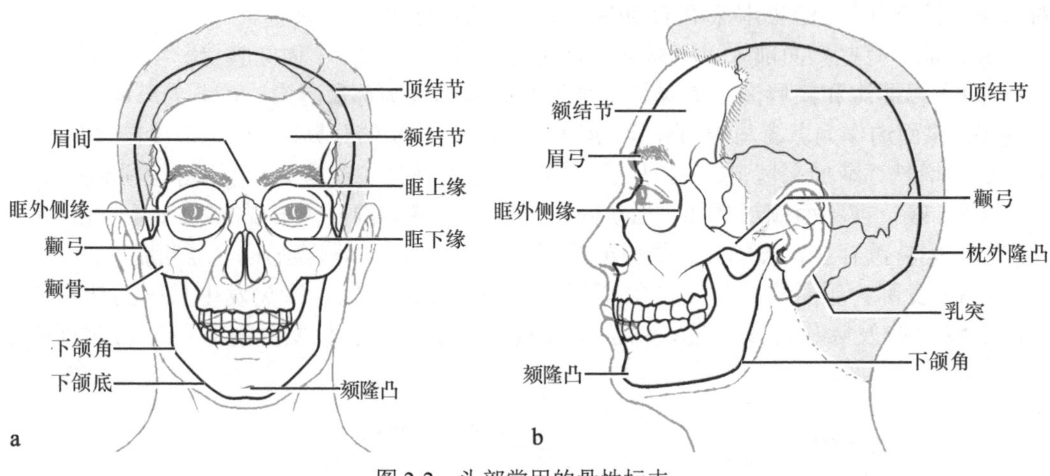

图 2-2　头部常用的骨性标志

（3）上颌骨的：眶下缘实为上颌骨和颧骨相连而成，也作为下睑的下界。

（4）下颌骨的：下颌底即下颌骨下缘，为面部与颈前区的骨性分界标志。**下颌角**为下颌底与下颌支后缘相交处，其角度的大小有个体差异。**颞下颌关节**或**下颌骨髁突**位于耳屏前的颧弓下，做张口闭口动作时动感最明显处。**颏隆凸**位于下颌体与中线相交处，为下颌底最向前突出处，有明显的人种差异（图 2-2）。

（三）肌性标志

用力咬合时，在颧弓上方可触摸到收缩的**颞肌**，颧弓下方可触摸到收缩的**咬肌**。

二、体表投影

（一）颅部

颅部结构的体表投影分为颅盖表面的颅外结构和位于颅腔内的颅内结构两部分。

1. 颅外结构　颅外的血管神经主干多紧密相伴形成血管神经束，在颅的四周向颅顶会聚，进入头皮的浅筋膜层内经行，主要血管神经束的位置和组成归纳如下（图 2-3）。

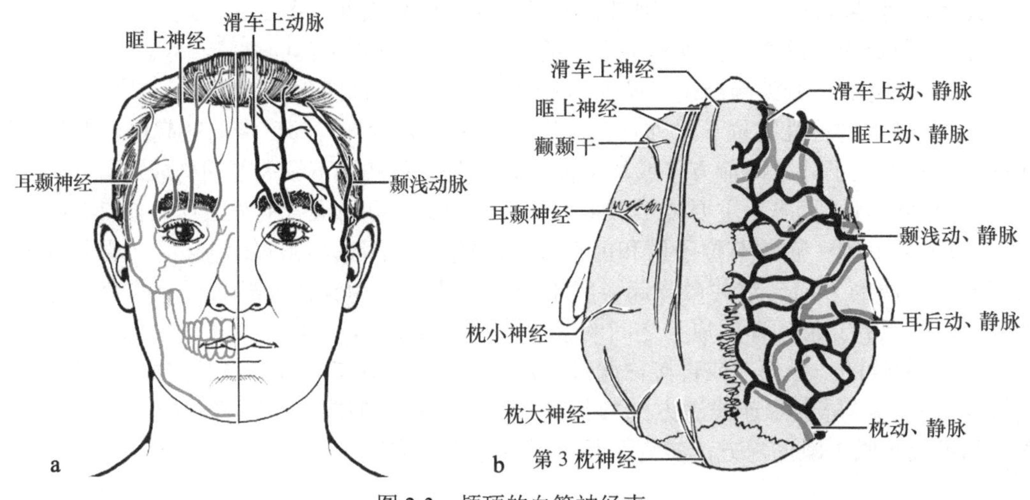

图 2-3　颅顶的血管神经束

（1）颅前部的：眶上血管神经束在颜面部的眶上孔或眶上切迹处形成，经前额上行至颅部；较小的**滑车上血管神经束**位于其内侧上行。两者均由同名血管神经组成。

（2）颅侧方的：颞浅血管神经束经耳前越颧弓浅面上行，由颞浅血管和耳颞神经组成；较小的**耳后血管神经束**经耳后乳突表面上行，由耳后血管和枕小神经组成。

（3）颅后部的：枕血管神经束经枕外隆凸的外侧上行，由枕血管和枕大神经组成。

2. 颅内结构 需借辅助线定位脑表主要沟回以及颅内血管的投影位置（图 2-4）。

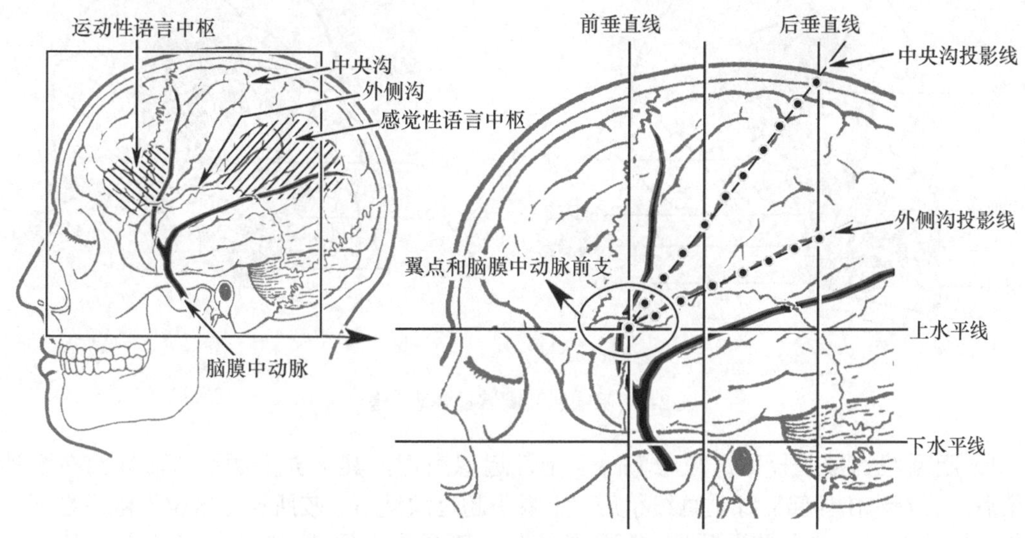

图 2-4 脑表主要沟回和脑膜中动脉的体表投影

（1）脑表主要沟回：在头侧位做 2 条水平线和 3 条垂直线辅助定位：①下水平线经眶下缘与外耳门上缘；上水平线经眶上缘并与下水平线平行；②前垂直线经过颧弓中点、中垂直线经下颌骨髁突、后垂直线经乳突根部后缘，三线均与水平线垂直。

1）中央沟的投影：**中央沟**在前垂直线—上水平线交点与后垂直线—颅正中矢状线交点的连线上。该连线的前 1.5 cm 宽度范围为**中央前回**的投影区，后 1.5 cm 宽度范围为**中央后回**的投影区。

2）外侧沟的投影：**外侧沟**在中央沟投影线与上水平线夹角的等分线上。在优势半球上（多为左半球），该线前端的稍上方为运动性语言中枢所在区，线后部的周围为感觉性语言中枢所在区。

（2）脑膜中动脉前支：翼点（俗称太阳穴）位于颞窝前方，约在颧弓中点上方两横指高度处，与上水平线和前垂直线的交点基本一致。**脑膜中动脉前支**恰经翼点的深方上行，此处为颅侧方的薄弱区。

（3）硬脑膜窦的投影：上矢状窦与矢状缝投影位置一致，位于颅顶中线处的深方。**窦汇**稍低于枕外隆凸的位置，**横窦**约在枕外隆凸与乳突连线的深方，**乙状窦**位于乳突后缘的深方（图 2-5）。

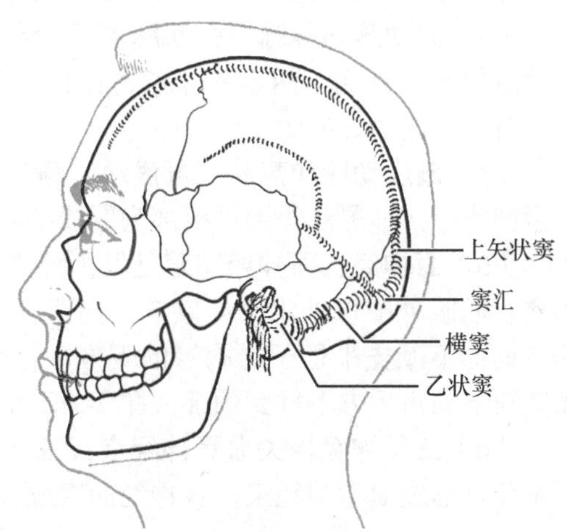

图 2-5 颅内硬脑膜窦的体表投影

（二）颜面部

颜面部结构的体表投影可分为浅、深两类。

1. 颜面浅层的 位于面颅骨的表面。

（1）肌：包括浅表的两块咀嚼肌以及较大的表情肌（图 2-6）。

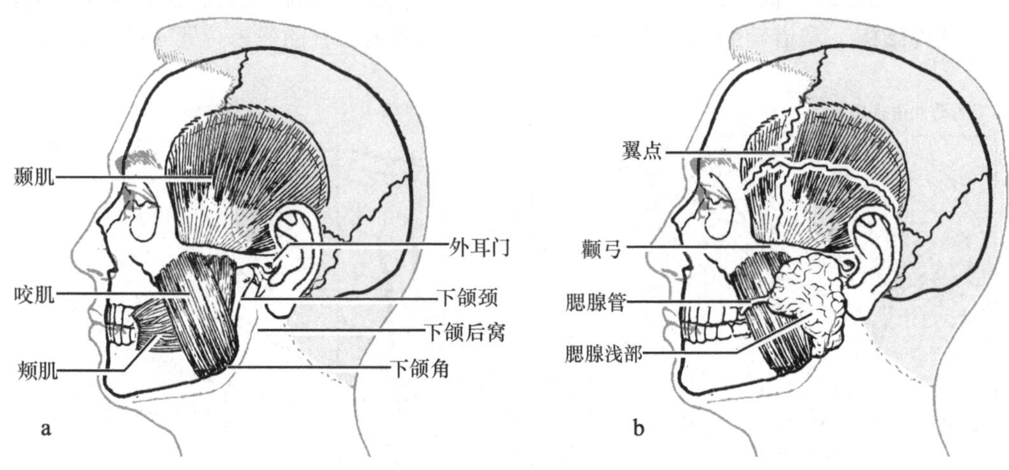

图 2-6 咀嚼肌和腮腺的体表投影

1）**咀嚼肌：颞肌**投影区位于颧弓之上，近似扇形，其下界为颧弓，前界约在眼外眦稍后，后界约在耳郭后缘垂直线稍后，上界不超过顶结节。**咬肌**投影区位于颧弓之下，近似倒置的梯形。其上界为颧骨与耳屏的连线，下界为下颌角，前缘距口角约两横指，后缘不超过下颌骨髁突。

2）**表情肌：额肌**全称为枕额肌的额腹，其投影区位于眉上方的前额处，上缘不超过前发际线。**眼轮匝肌**投影区环绕睑裂的周围，近似圆形；**口轮匝肌**投影区环绕口裂的周围，近似椭圆形；**颊肌**投影区位于唇面沟的外侧、颊部的深方，近似方形，用力做吮吸动作时，此区明显凹陷，其后缘的隆起即为咬肌的前缘。

（2）腮腺和腮腺管：腮腺浅部位于颜面浅层，其投影区的上界为颧弓，下界平下颌角，前界约在颧骨后一横指（不超过咬肌后半），后界达外耳门和乳突的前方。**腮腺管**投影在颧弓下方约一横指处（图 2-6b）。

（3）面动脉和静脉：面动脉主干投影在咬肌止点前缘经鼻翼外侧到眼内眦的连线，**面静脉**位于其外侧，两者并非紧密伴行。咬肌止点前缘与下颌底的交点处为面动脉的压迫止血点（图 2-7a）。

（4）颞浅动脉和静脉：颞浅动、静脉主干投影在经耳屏前的垂直线上，耳颞神经与其紧密伴行。耳屏前的颧弓根部为颞浅动脉的摸脉点和压迫止血点（图 2-7a）。

（5）面神经：面神经腮腺丛发出分支后，呈放射状从腮腺上缘、前缘和下缘穿出。**颞支**行向眼外眦以上水平；**颧支**行向颧骨方向；**上颊支**平行于腮腺管的上方，行向上唇的方向；**下颊支**平行于腮腺管的下方，行向下唇的方向；**下颌缘**支沿下颌底上缘前行；**颈支**在下颌角后方下行到颈部（图 2-7b）。

（6）三叉神经相关血管神经束：三叉神经的终末分支与颅深部的血管穿至颅表面，紧密伴行形成血管神经束，各神经的穿颅部位即血管神经束形成的位置（图 2-8）。

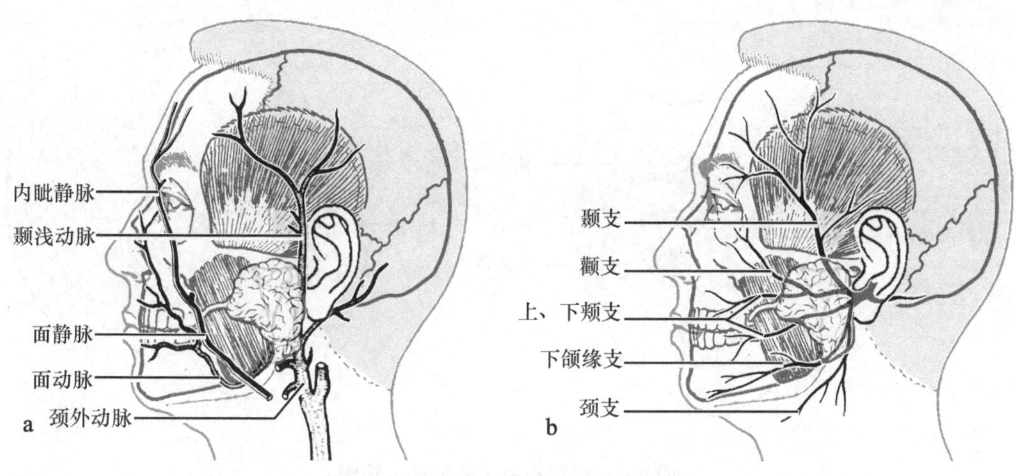

图 2-7 面浅层血管神经的体表投影

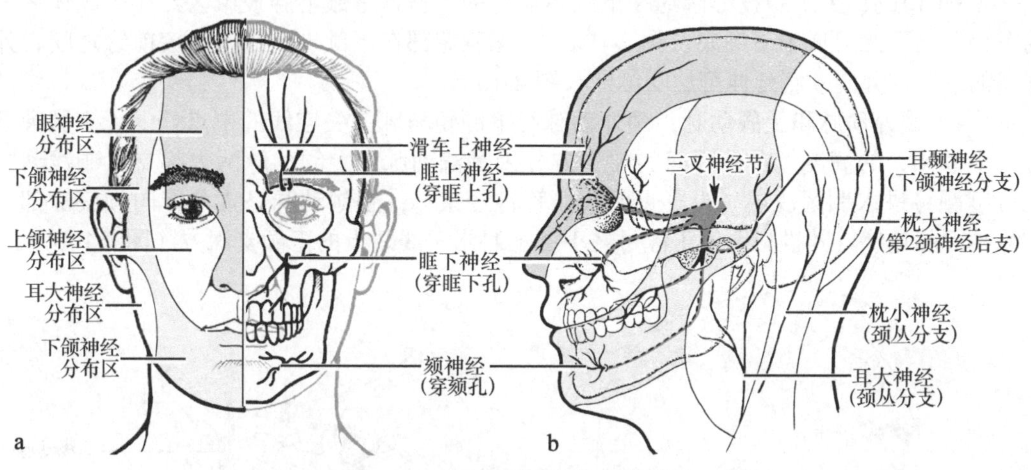

图 2-8 三叉神经感觉分布模式图

1）**眶上血管神经束**和**滑车上血管神经束**：前者的穿出点为眶上孔或眶上切迹，**眶上孔（切迹）**的投影点在眶上缘的内、中 1/3 交点处及其内侧，后者的穿出点位于前者的内侧。

2）**眶下血管神经束**：穿出点为**眶下孔**，其投影点位于眶下缘中点下方约 1.0 cm 处。

3）**颏血管神经束**：穿出点为**颏孔**，投影区位于下颌第二前磨牙下方的下颌体处。颏孔与眶上孔和眶下孔常位于一条垂直线上。

4）**颞浅血管神经束**：耳颞神经穿出点在耳屏前、髁突的后方，在此处与颞浅血管会合成颞浅血管神经束，跨颧弓根表面上行。

2. 颜面深部的 包括眼、鼻、口内某些结构以及面深部的动脉主干。

（1）眼的：**泪腺**的投影区约在眉外侧 1/3 的深方，**泪囊**的投影区约在眼内眦的深方，**鼻泪管**约在内眦到鼻翼上缘的垂直线处（图 2-9a）。

（2）鼻的：鼻根的深方约为**固有鼻腔**的上 1/3，鼻背的深方约为下 2/3，鼻翼的深方为**鼻前庭**。鼻翼外缘的鼻面沟与鼻阈对应，为鼻腔内皮肤与黏膜的分界标志。

额窦投影区位于鼻根上方、眉间的深方，其大小形态有显著个体差异。**筛窦**投影区位于两眼之间、鼻根的深方，其中线处为狭窄的鼻腔上半。**上颌窦**投影区位于颧骨的内侧、眶下缘之下。**蝶窦**的投影区在正位上与筛窦基本重叠，在侧位上位于颧弓的上方（图 2-9b）。

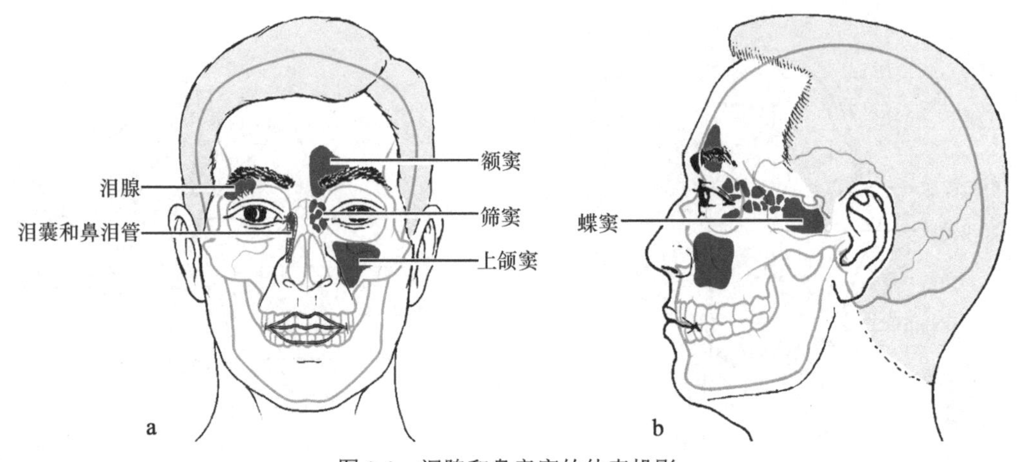

图 2-9　泪腺和鼻旁窦的体表投影

（3）口的：舌下腺投影区约在下颌体前半的上份，**下颌下腺**投影区约在下颌体后半的下份，其下缘可低于下颌底（图 2-10a）。**腮腺深部**在下颌支后缘与乳突前缘之间、外耳门的下方，并向颅底延伸可达咽侧壁（图 2-10b）。

（4）颈外动脉和上颌动脉：颈外动脉经下颌角与乳突尖连线的中点处上行到髁突下方（下颌颈）的高度，在外耳门的前下方分为颞浅动脉和上颌动脉两大终支。颞浅动脉上行越颧弓进入颞区浅层（投影见颞浅血管神经束）；**上颌动脉**呈直角行向颅底深部，并可被腮腺包绕，其投影区位于颧弓之下、上唇水平线之上的下颌支深方（图 2-10b）。

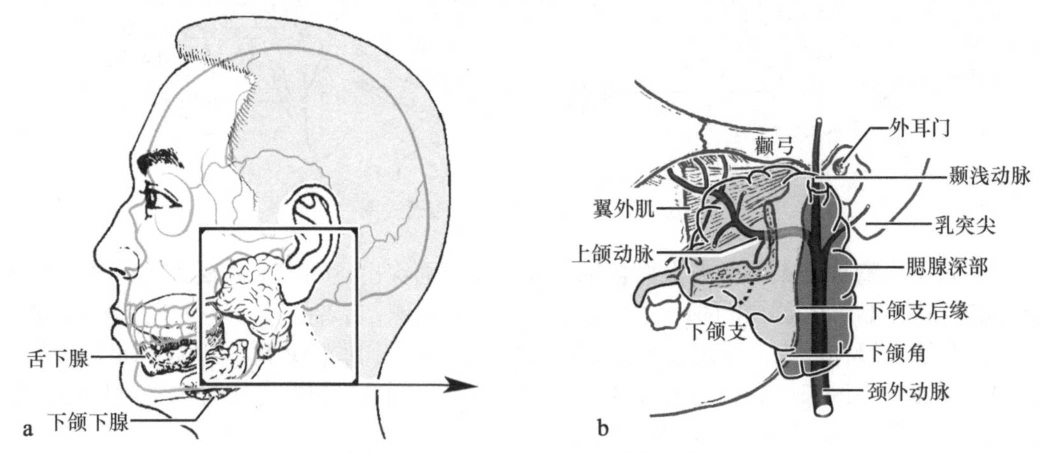

图 2-10　唾液腺和上颌动脉的体表投影

第三节　头部各区的局部解剖

根据解剖结构特点结合临床应用的需要，颅部和颜面部均可再分为数个亚区。

颅部两侧的颞肌投影区称**颞区**，其下界为颧弓上缘。左、右颞区之间称**顶枕区**，其前界到前发际，后界到上项线（图 2-11）。

颜面部的前份称**面前浅层**，此区上至前发际，下至下颌底，侧方为颞肌和咬肌的前缘，大多数表情肌位于此区内。颜面部两侧份的下颌支浅面称**腮腺咬肌区**，即腮腺浅部和咬肌所在之处。颅底之下、咽侧壁与下颌支之间称**面侧深区**，有翼内肌、翼外肌和大血管神经等。

左、右面侧深区之间有咽，咽的前方有鼻腔和口腔，咽的两侧有颈部的大血管神经干，咽的后方有颈椎。咽、大血管神经干以及口腔底结构归入颈部介绍，颈椎以及脊柱周围结构归入背部介绍。

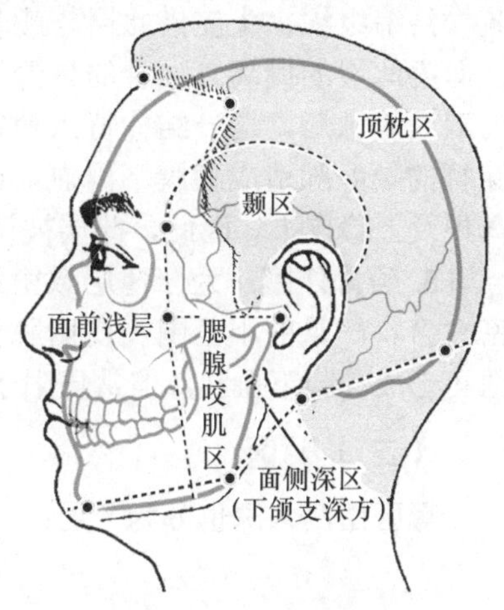

图 2-11 头部的分区

一、颅部

（一）顶枕区

顶枕区的软组织由浅入深分为5层：皮肤、浅筋膜、帽状腱膜、腱膜下疏松结缔组织和颅骨外膜（图2-12）。

1. 皮肤 厚而致密，内含大量皮脂腺、毛囊和汗腺，为疖肿、皮脂腺囊肿的好发部位。皮肤的血管及淋巴管也极为丰富，外伤后易出血，但愈合较快。

2. 浅筋膜 脂肪组织丰富，有许多致密结缔组织小梁垂直穿行，将皮肤和帽状腱膜紧密相连，并将脂肪分隔成密集排列的小格，血管神经束穿行其中。感染时渗出物不易扩散，形成局部肿胀，早期即可压迫神经末梢引起剧痛。穿行的血管被结缔组织小梁包绕固定，创伤时血管断端不易自行收缩闭合，故出血较多，常需压迫或缝合止血。

经行在浅筋膜内的血管神经束可分为前、后、外侧 3 组：前组包括眶上血管神经束和滑车上血管神经束；外侧组包括颞浅血管神经束和耳后血管神经束；后组主要包括枕血管神经束（图 2-3）。各血管神经束从颅周向颅顶会聚并分布于一定范围的头皮，各束进入头皮的起始处称该区头皮的瓣蒂，若头皮撕脱伤时未伤及瓣蒂，则不易发生头皮坏死。另外，颅顶的血管吻合广泛，尤其是静脉，可经导静脉与颅内静脉相交通，是颅外感染蔓延至颅内的重要解剖路径（图 2-12，图 2-13）。

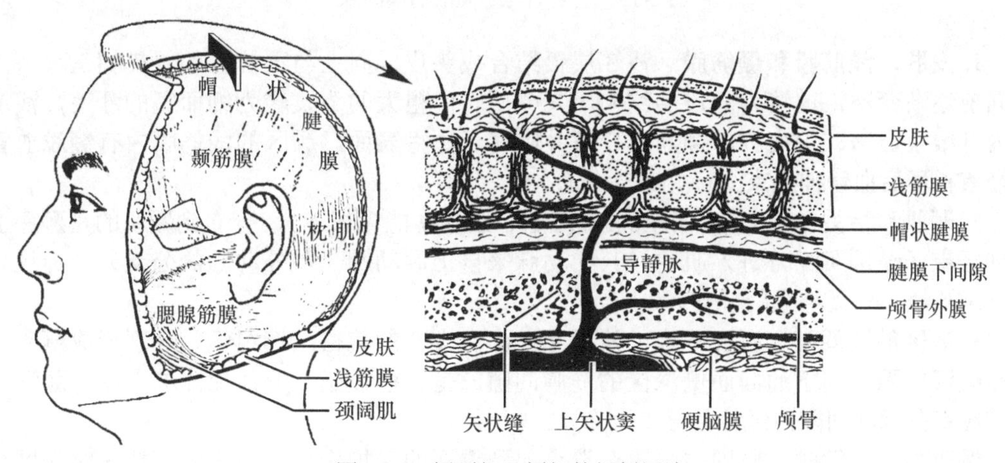

图 2-12 颜面部及颅部的解剖层次

3. 帽状腱膜 相当于颅盖的深筋膜，实际上为连接枕肌与额肌之间的坚韧纤维组织薄板，并与浅层的皮肤和浅筋膜紧密相连难以分离，常将这 3 层合称**头皮**，头皮撕脱伤时此 3 层同时撕去。头皮外伤时若伤及此层，由于肌的牵拉则伤口裂开明显，尤以横向伤口为甚。

枕肌位于枕区的深方，属表情肌。枕肌下端起于上项线和乳突，上端连帽状腱膜后缘，受面神经的分支支配，收缩时向后牵拉帽状腱膜，助上睑上提。

4. 腱膜下间隙 又称**腱膜下疏松结缔组织**，是位于帽状腱膜与颅骨外膜之间的薄层疏松结缔组织，头皮借此层与颅骨外膜疏松相连并使头皮具有一定的移动度，头皮撕脱伤即为此层的撕离。颅骨的导静脉穿经腱膜下间隙连于头皮浅筋膜内的静脉网，且静脉内缺乏静脉瓣，这一结构特点使得颅外感染易向颅内扩散。当头皮过度移动时，会拉断穿行的导静脉造成腱膜下出血，此处出血易广泛蔓延，形成较大的血肿，瘀斑可出现于鼻根及上睑皮下。因此，此层被认为是颅顶部的“危险区”。

5. 颅骨外膜 为一薄层致密纤维结缔组织构成，与颅骨表面连接较松，但与颅缝紧密愈合。严重的小范围头皮撕脱伤，可将头皮连同部分骨膜一并撕下。颅骨骨折时的出血可形成骨膜下血肿，但常局限于一块颅骨的范围内，多不跨越颅缝。

（二）颞区

颞区由浅入深也分为5层：皮肤、浅筋膜、颞筋膜、颞肌和颅骨外膜（图2-13）。

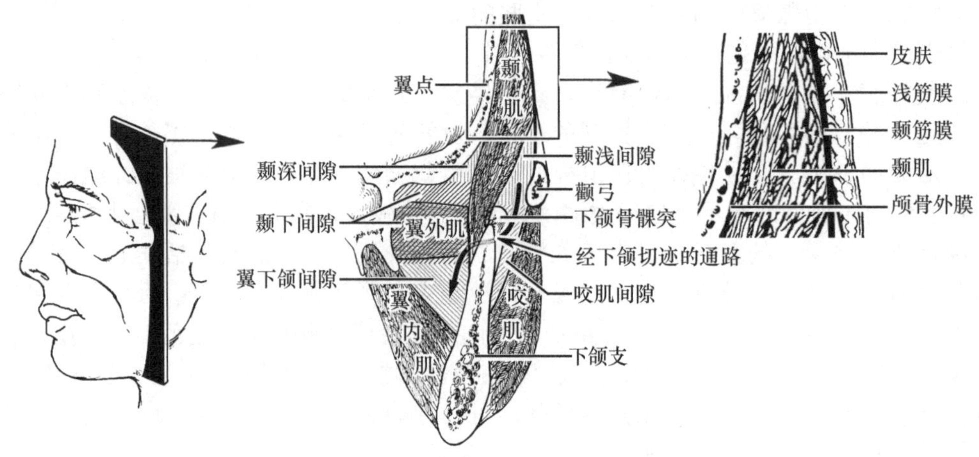

图2-13 咀嚼肌与肌间的筋膜间隙

1. 皮肤、浅筋膜和颞筋膜 浅3层仍结合成头皮，向上与顶枕区的头皮相延续，向下向前逐渐变薄，过渡为面浅层结构。其中皮肤内粗大的头发转为细而短的汗毛，浅筋膜内纤维束显著减少变细，颞筋膜变薄并附着于颧弓表面。颞区的浅筋膜内有**颞浅血管神经束**和**耳后血管神经束**上行并分支分布。

2. 颞肌和相关血管神经 **颞肌**的详细起、止和功能见表2-1。分布到颞肌的是**颞深血管神经束**，经颞肌深方进入肌内，其中动脉来自上颌动脉（颈外动脉的分支），神经来自下颌神经（三叉神经的分支）。

3. 颞区筋膜间隙 颞肌下半的浅面和深面有少量的疏松结缔组织，分别形成**颞浅间隙**和**颞深间隙**，向下通向面侧深区的筋膜间隙，是炎症蔓延、液体流注的通路。颞深血管神经束在颞深间隙内经行并分支分布。

颞肌强力收缩时，坚硬的肌腹对翼点起到重要的保护作用。在无防范意识时颞区突然受到外力暴击，易造成翼点处（太阳穴）骨折，若伤及颅内血管，将引起颅内出血。

颅部的淋巴回流和内脏神经分布见颜面部。

二、颜面部

（一）面前浅层

1. 皮肤 面前浅层的皮肤薄而柔软，尤以睑部为甚。面部皮肤的皮纹与年龄、个体生理状况以及某些病变相关。

2. 浅筋膜 面前浅筋膜层内结构丰富且分布复杂。

（1）表情肌：主要集中在眼、口和鼻的周围，包埋在浅筋膜内，起于骨膜或深筋膜，止于皮肤的真皮层。表情肌受面神经腮腺丛的分支支配，收缩时牵拉皮肤移位。围绕孔裂周围的环形肌收缩可关闭孔裂，如睑裂周围的眼轮匝肌和口裂周围的口轮匝肌；孔裂周围的放射状肌收缩可开大孔裂，单肌或数肌收缩则改变孔裂的形状和外观，如口周放射状肌在语言和表情的功能上更为明显（图 2-14a）。

表情肌收缩时其表面的皮肤相应变短，同时出现与肌收缩方向垂直的微细皮纹，但相邻肌之间的皮肤则可能被拉长，肌舒张时皮肤借弹性恢复原来的形态和位置。因皮肤的弹性随年龄的增长而降低，加之皮下脂肪减少、水分减少、肌力下降、颅骨萎缩以及重力作用等，皮肤逐渐无法恢复原位，长而久之原细小皮纹便形成了固定的皮肤皱褶，如鼻唇沟的加深、额纹的增多、鱼尾纹和眼袋的出现等，使容貌随之出现老龄化改变。某些消耗性疾病使浅筋膜内的脂肪组织突然减少，也可在短时间内使面部的皮纹明显增多或加深（图 2-14b）。

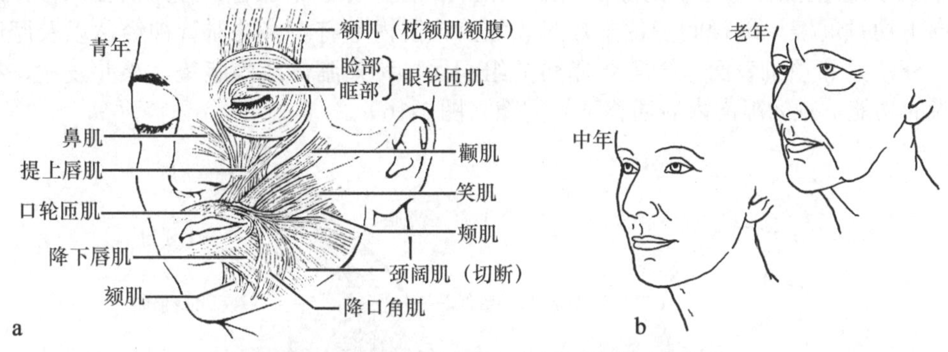

图 2-14 面部主要表情肌与颜面的增龄变化

（2）脉管：①面动、静脉是面前浅层的主要血管（图 2-7a），**面动脉**发自颈外动脉，面静脉主要汇入颈部的浅静脉；②眶上、眶下和颏动脉均细小，并与同名神经紧密伴行（图 2-8，17）；③头部浅层的淋巴管网向头颈交界处汇聚，先将淋巴液引流入头颈交界处的淋巴结群，然后汇入颈外侧淋巴结。头部淋巴结群多位于头部浅静脉的周围，引流范围也与静脉基本一致：面血管分布范围的淋巴多引流入**颏下淋巴结**和**下颌下淋巴结**，颞浅血管分布范围的淋巴多引流入**耳前淋巴结**，耳后血管分布范围的淋巴多引流入**耳后淋巴结**，枕血管分布范围的淋巴多引流入**枕淋巴结**。头面部感染可先导致相应的淋巴结肿大，因位置浅表故触诊易发现（图 2-15）。

（3）神经：①**面神经腮腺丛**的分支（颞、颧、颊、颌、颈支等）穿出腮腺后，主干经行在表情肌深方的浅筋膜内，分支支配表情肌（图 2-7b）。②**三叉神经的各终末支**（滑车上、滑车下、眶上、眶下、颏神经等）分别穿经面颅骨上的相应孔裂进入浅筋膜内，分支分布到头面部皮肤，传导皮肤和近体表黏膜的感觉（图 2-8）。③**交感神经纤维**来自颈上神经节，随头部的血管或神经分支分布到颜面部的小血管、腺体、立毛肌和瞳孔开大肌；**副交感神经纤维**来自脑干内的副交感神经核，随Ⅲ、Ⅶ、Ⅸ和Ⅹ对脑神经分布到头部的平滑肌和腺体（皮肤内的小血管、汗腺、立毛肌和瞳孔开大肌除外），详情如图 2-23 所示。

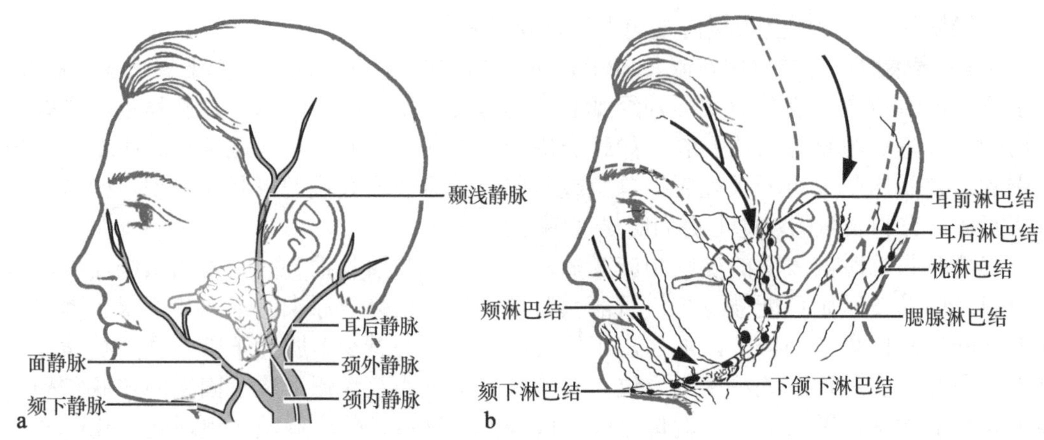

图 2-15　头面部静脉与浅淋巴结的位置及引流关系

（4）筋膜间隙：①**眶下间隙**位于眶下孔的周围，即眶下血管神经束所在部位，眶下间隙向下通颊间隙。②**颊间隙**位于颊肌表面，该区内除有丰富的血管神经丛以及腮腺管末端之外，紧邻颊肌表面有一富含脂肪的组织团，称**颊脂体**或**颊脂垫**，小儿发达，有协助吮吸的功能。颊间隙向内后通翼下颌间隙（图 2-16）。

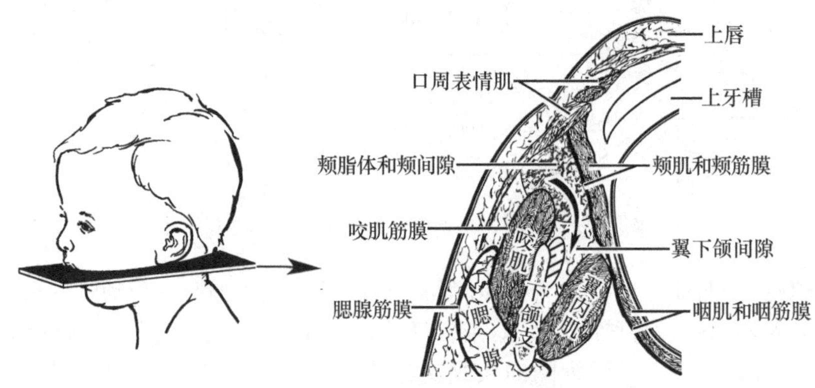

图 2-16　面部筋膜和筋膜间隙

3. 深筋膜　表情肌表面无深筋膜包绕，但颊肌例外。包绕颊肌的深筋膜称**颊筋膜**，向后与咽肌表面的咽筋膜相延续，两者合称颊咽筋膜（图 2-16）。

（二）腮腺咬肌区

1. 皮肤和浅筋膜　结构特点与面前浅层相似。浅筋膜内除少量表情肌、颞浅血管分支以及面神经分支之外，还有腮腺管。耳前的颞血管处有耳前淋巴结（又称**腮腺浅淋巴结**）颈丛的耳大神经在浅筋膜内上行分布到耳前下方的皮肤（图 2-7，图 2-17）。

2. 深筋膜　被覆咬肌表面的深筋膜称**咬肌筋膜**，被覆腮腺表面的称**腮腺筋膜**，后者较前者稍厚并包绕整个腮腺，形成**腮腺鞘**。面神经的腮腺丛位于腮腺浅部内，其发出的 5 组分支呈放射状穿出腮腺，进入面前浅层（图 2-16，图 2-17）。

3. 咬肌和相关血管神经　**咬肌**的详细起、止和功能见表 2-1。分布到咬肌的是**咬肌血管神经束**，其中动脉来自上颌动脉，神经来自下颌神经。咬肌内侧面也有狭窄的**咬肌间隙**，咬肌血管神经束在此处进入肌内（图 2-13）。

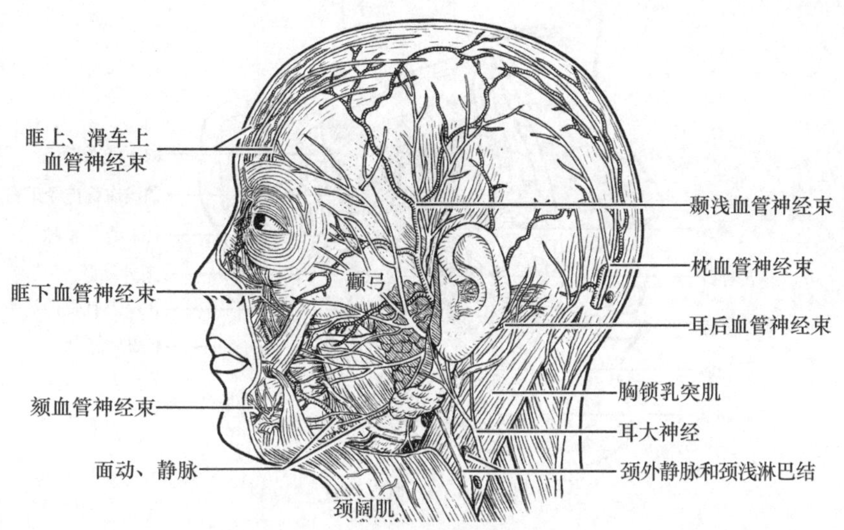

图 2-17　头部浅层结构

4. 腮腺　腮腺浅部绕下颌支后缘向内侧延续为腮腺深部，两部的分界线为下颌支后缘与胸锁乳突肌前缘之间的连线（图 2-18b）。面神经腮腺丛和腮腺淋巴结均包埋在腮腺浅部内，血管神经主干则位于腮腺深部内。营养腮腺的血管来自颈外动脉，支配腮腺分泌的交感神经来自颈上神经节，副交感神经来自舌咽神经（图 2-18）。

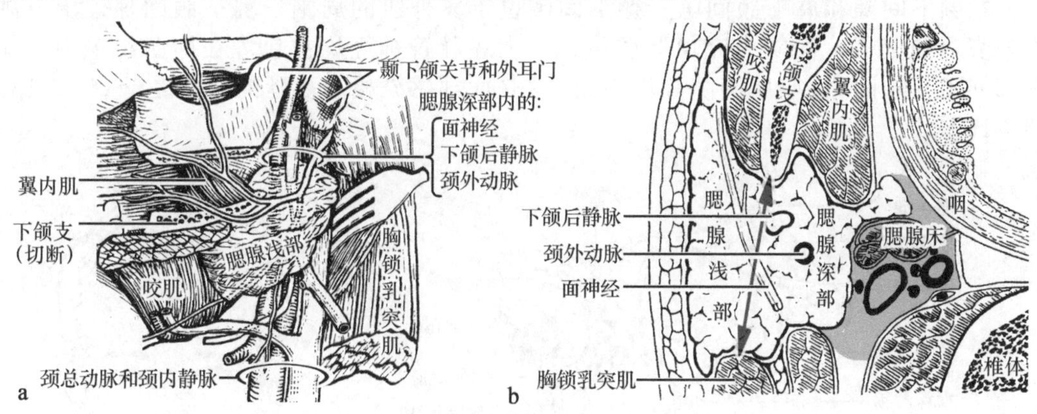

图 2-18　腮腺浅部与腮腺深部

（三）下颌支深区

下颌支深区又称**面侧深区**，即下颌支与咽侧壁之间，此区内有翼内、外肌和腮腺深部以及血管神经等（图 2-18b，图 2-19）。

1. 翼内、外肌　翼内肌和**翼外肌**的详细起、止和功能见表 2-1。在下颌支深区内，翼外肌位居上半、翼内肌位居下半（图 2-13）。两肌营养血管来自上颌动脉的分支，神经来自三叉神经的下颌神经（图 2-19）。

2. 腮腺深部　腮腺浅部绕下颌骨后缘向内侧延续为**腮腺深部**，其所占区域又称**腮腺窝**或**下颌后窝**。紧邻咽侧壁的颈内动静脉、后四对脑神经以及起于颅骨茎突的 3 块肌肉位于腺体和咽壁之间，组成“腮腺床”（图 2-18b）。面神经主干、下颌后静脉和颈外动脉均在腮腺深部内穿行（图 2-18，图 2-19）。

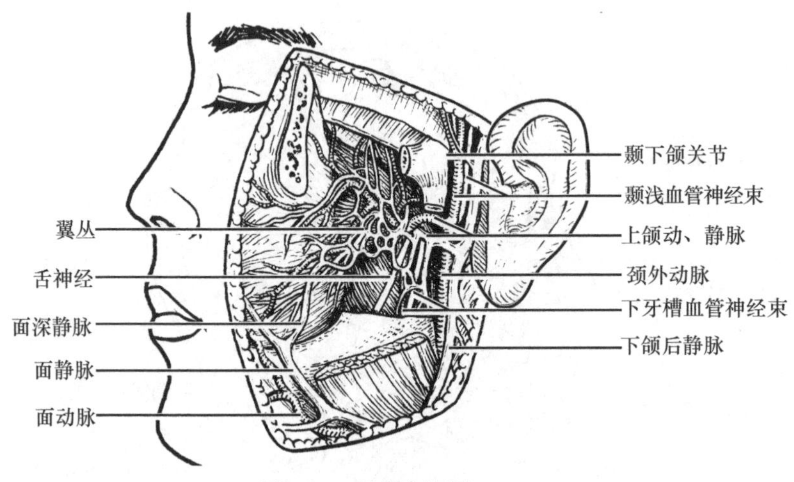

图 2-19　下颌支深区

3. 上颌动、静脉　**上颌动脉**在面侧深区内向前内横行并分支分布，**上颌静脉**为一短干，其起始部的静脉网丛围绕在翼外肌的周围形成**翼静脉丛**。翼静脉丛向前下经面深静脉连面浅层的静脉，向上经颅底导静脉连颅内海绵窦，是颜面浅层感染蔓延入颅的通路之一，临床将两口角到鼻根部的面浅层区域称“危险三角”（图 2-19，图 2-20）。

4. 下颌神经　自卵圆孔穿出颅腔后，**下颌神经**进入面侧深区并发出分支。

5. 颞下间隙和翼下颌间隙　**颞下间隙**位于翼外肌的周围，**翼下颌间隙**位于下颌支与翼内肌之间，间隙内充填脂肪组织，上述脉管神经均被包埋在脂肪组织内。此深部间隙与颊间隙、咬肌间隙等均相通，这是面部感染相互蔓延的通路之一（图 2-13，图 2-16）。

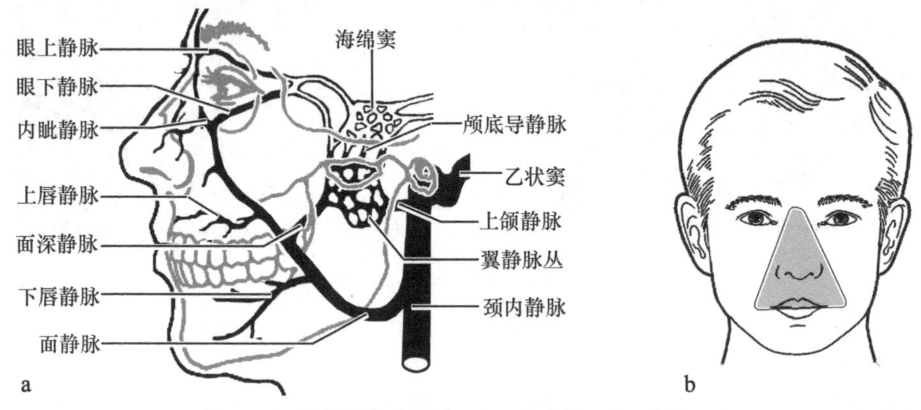

图 2-20　面静脉的交通支（a）与危险三角（b）

第四节　头部各器官的神经分布

眼、耳、口和鼻内有特殊感受器，故头部的神经分布远较躯干四肢复杂（图 2-21）。

头部的**感觉神经**纤维主要来自脑神经，可分为一般躯体性、一般内脏性、特殊躯体性和特殊内脏性感觉 4 种，传导相应感觉进入脑内的**脑神经感觉核**；部分来自颈丛的皮支主要含有一般躯体性感觉纤维，传导相应感觉进入脊髓的上颈段。

头部的**运动神经**纤维主要发自脑干的**脑神经运动核**，分为一般躯体性运动和特殊内脏性运动2种，经脑神经支配骨骼肌的收缩。

头部的**内脏运动神经（植物神经）**含一般内脏性运动纤维，混合在脑神经和颈神经内经行。其中**副交感神经**的节前纤维发自**脑神经副交感核**，节前纤维随第Ⅲ、Ⅶ、Ⅸ和Ⅹ对脑神经经行，到头部的**副交感神经节**换元，节后纤维支配平滑肌收缩和腺体分泌。**交感神经**的节前纤维发自第1和第2**胸髓侧角**，节前纤维随颈神经前支到达颈交感干，继而上升到**颈上（交感）神经节**换元，节后纤维攀附在颈内、外血管表面形成交感神经丛，到达头部的平滑肌和腺体（图2-22，图2-23）。

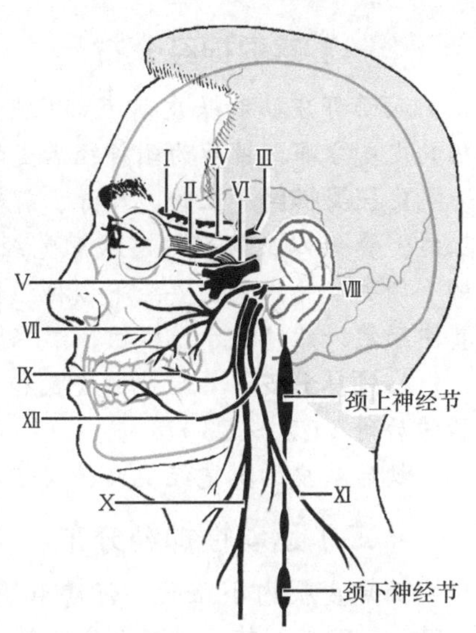

图2-21 头部的主要神经分布

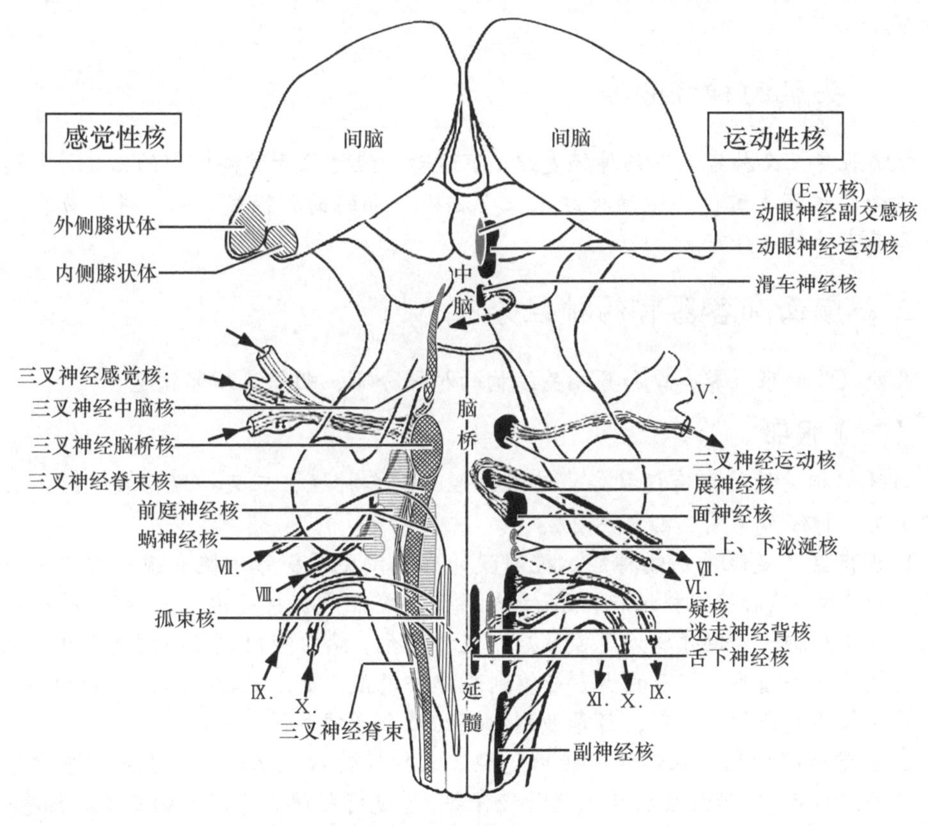

图2-22 脑神经核

一、头部皮肤的神经分布

头部皮肤的一般感觉分别经三叉神经、颈丛皮支和颈神经后支的皮支传入延髓和上段颈髓，一般内脏运动神经来自颈上神经节的分支。

（一）感觉神经分布

颜面部皮肤和头皮前半部几乎全部由三叉神经的分支分布，耳后和枕侧部主要有颈丛的皮支分布，枕后为颈神经后支的皮支分布（图 2-8）。

1. 三叉神经 上睑、鼻背、前额处的皮肤以及头皮前半的感觉经眼神经传入；下睑、上唇、鼻侧以及颧部的皮肤感觉经上颌神经传入；下唇、腮腺咬肌区、耳前、颞区以及颞下颌关节的感觉主要经下颌神经传入。感觉纤维主要终止于脑干内的三叉神经感觉核，其中触觉纤维终止于脑桥核，温痛觉纤维终止于脊束核。

2. 颈丛分支 耳后枕侧皮肤和头皮的感觉经枕小神经传入，感觉纤维终止于第 2-3 颈髓的后角（C2 ～ C3）。

枕后头皮的感觉经枕大神经传入，枕大神经为第 2 颈神经后支（详见第九章）。

（二）运动性神经分布

面部皮肤内小血管、汗腺和立毛肌的交感神经节前神经元位于第 1 ～ 3 胸髓侧角（T1 ～ T3），节后神经元主要位于颈上神经节，其节后纤维或攀附动脉壁形成动脉丛，随动脉达面部后再加入三叉神经的分支分布；或经灰交通支返回颈丛，随颈丛的皮支经行分布。

二、头肌的神经分布

咀嚼肌受三叉神经的下颌神经支配，下运动神经元位于脑桥中部的三叉神经运动核。表情肌受面神经支配，下运动神经元位于脑桥下部的面神经核。眼、耳、鼻、口的相关肌见各感官的神经分布。

三、颜面部各器官的神经分布

此处仅归纳眼、鼻、口和耳相关结构的神经分布，咽归入颈部叙述。

（一）眼部

与眼部相关的神经有视神经、动眼神经、滑车神经、三叉神经、展神经、面神经以及颈上交感神经节（图 2-22，图 2-23）。

1. 视神经 是眼的功能神经。视网膜的感光细胞（视锥细胞和视杆细胞）将光波转变为神经冲动，然后经双极细胞，继而经节细胞轴突组成视神经出眼球，经视神经 - 视交叉 - 视束到背侧丘脑的外侧膝状体更换最后一级神经元，然后经内囊投射到视皮质产生视觉，这就是视觉传导通路。视束的少量纤维到达中脑顶盖，是完成瞳孔对光反射的解剖结构。有视觉参与的复杂神经反射，可牵涉到中枢的数个区域共同完成。

2. 感觉神经分布 眼部的一般感觉经三叉神经传入。眼球以及上睑的感觉经三叉神经的眼神经传导，下睑处皮肤经上颌神经传导，感觉纤维终止于脑干的三叉神经感觉核（中脑核、脊束核）。

3. 运动神经分布 眼球的运动受动眼神经、滑车神经、展神经以及颈上神经节的支配，眼睑的运动受面神经的支配。

（1）支配眼部骨骼肌的神经：眼部骨骼肌分为眼球外骨骼肌和眶周骨骼肌两类。

1）眼球外骨骼肌：7 块眼球外肌中的 5 块（上、下、内直肌，下斜肌和上睑提肌）

受动眼神经的支配，运动纤维发自动眼神经运动核；上斜肌受滑车神经支配，运动纤维发自滑车神经核；外直肌受展神经支配，运动纤维发自展神经核。

2）眶周骨骼肌：眼轮匝肌、额肌等受面神经颞支和颧支支配，运动纤维发自面神经核。

（2）支配眼部平滑肌的神经：眼部平滑肌分为眼球内平滑肌和眼球外平滑肌两类。

1）眼球内平滑肌：瞳孔括约肌和睫状肌受动眼神经内副交感纤维的支配，其节前纤维发自动眼神经副交感核（E-W 核），节后纤维发自眶内的睫状神经节（副交感神经节）；瞳孔开大肌受颈交感干的纤维支配，其节前纤维发自第 1 和第 2 节胸髓的侧角，节后纤维发自颈上（交感）神经节（图 2-23）。

2）眼球外平滑肌：主要有上睑板肌，又称 Müller 肌，位于上睑板上缘与上睑提肌之间，其神经支配与瞳孔开大肌相同，收缩时协助上睑提肌开大睑裂（图 2-23a）。当颈交感干病变出现霍纳综合征时，睑裂变小、上睑下垂，即此肌瘫痪所致。

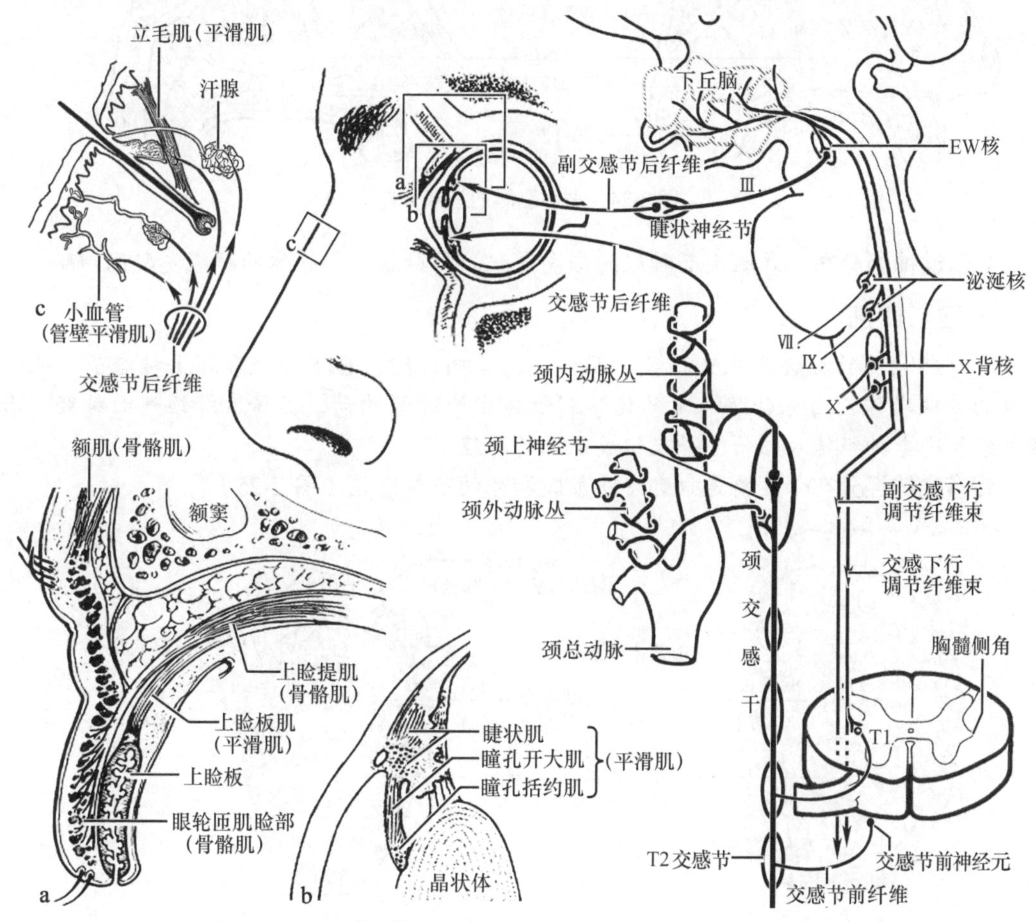

图 2-23　头部内脏运动性神经分布

（3）支配泪腺分泌的：管理泪腺分泌的副交感神经来自面神经，节前纤维发自脑干的上泌涎核，随面神经 - 岩浅大神经到翼腭神经节换元，节后纤维随颧神经的交通支到达泪腺。交感神经来自颈上神经节，加入岩浅大神经并随之到达泪腺。

（二）鼻部

与鼻部相关的神经有嗅神经、三叉神经、面神经和颈上神经节。

1. 嗅神经 是鼻的功能神经。鼻腔嗅黏膜内的嗅细胞将气味的化学刺激转变为神经冲动，经嗅神经传入脑的嗅球，经嗅球 - 嗅茎 - 外侧嗅束传导到嗅皮质产生嗅觉，传导到脑的杏仁核群和隔核等处，参与嗅觉相关的神经反射。

2. 感觉神经分布 鼻背处的皮肤黏膜以及鼻旁窦（上颌窦除外）黏膜的一般感觉经三叉神经的眼神经传入，鼻翼和鼻前庭处的皮肤，大部分固有鼻腔以及上颌窦的黏膜的一般感觉经上颌神经传入，感觉纤维终止于脑干的三叉神经感觉核（图 2-22，图 2-24）。

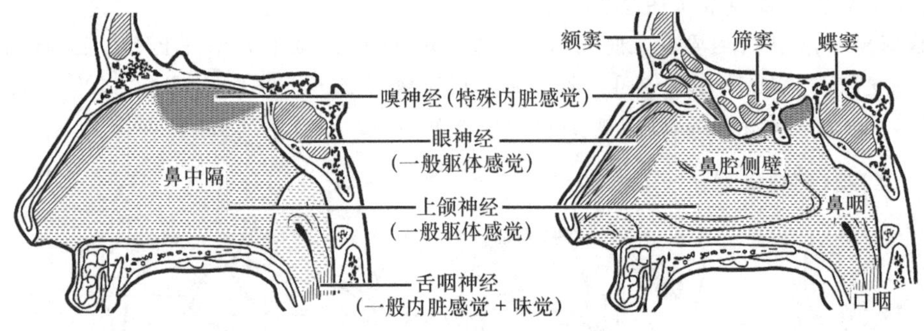

图 2-24 鼻腔黏膜的神经分布

3. 运动神经分布 鼻肌由面神经的颊支支配。鼻黏膜内小腺体的神经支配同泪腺。

（三）口部

与口部相关的神经有三叉神经、面神经、舌咽神经、舌下神经和颈上神经节。味觉为口的特殊功能，由味蕾将味觉的化学刺激转变为神经冲动，其传入纤维随面神经、舌咽神经和迷走神经传入脑干，并未组成独立的神经。

1. 感觉神经分布 主要是口部皮肤黏膜和牙的一般感觉（图 2-25）。

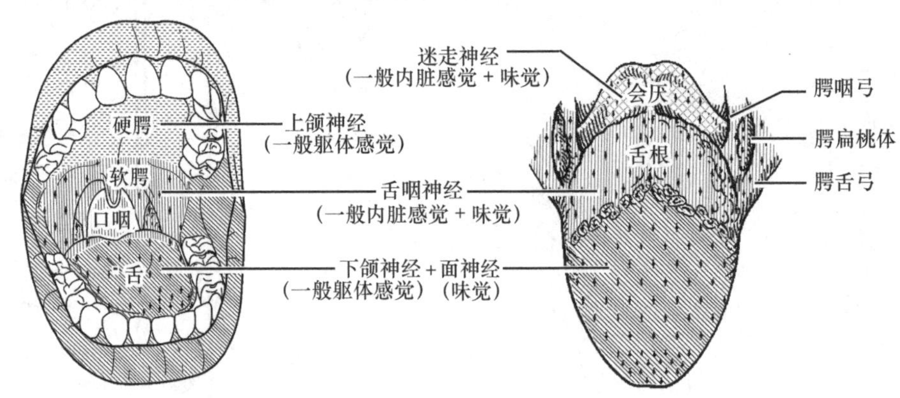

图 2-25 口和口咽黏膜的神经分布

（1）唇和颊的皮肤和黏膜：经三叉神经传入，其中上唇的感觉经上颌神经的分支传入，下唇的经下颌神经的分支传入，纤维终止在三叉神经的脑桥核和脊束核。

（2）腭的黏膜：硬腭部黏膜上主要经上颌神经，软腭部的黏膜经舌咽神经传入。

（3）舌和口底的黏膜：舌前 2/3 和口底黏膜的一般感觉经舌神经传入，纤维终止在三叉神经脑桥核和脊束核。味觉经面神经的鼓索传入，纤维终止在脑干内的孤束核；舌后 1/3 以及咽峡处的一般内脏感觉和味觉经舌咽神经传入，两部纤维均终止在孤束核。

（4）牙：上颌牙的感觉经上颌神经、下颌牙经下颌神经传入，纤维终止在三叉神经的脑桥核和脊束核。

（5）颞下颌关节和咀嚼肌的深感觉：传入纤维经下颌神经传入，其感觉神经元的胞体并不在三叉神经节，而是在脑干内的三叉神经中脑核。

2. 运动神经分布 分为支配骨骼肌的躯体运动神经和支配腺体分泌的内脏运动神经。

（1）支配骨骼肌的：

1）唇和颊的表情肌：受面神经的分支支配，运动纤维发自脑桥的面神经运动核。

2）腭肌：绝大多数受迷走神经支配，运动纤维发自延髓疑核。

3）舌肌：舌内肌和大部分舌外肌受舌下神经支配，运动纤维发自延髓舌下神经核。

4）咀嚼肌：受三叉神经的下颌神经的肌支支配，运动纤维发自脑桥的三叉神经运动核。

（2）支配腺体分泌的：

1）副交感神经：①口裂以上小腺体的神经支配同泪腺。②口裂以下的小腺体、下颌下腺和舌下腺接受经面神经的鼓索而来的节前纤维，在下颌下神经节换元后，节后纤维随舌神经分布，节前神经元位于上泌涎核。③腮腺接受经舌咽神经而来的节前纤维，在耳神经节换元后，节后纤维随耳颞神经分布到腮腺，节前神经元位于下泌涎核。

2）交感神经：来源于颈上神经节，组成颈外神经丛随颈外动脉而分布。

（四）耳部

与耳部相关的神经有三叉神经、面神经、前庭蜗神经、舌咽神经、迷走神经以及颈丛的皮支。

1. 前庭蜗神经 是耳的功能神经。内耳前庭内的椭圆囊、球囊和半规管内的壶腹嵴将头部位置变化的刺激转变为神经冲动，经前庭神经（前庭部）传入脑干内，绝大多数的神经终止于前庭神经核，少量纤维直接传入小脑内，参与小脑功能的神经反射和神经调节。耳蜗内的螺旋器接受听小骨链传来的声波运动，将其转变为神经冲动后经蜗神经（蜗部）传入脑干内的蜗神经核。

2. 感觉神经分布 耳郭大部分感觉经颈丛皮支（枕小神经、耳大神经）传导，小部分经三叉神经的分支传导。外耳道的感觉主要经迷走神经的分支传导。中耳的感觉则经舌咽神经的分支传导（图 2-26）。

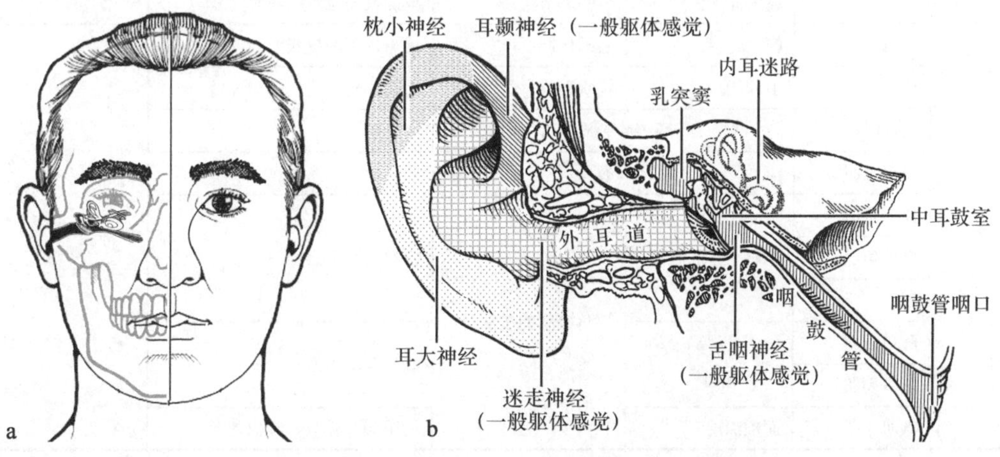

图 2-26 耳的正位投影位置（a）和感觉神经分布（b）

耳的感觉传入神经虽复杂，但进入中枢的感觉纤维仅终止于两处：枕小和耳大神经纤维终止于上颈段的脊髓后角，而三叉神经、舌咽神经和迷走神经内传导一般躯体感觉的纤维均终止于三叉神经脊束核。

3. 运动神经分布 耳肌由面神经的分支支配，中耳的鼓膜张肌由三叉神经的分支支配，镫骨肌由面神经的分支支配。

四、脑膜的神经分布

脑膜的神经包括躯体感觉性神经和内脏运动性神经。脑膜的感觉神经受刺激是引起头痛的原因之一。

1. 硬脑膜处 颅盖部、颅前窝以及颅中窝处硬脑膜的感觉神经纤维主要来自三叉神经的分支，颅后窝处则来自后四对脑神经发出的脑膜支，第1～2颈神经也发出脑膜支分布到枕颞部的硬脑膜（图2-27）。

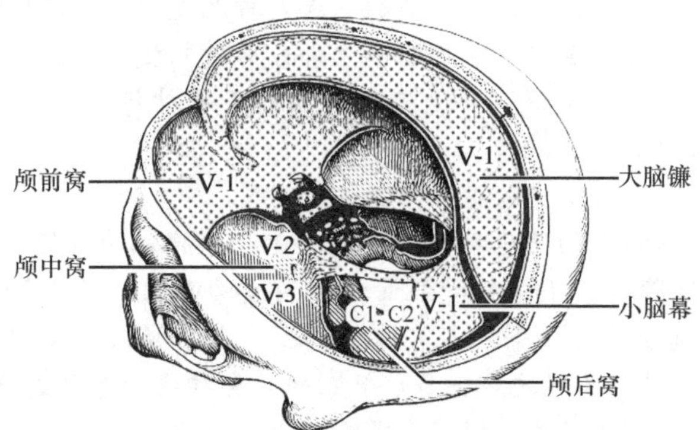

图2-27 硬脑膜的感觉神经分布

2. 软脑膜处 软脑膜的神经分布远比硬脑膜丰富，其感觉神经纤维也以三叉神经的脑膜支为主。

3. 脑血管处 支配脑血管平滑肌的交感神经来自颈内动脉的交感神经丛，是缩血管性的；副交感神经来自面神经，是舒血管性的。

表2-1 头肌

<table>
<tr><th>肌群</th><th>名称</th><th>起点</th><th>止点</th><th>主要作用</th><th>神经支配</th></tr>
<tr><td rowspan="4">咀嚼肌</td><td>咬肌</td><td>颧弓</td><td>咬肌粗隆</td><td rowspan="3">上提下颌（闭口）</td><td rowspan="4">三叉神经的下颌神经支配</td></tr>
<tr><td>颞肌</td><td>颞窝</td><td>下颌骨冠突</td></tr>
<tr><td>翼内肌</td><td>翼窝</td><td>翼肌粗隆</td></tr>
<tr><td>翼外肌</td><td>蝶骨大翼
翼突外侧板</td><td>下颌颈和颞下颌关节的关节盘</td><td>两侧收缩拉下颌向前（张口）
单侧收缩拉下颌向对侧</td></tr>
<tr><td rowspan="10">表情肌</td><td>额肌</td><td>帽状腱膜</td><td>眉部皮肤</td><td>提眉、下牵皮肤</td><td rowspan="10">面神经</td></tr>
<tr><td>枕肌</td><td>上项线</td><td>帽状腱膜</td><td>后牵头皮</td></tr>
<tr><td>眼轮匝肌</td><td colspan="2">环绕睑裂周围</td><td>闭合睑裂</td></tr>
<tr><td>口轮匝肌</td><td colspan="2">环绕口裂周围</td><td>闭合口裂</td></tr>
<tr><td>提上唇肌</td><td rowspan="3">上唇上方的骨面</td><td rowspan="6">口角或唇的皮肤等</td><td rowspan="3">提口角与上唇</td></tr>
<tr><td>提口角肌</td></tr>
<tr><td>颧肌</td></tr>
<tr><td>降口角肌</td><td rowspan="2">下唇下方的下颌骨骨面</td><td rowspan="2">降口角与下唇</td></tr>
<tr><td>降下唇肌</td></tr>
<tr><td>颊肌</td><td>面颊深层</td><td>助咀嚼和吸吮、牵口角向外</td></tr>
</table>

（刘洪梅 许海燕）

第三章 颈 部

第一节 概 述

一、境界与分部

颈部以下颌底、下颌角、乳突尖和枕外隆凸的连线与头部分界，以胸骨柄上缘、锁骨上缘、肩峰和隆椎棘突的连线与胸部和上肢分界。

以斜方肌前缘和脊柱为界，将颈部分为**固有颈部**（惯称颈部）和**项区**（惯称颈后区或颈后部），后者归入背部描述。

二、结构概况

颈部以脊柱颈段为支柱，皮肤、筋膜和肌包绕颈部脏器和脊柱，脊柱前的肌有颈浅肌、舌骨上、下肌和颈深肌 3 群，脊柱后的肌归入背肌。

颈部的主要脏器位居脊柱前正中，有喉和气管、咽和食管、甲状腺和甲状旁腺，颈胸交界处（称颈根）尚有肺尖和胸膜顶。脊柱前脏器的两侧有纵行的颈总—颈内血管和迷走神经等大血管神经干，颈根部有横行的锁骨下血管和臂丛神经等大血管神经干。

颈部的动脉来自颈外动脉和锁骨下动脉，静脉汇入颈内静脉和锁骨下静脉。淋巴结群多围绕在大血管神经干周围，其输出管汇成颈干。分布到颈部的神经来自于后 4 对脑神经、脊神经颈丛和颈交感干。

第二节 表面解剖

一、体表标志

颈部的骨性标志有舌骨，喉软骨、锁骨和胸骨上缘也包括在内；肌性标志与颈肌有关，部分背肌也包括在内。

（一）骨性标志

1. 舌骨 两眼平视时，**舌骨**几乎与下颌底同高，约位于第 3 颈椎体下缘；将头后仰，舌骨约在中线处下颌底的下方 2 ～ 3 横指处，扪之痛觉明显（图 3-1，图 3-2）。

2. 喉软骨 **甲状软骨**位于舌骨的下方，其上缘约平第 4 颈椎上缘，男性可见隆起的**喉结**，仰头时更明显。**环状软骨**位于甲状软骨下方，微隆起，其外侧约平胸锁乳突肌前缘的中点，下缘约与第 6 颈椎下缘高度一致。环状软骨下缘可作为喉与气管、咽与食管的分界定位，也可作为计数气管软骨及触诊甲状腺的定位标志（图 3-1，图 3-2）。

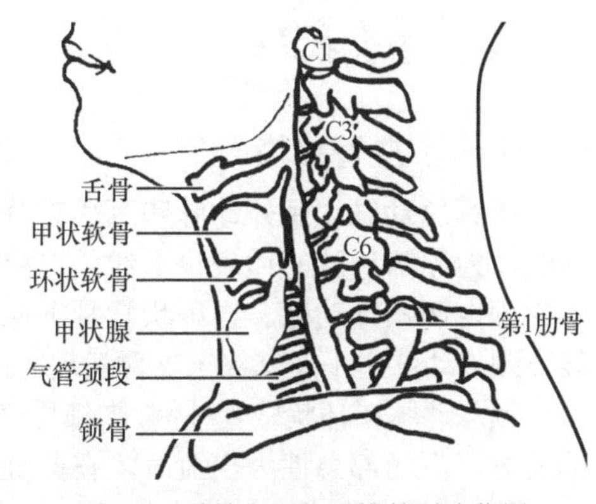

图 3-1 舌骨和喉与颈椎的对应位置

3. 胸骨和锁骨 胸骨柄的上缘称**颈静脉切迹**（或**胸骨上切迹**），切迹两侧的隆起为

胸锁关节，上方微凹称**胸骨上窝**。颈静脉切迹相当于第2（矮胖体型）或第3（高瘦体型）胸椎的高度。**锁骨体**从胸锁关节处向外侧延伸至肩峰，作为颈部与胸部的分界，锁骨中1/3上方的凹陷称**锁骨上大窝**（或**锁骨上窝**），在深吸气时胸骨上窝和锁骨上大窝凹陷明显（图3-2，图3-3）。

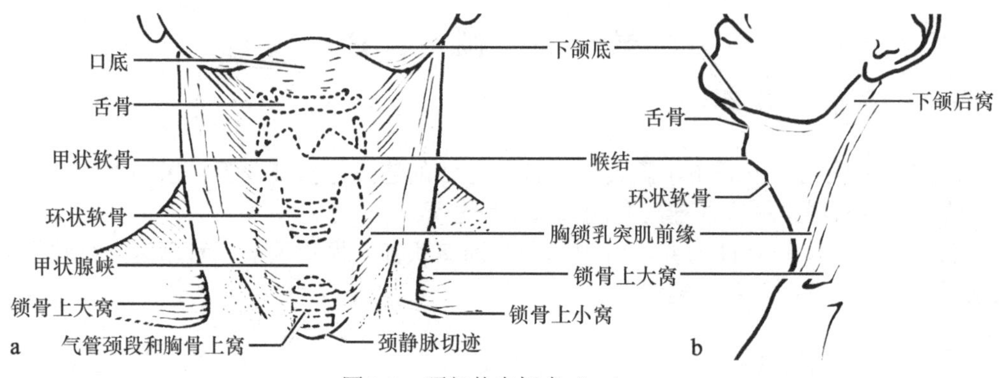

图3-2　颈部体表标志（一）

（二）肌性标志

1. 胸锁乳突肌　位于胸锁关节与乳突的连线上，当面部转向侧方时隆起明显，是颈部器官投影定位以及颈部分区的重要标志（图3-2，图3-3）。

2. 下颌后窝　位于胸锁乳突肌前缘与下颌支后缘之间，内有腮腺深叶（图3-2b）。

3. 锁骨上小窝　位于胸锁乳突肌的胸骨头、锁骨头与胸锁关节上缘之间，深吸气时凹陷明显（图3-2，图3-3）。

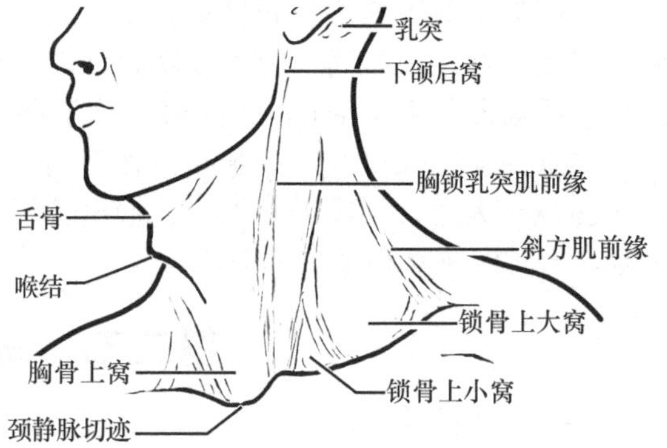

图3-3　颈部体表标志（二）

4. 斜方肌前缘　位于乳突和枕外隆凸连线的中点到锁骨外侧1/3的连线上，耸肩时隆起明显（实为深方的肩胛提肌收缩所至），作为（固有）颈部与项区的表面分界，也是锁骨上大窝的外侧界（图3-3）。

二、体表投影

（一）血管投影

1. 颈总动脉、颈外动脉和颈内动脉　自胸锁关节向上至下颌角与乳突间的中点做一连线，为颈部动脉的体表投影线。以甲状软骨上缘为界，投影线的下半为颈总动脉，上半为颈内和颈外动脉。自甲状软骨上缘的起点处至下颌颈后缘的连线为颈内动脉的投影线，颈外动脉主干及其终末支颞浅动脉的投影位于颈内动脉的前方（图3-4a）。

颈总动脉在环状软骨外侧、胸锁乳突肌前缘中点处，位于第6颈椎前结节（颈动脉结节）的前方，头面部急性大出血时，在此处向后按压可起到止血作用，但切记：紧急时应用并只能单侧按压（图3-5）。

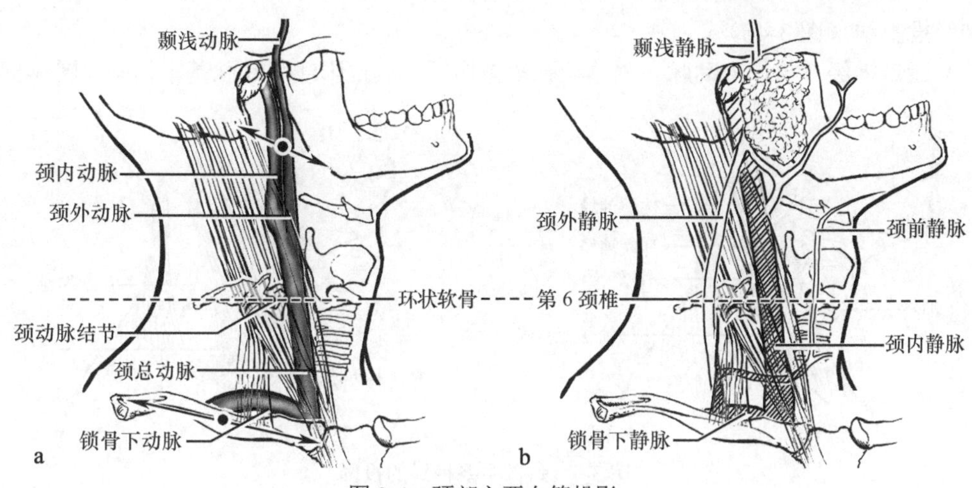

图 3-4 颈部主要血管投影

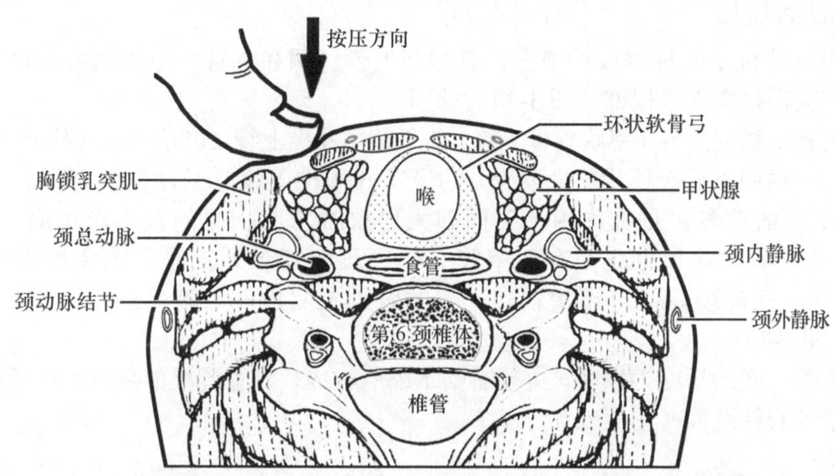

图 3-5 头面部大出血压迫止血点（经第 6 颈椎横断面）

2. 颈内静脉 自耳垂（或外耳门）向下至锁骨胸骨端的连线为颈内静脉的投影线，较动脉投影线的位置稍偏外侧（图 3-4b，图 3-5）。

3. 锁骨下动脉 相当于右侧自右胸锁关节、左侧自锁骨上小窝向外上至锁骨上缘中点的弧线，最高点距锁骨上缘约 1 cm（图 3-4a）。

4. 锁骨下静脉 紧贴锁骨内侧半的后方，其最高点一般不超过锁骨上缘，小儿的位置较高。锁骨下静脉与后方的锁骨下动脉之间隔有前斜角肌的终止腱（图 3-4b）。

5. 颈外静脉 位于胸锁乳突肌表面，自下颌角至锁骨中点的连线，是小儿静脉穿刺的常用部位（图 3-4b）。

（二）神经投影

1. 颈丛皮支 从胸锁乳突肌后缘中点处穿至浅层，穿出处又称**“神经点”**。枕小神经沿肌后缘上行达耳后；耳大神经在肌表面上行达下颌角周围；颈横神经横过肌表面达颈前区：锁骨上神经沿肌后下行达锁骨上大窝及锁骨周围（图 3-6a）。

2. 臂丛 自胸锁乳突肌后缘中、下 1/3 交点至锁骨中、外 1/3 交点稍内侧的连线为臂丛的投影线（图 3-6b）。

3. 副神经 经胸锁乳突肌后缘上、中 1/3 交点至斜方肌前缘中、下 1/3 交点的连线为副神经投影线（图 3-4b）。

4. 迷走神经 与颈内动脉—颈总动脉紧密伴行，故投影线与动脉基本相同（图 3-5）。

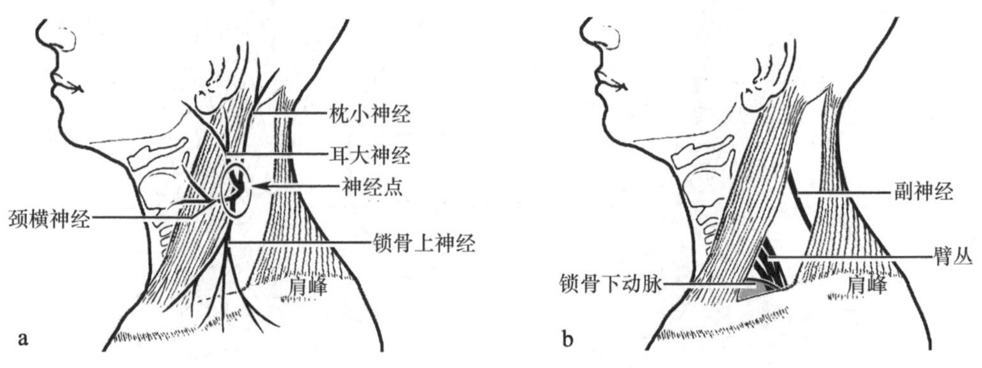

图 3-6 颈部主要神经的投影

（三）脏器投影

颈部的脏器均位于脊柱颈段的前方，有喉和气管、咽和食管、甲状腺和甲状旁腺。另外肺尖和胸膜顶也突入颈根部（图 3-7）。

1. 喉和气管 **喉**的上界（甲状软骨上缘）约平第 4 颈椎上缘，也是颈总动脉分为颈内、外动脉的标志；喉的下界（环状软骨下缘）约平第 6 颈椎下缘，其两侧恰有颈总动脉上行于颈动脉结节的前方，是临床用于头面部大出血时急性止血的按压点（图 3-5）。甲状软骨下缘与环状软骨弓之间有环甲膜（环甲正中韧带），是临床急性喉梗阻时的喉穿刺部位。**气管颈段**位于环状软骨下方的胸骨上窝内，一般有 5 ～ 6 个气管软骨环（图 3-2，图 3-7）。

2. 咽和食管 喉的后方为**喉咽**，主要有咽下缩肌构成，气管颈段的后方有**食管颈段**，两者的后方紧邻脊柱颈段（图 3-7b）。

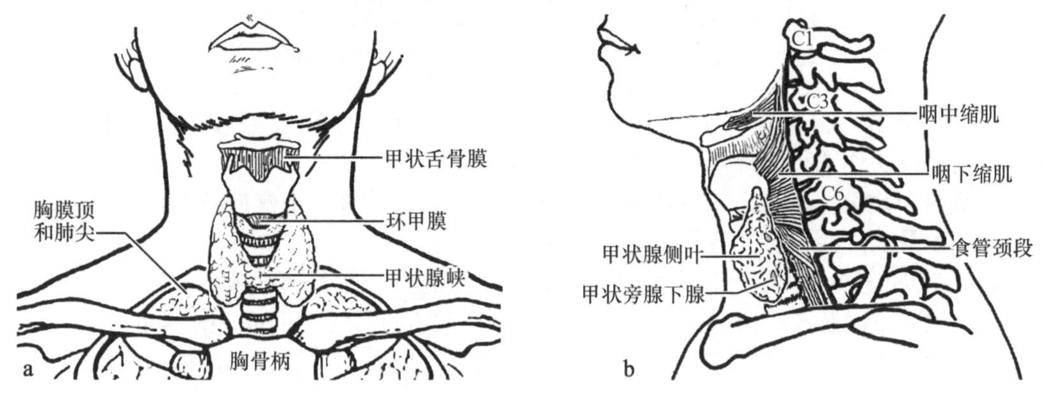

图 3-7 颈部脏器的投影

3. 甲状腺和甲状旁腺 **甲状腺侧叶**的上端可达甲状软骨的中份，下端可达颈静脉切迹平面，下端多被胸锁乳突肌遮盖。**甲状腺峡**多位于第 2 ～ 4 气管软骨环的前方。**甲状旁腺**多位于甲状腺侧叶近后缘处（图 3-7）。

4. 肺尖和胸膜顶 位于锁骨内侧 1/3 段上方，最高点可达锁骨上方 2 ～ 3 cm，锁骨下动、静脉紧邻其前方（图 3-7a）。

第三节　颈部各区的局部解剖

颈部的脏器集中在脊柱颈段的前方，肌肉集中在脊柱的后方，纵行的大血管神经干纵列在脏器的两侧连于胸和头之间，横行的大血管神经干横越颈根两侧连于颈、胸和上肢之间（图 3-8）。

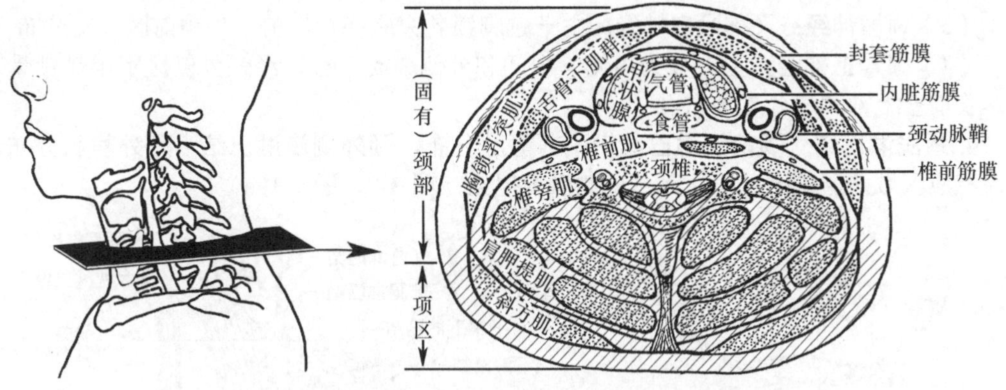

图 3-8　固有颈部和项区的划分（经甲状腺峡横切面）

一、颈部的皮肤、浅筋膜和深筋膜

（一）皮肤

颈部皮肤较薄，皮纹横行。

（二）浅筋膜

内有颈阔肌、颈浅静脉、皮神经和颈浅淋巴结。

1. 颈阔肌　是位于颈部的表情肌，详情见表 3-1（图 3-9a）。

2. 颈浅静脉　有颈前静脉和颈外静脉，主干位于颈阔肌深方，前者一般较细小，在颈中线两侧下行，后者较粗大，下行于胸锁乳突肌的表面，在锁骨上窝处与颈前静脉的末端会合后注入锁骨下静脉（图 3-4b，图 3-9b）。

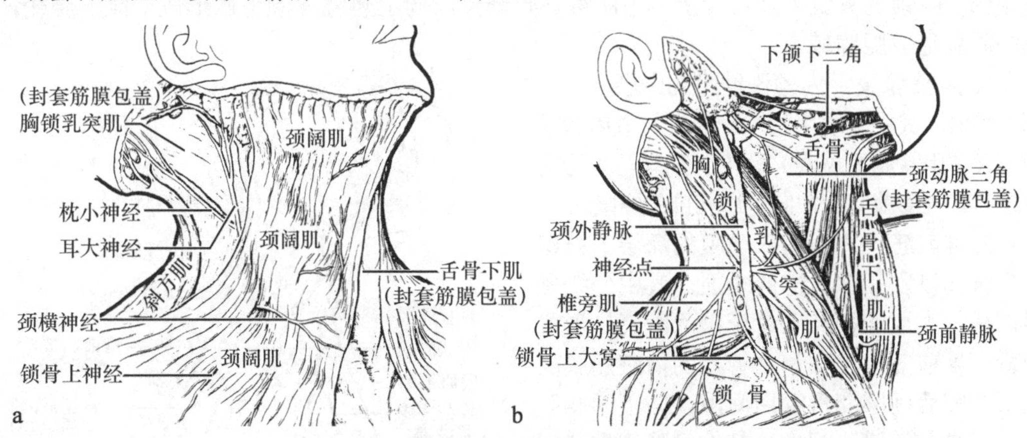

图 3-9　颈部的浅层结构

3. 颈丛皮支 在胸锁乳突肌后缘中点处（神经点）穿至浅层，主干在颈阔肌深面经行，末梢穿出颈阔肌分布到皮肤（图 3-6a，图 3-9）。

（1）枕小神经：主干沿胸锁乳突肌上半的后缘上行，越胸锁乳突肌止点的后部上行，到耳后枕侧分支分布。

（2）耳大神经：主干沿胸锁乳突肌上半的浅面上行，经下颌角的附近到耳和腮腺下部分支分布。

（3）颈横神经：又称**颈皮神经**。主干越胸锁乳突肌横行向前，到颈前区分支分布。

（4）锁骨上神经：主干分为内侧、中间和外侧 3 支下行，经颈外侧区下半越锁骨表面达胸前壁上部和肩分支分布。

4. 颈浅淋巴结 **颈前浅淋巴结**沿颈前静脉分布，**颈外侧浅淋巴结**沿颈外静脉分布，引流相应区域浅层的淋巴，注入颈外侧深淋巴结（图 3-9，图 3-10a）。

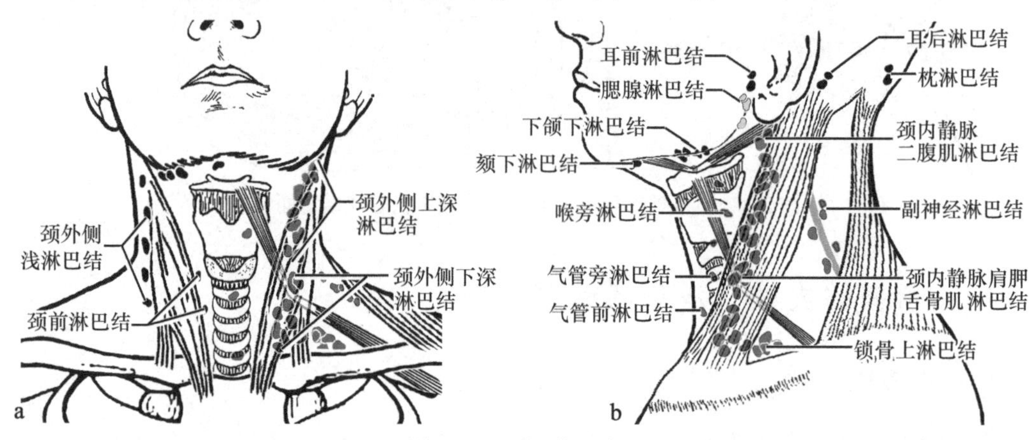

图 3-10 颈部淋巴结群

（三）颈深筋膜

颈深筋膜位于浅筋膜的深方，分层包绕颈肌、颈部脏器和大血管神经干，并形成筋膜鞘和筋膜间隙。颈深筋膜分层包绕颈部器官，形成的筋膜间隙具有重要临床意义，简单的分层法将其从浅入深分为 3 层（图 3-8，图 3-11）。

1. 封套筋膜 为颈深筋膜的浅层，紧贴颈部浅筋膜深方，较厚而致密，呈套筒状包绕颈部、胸锁乳突肌以及舌骨上、下肌群。封套筋膜向上包绕下颌下腺形成**下颌下腺鞘**，包绕腮腺形成**腮腺鞘**。

2. 内脏筋膜 为颈深筋膜的中层，包绕颈部脏器，其中包绕甲状腺表面者形成**甲状腺鞘**（又称**甲状腺假被囊**）。内脏筋膜与气管前壁之间有**气管前间隙**，向下通胸部的纵隔。

3. 椎前筋膜 为颈深筋膜的深层，被覆在颈椎体以及颈深肌群的表面。其中包绕颈根部横行大血管神经干者延续入腋窝，形成**腋鞘**。椎前筋膜与咽和食管后的内脏筋膜之间形成**咽后间隙**和**食管后间隙**，向下通胸腔纵隔；椎前筋膜与颈椎体前的间隙称**椎前间隙**，向两侧通入腋窝。各筋膜间隙在颈部的感染蔓延中具有重要的临床意义。

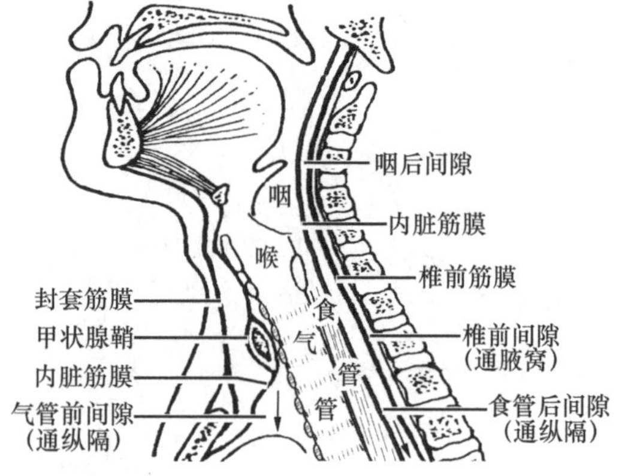

图 3-11 颈深筋膜和筋膜间隙

另外，三层筋膜共同包绕颈部纵行的大血管神经干形成**颈动脉鞘**（图 3-8）。

二、颈部深层器官的配布

以胸锁乳突肌的前、后缘为界，将（固有）颈部分为颈前区、胸锁乳突肌区和颈外侧区，各区又可分成若干个亚区或三角（图 3-12）。

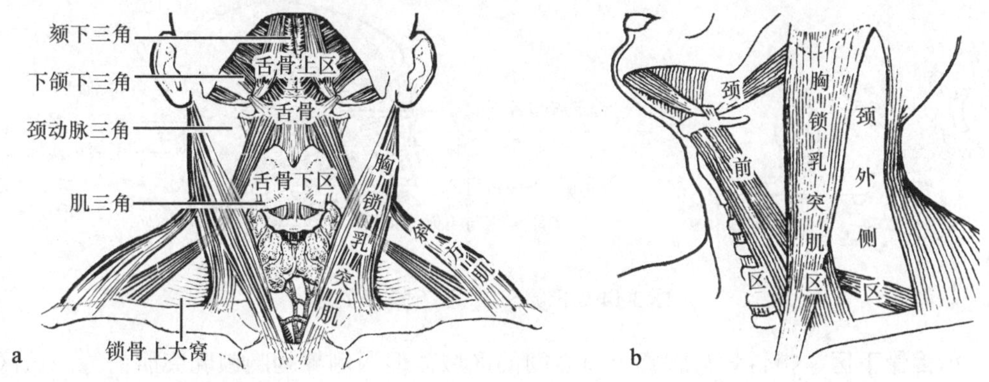

图 3-12　颈部的分区

（一）颈前区

颈前区指两侧胸锁乳突肌前缘之间的区域。以舌骨为界再分为舌骨上区和舌骨下区。颈前区的浅层有舌骨上、下肌群，深方有椎前肌群。舌骨上区内主要有下颌下腺和下颌下淋巴结；舌骨下区内主要有颈部的 6 大脏器。

1. 舌骨上区　指舌骨之上、口底肌（下颌舌骨肌最大）之下的区域，主要有舌骨上肌群、下颌下腺、下颌下淋巴结、颏下淋巴结以及血管神经等。

（1）舌骨上肌群：包括**二腹肌**、**下颌舌骨肌**、**茎突舌骨肌**和**颏舌骨肌** 4 块，共同封闭了口腔的底，故临床称其为“**口底肌**”。舌骨上肌群的详细起、止和功能见表 3-1。

在吞咽时下颌骨固定，肌群收缩使舌骨上提、舌升高，推挤食团入咽并关闭咽峡。在张口时舌骨固定，拉下颌骨向下协助张口。舌骨上肌群的神经支配来源复杂：下颌舌骨肌和二腹肌前腹受三叉神经支配，二腹肌后腹和茎突舌骨肌受面神经支配，颏舌骨肌受颈神经前支支配（图 3-13）。

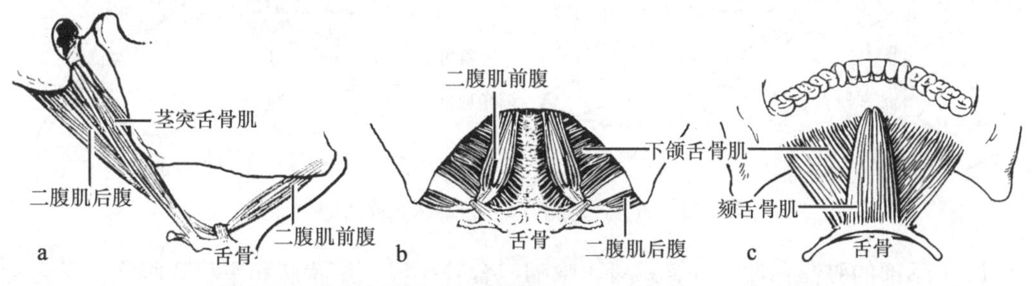

图 3-13　舌骨上肌群（a：侧面观；b：下面观；c：上面观）

（2）下颌下腺、下颌下淋巴结和颏淋巴结：下颌下腺和**下颌下淋巴结**位于二腹肌的前、后腹与下颌骨下缘共同围成的区域内，此区称**下颌下间隙**（又称**下颌下三角**）。颏淋巴结位于两侧的二腹肌前腹与舌骨共同围成的区域内，此区称**颏下三角**（图 3-10b，图 3-14）。

下颌舌骨肌的上方为口底的**舌下间隙**，内有舌下腺、下颌下腺深部和下颌下腺管、舌神经、舌下神经以及舌的血管等。舌下间隙经下颌舌骨肌的后缘与下颌下三角相通，感染时可互相蔓延（图 3-14）。

（3）血管神经：主要有①**面动脉**和**面静脉**分别经过下颌下腺的后部和下颌下腺的浅面；②**舌下神经**和**舌动脉**经下颌下腺的深方进入舌下间隙（图 3-14）。

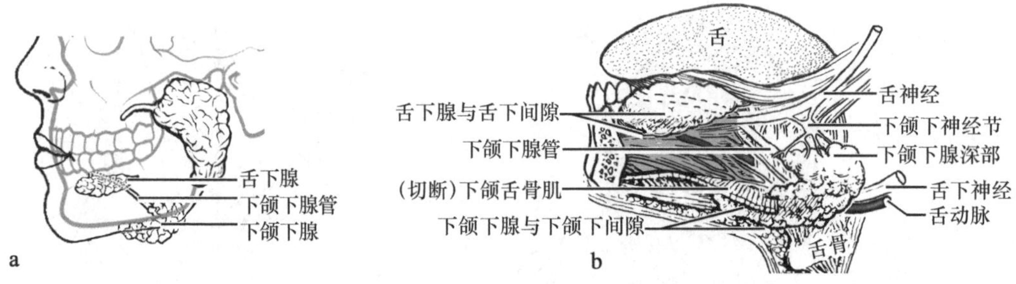

图 3-14　下颌下腺与舌下腺的位置

2. 舌骨下区　指舌骨与胸廓上口之间的区域，但两侧界为胸锁乳突肌前缘。该区主要有舌骨下肌群、颈深肌群和颈部的 6 大脏器和血管神经等（图 3-12，图 3-15）。

（1）舌骨下肌群：包括**胸骨舌骨肌**、**胸骨甲状肌**和**甲状舌骨肌**和**肩胛舌骨肌**共 4 块，被覆在甲状腺、喉和气管的表面，故临床又其为**“甲状腺肌”**。舌骨下肌群的详细起、止和功能见表 3-1。

舌骨下肌群收缩时，拉舌骨下降，在吞咽动作中与舌骨上肌群协调运动喉和舌（图 3-15a）。舌骨下肌群的神经支配来自 C1 ～ C3 前支，各分支的经行见图 3-24。

（2）椎前肌：即颈深肌内侧群，详细起、止和功能见表 3-1。椎前肌位于脊柱颈段的前方，颈交感干位于其表面下行，两者的前面均被覆椎前筋膜（图 3-15b）。

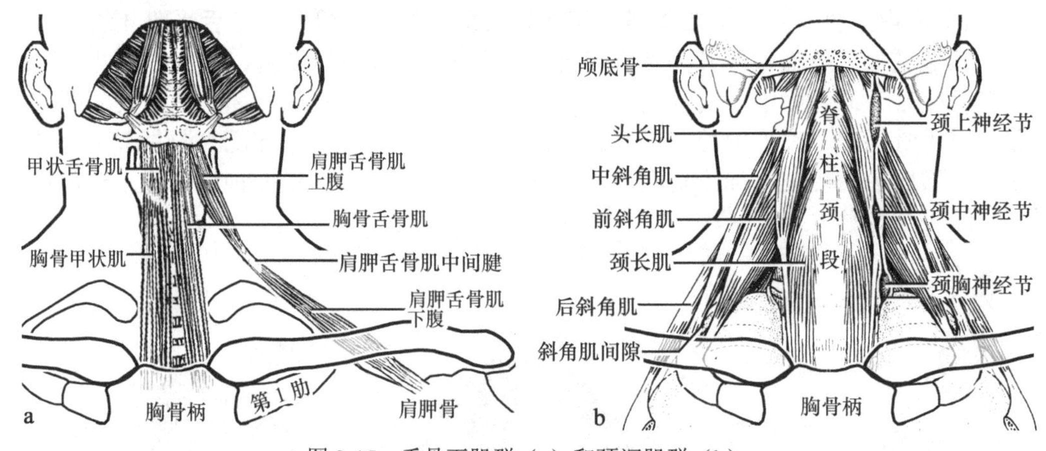

图 3-15　舌骨下肌群（a）和颈深肌群（b）

（3）颈部的脏器：喉、气管颈段、喉咽、食管颈段、甲状腺和甲状旁腺均位于舌骨下区的脊柱前，此区的浅面是舌骨下肌群，后方是椎前肌，故称此区为**肌三角**。喉和气管颈段在此区内位置浅表，是临床实施气管切开、插管、以及急性喉梗阻时环甲膜穿刺、切开的部位。各脏器的位置见本章节的体表投影（图 3-7，图 3-12，图 3-16a）。

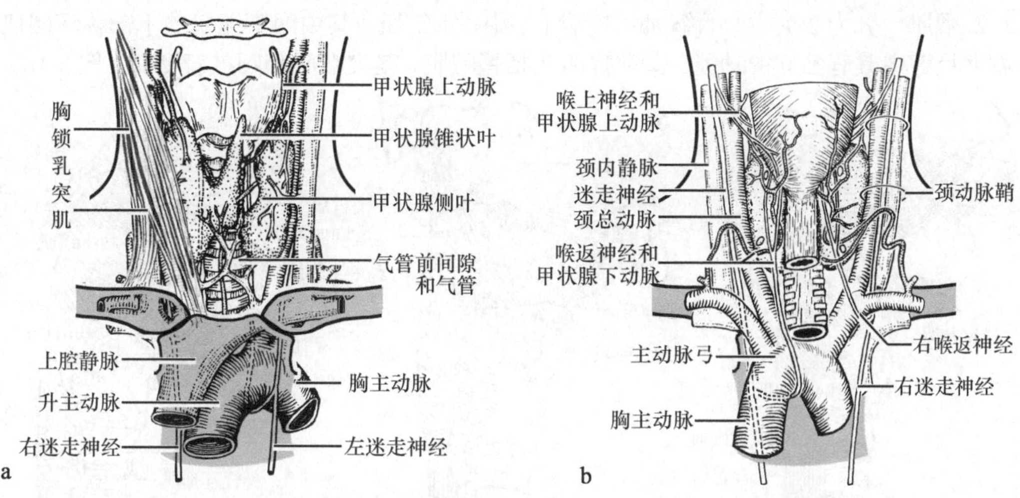

图 3-16 颈部的主要脏器和血管神经（a：前面观；b：后面观）

（4）血管神经：在颈部脏器（肌三角）的外上方，胸锁乳突肌前缘上半、二腹肌后腹和肩胛舌骨肌上腹共同围成**颈动脉三角**，颈部的动脉干在此位置较浅表，是颈部的摸脉点（图 3-9b，图 3-12a）。

【附】咽喉肌

在吞咽和语言中，喉肌、咽肌与腭肌和舌肌必须在神经系统的调节下协同作用，方可顺利完成整个生理活动过程，因此将后两类肌在此处一并描述。

1. 喉肌 分为喉外肌和喉内肌。喉外肌有舌骨上、下肌群，肌收缩时使喉整体移动；喉内肌收缩时改变喉口和声门的大小，以及声带的位置和紧张度（图 3-17）。

喉内肌分为 3 类：①控制喉口和喉前庭的主肌有：缩小喉口和喉前庭的主肌是杓会厌肌、杓横肌和杓斜肌；开大喉口和喉前庭的主肌是甲会厌肌。②控制声门裂的主肌有：缩小声门的主肌是甲杓肌、环杓侧肌、杓斜肌、杓横肌；开大声门的主肌是环杓后肌。③作用于声带的肌有：紧张声带主肌是环甲肌、环杓后肌、杓横肌和杓斜肌；松弛声带的主肌是甲杓肌（图 3-17）。

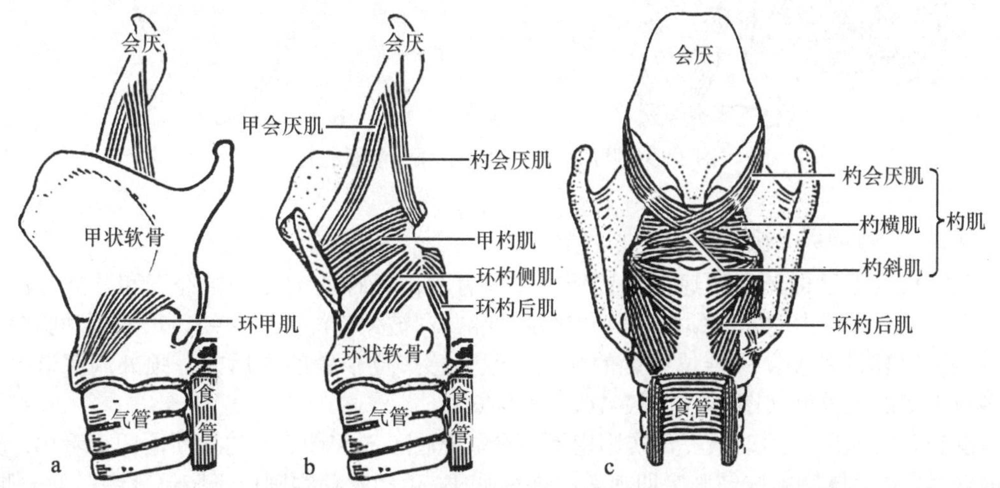

图 3-17 喉内肌（a、b：侧面观；b：甲状软骨板切除；c：后面观）

2. 咽肌　分为2类：①咽缩肌包括咽上、中、下缩肌。其中咽下缩肌的下部称**环咽肌**，在吞咽反射中具有独立的功能。②咽提肌包括腭咽肌、茎突咽肌和咽鼓管咽肌（图3-18）。

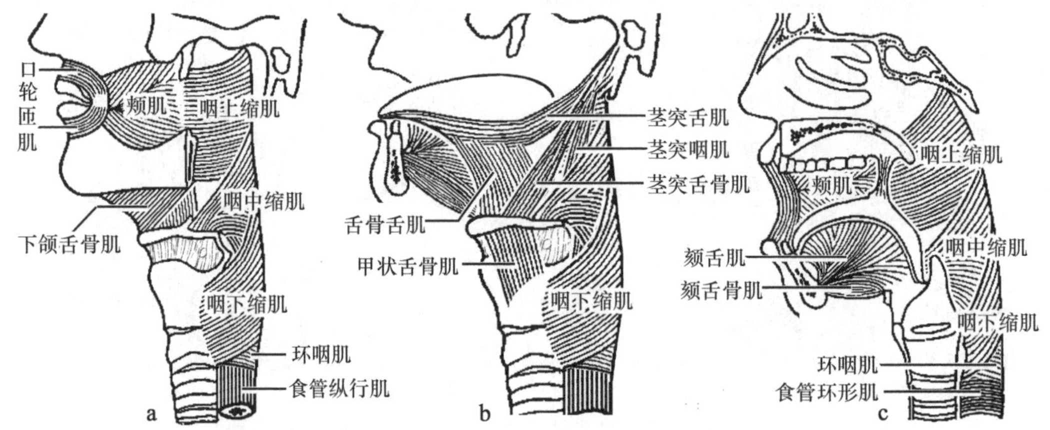

图3-18　咽肌和舌外肌（a：咽缩肌外面观；b：舌外肌；c：咽缩肌内面观）

3. 腭肌　形成软腭的主体，同时参与咽侧壁和咽峡的组成。①上提软腭的有腭帆提肌、腭帆张肌和腭垂肌；②下降软腭的肌有腭舌肌和腭咽肌（图3-19）。

4. 舌肌　分为舌外肌和舌内肌：舌外肌有颏舌肌、舌骨舌肌和茎突舌肌等，肌收缩时改变舌的位置；舌内肌有舌横肌、舌纵肌和舌垂直肌，舌内肌收缩时改变舌的形态（图3-18，图3-19）。

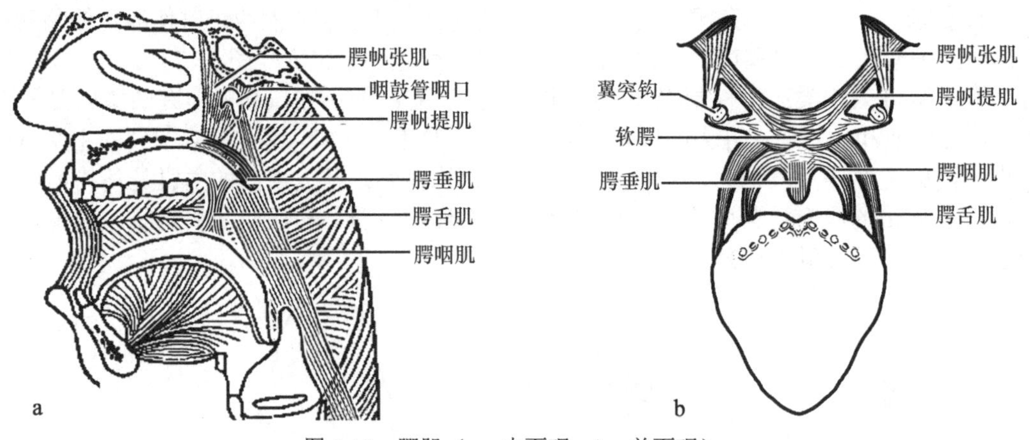

图3-19　腭肌（a：内面观；b：前面观）

（二）胸锁乳突肌区

胸锁乳突肌区即该肌所遮盖的区域，主要有颈部纵行的大血管神经干和颈外侧深淋巴结群。颈总—颈内动脉、颈内静脉和迷走神经共同被颈部深筋膜包绕，形成**颈动脉鞘**，紧贴颈部脏器的外侧。颈袢位于鞘的前面，颈交感干位于鞘的内后方，颈外侧深淋巴结群多位于鞘的前外侧（图3-9，图3-16，图3-20）。

胸锁乳突肌区与颈动脉三角实则密不可分。从图3-5和图3-8的横断面即可看出：外侧面观时，颈动脉鞘被胸锁乳突肌遮盖；前面观时，颈动脉鞘实则位于胸锁乳突肌的内侧、颈部脏器的两侧。

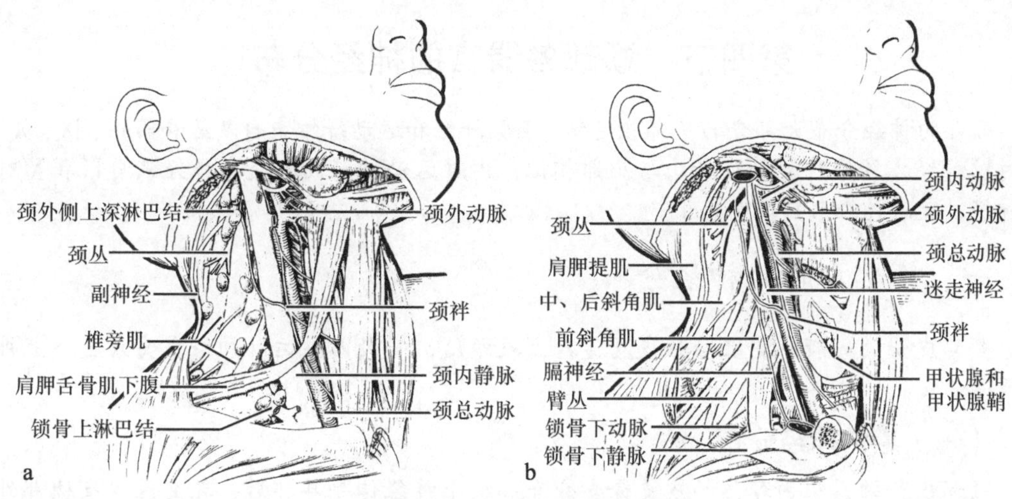

图 3-20 颈部的深层结构

（三）颈外侧区

颈外侧区指胸锁乳突肌后缘与斜方肌前缘之间的颈部区域，其浅面为封套筋膜，深方为斜角肌群和肩胛提肌。该区的上份主要有颈丛、副神经和淋巴结，下份主要有臂丛、膈神经、锁骨下动静脉和淋巴结。在锁骨中段上方的凹窝称锁骨上大窝，窝深方有颈根部的横行大血管神经干和锁骨上淋巴结群等。右侧有右淋巴导管，左侧有胸导管的末端。左锁骨上淋巴结群位于胸导管末端的周围，若因病理原因肿大可被触及，称 Virchow 淋巴结，具有重要临床意义（图 3-9，图 3-20，图 3-21）。

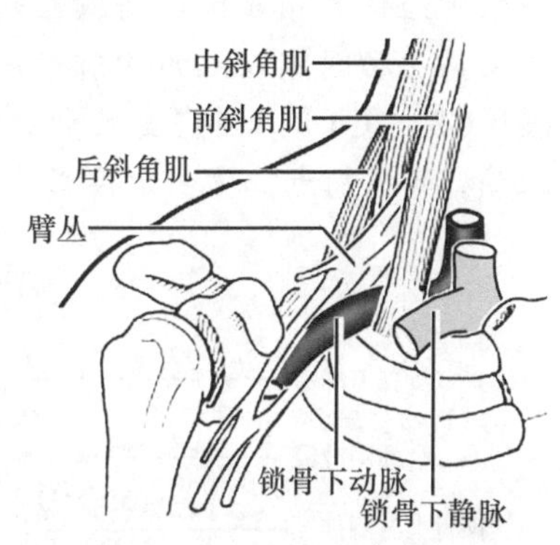

图 3-21 颈根部横行血管神经干

（四）颈根部

颈根部是颈部与胸腔和腋窝的移行部，主要由进出胸廓上口的器官构成。气管和食管居中，两侧为肺尖和胸膜顶。在颈根部纵行的大血管有颈总动脉和颈内静脉，神经有迷走神经、膈神经和颈交感干；横行的大血管神经有锁骨下动脉、锁骨下静脉和臂丛。左静脉角处有胸导管注入，右静脉角处有右淋巴导管注入（图 3-21，图 3-22）。

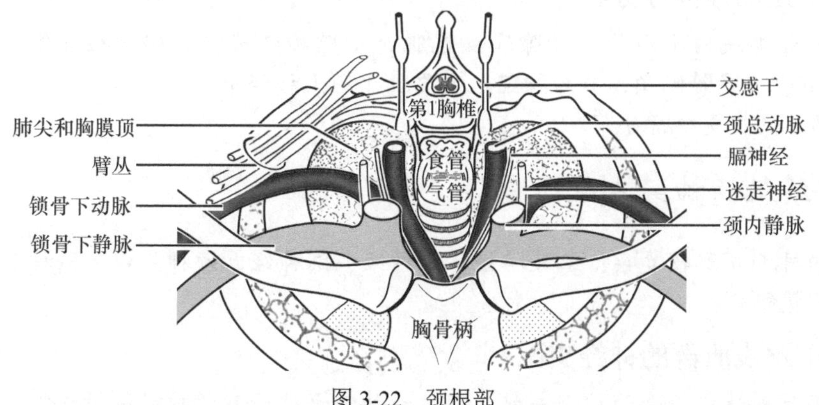

图 3-22 颈根部

第四节　颈部各器官的神经分布

颈部的神经分布大部分与头部相延续：感觉纤维和运动纤维来自颈丛和第Ⅶ、Ⅸ、Ⅹ、Ⅺ对脑神经，纤维种类和经行均与头部相似；内脏运动神经的副交感神经来自Ⅸ和Ⅹ对脑神经，交感神经来自颈交感干。

一、颈部皮肤的神经分布

颈部皮肤的一般感觉经颈丛皮支传入上段颈髓，一般内脏运动神经主要来自颈上神经节的分支。

（一）感觉神经分布

颈部皮肤的感觉由颈丛的皮支分支分布。枕小神经传导耳郭后、乳突区以及枕部外侧的感觉；耳大神经传导胸锁乳突肌上半、腮腺咬肌区下部以及耳郭下半皮肤的感觉；颈横神经传导颈前区包括胸锁乳突肌下半的感觉；锁骨上神经传导颈外侧区下半、肩部以及第 2 肋间隙以上的胸前壁皮肤的感觉，感觉纤维经颈神经后根传入**第 2 ～ 4 脊髓节段**（C2 ～ C4）。当皮支主干受损时，相应分布区出现感觉缺失或感觉障碍，并可出现神经痛，其压痛点位于主干投影处，当神经根受损时，出现根性痛。（图 3-6a，图 3-23）。

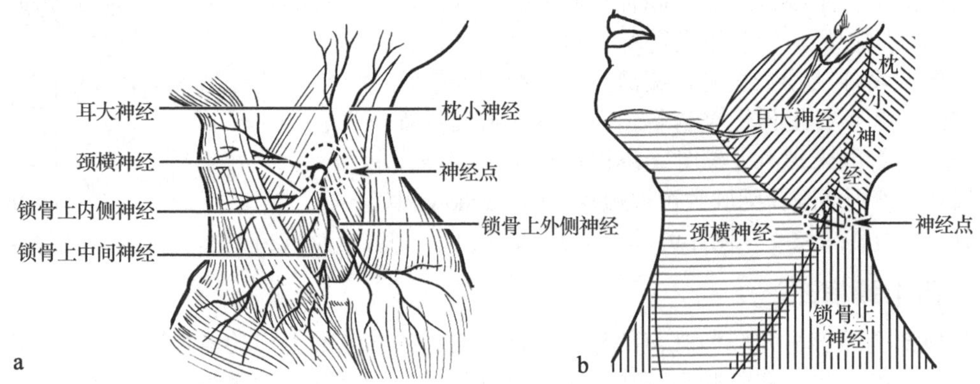

图 3-23　颈部皮肤的感觉神经分布

（二）运动性神经分布

支配颈部皮肤内小血管、汗腺和立毛肌的交感神经节前神经元位于**第 1 ～ 3 或 4**（T1 ～ T3/T4）**胸髓侧角**，节后神经元主要位于颈上神经节，节后纤维经灰交通支返回颈丛，随颈丛的皮支经行分布。

二、颈肌的神经支配

颈肌的神经支配较复杂：三叉神经、面神经、副神经、颈神经以及胸神经都有分支支配颈部的骨骼肌。

（一）颈浅肌群的神经支配

颈阔肌属表情肌，受面神经支配，下运动神经元位于脑桥内的**面神经核**。胸锁乳突肌（和斜方肌）为腮弓衍生来的骨骼肌，受副神经支配，下运动神经元位于上段颈髓内的**副神经核**。

（二）舌骨上、下肌群的神经支配

支配此肌群的大部分分支来自颈袢。颈袢由来自第1～3颈神经前支的纤维与来自舌下神经的纤维在颈动脉鞘表面共同组成（图3-20，图3-24）。

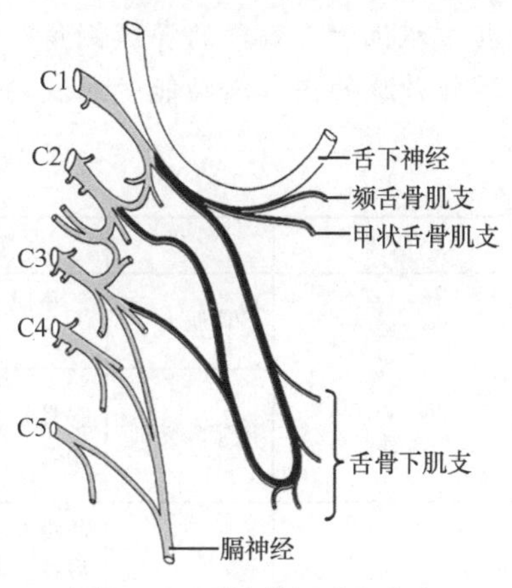

图3-24 颈袢的组成和分支

1. 支配舌骨上肌的神经 三叉神经分支支配二腹肌前腹和下颌舌骨肌，下运动神经元位于脑桥的三叉神经运动核；面神经分支支配二腹肌后腹（和茎突舌骨肌），下运动神经元位于脑桥的面神经核；第1颈神经前支经颈袢发支支配颏舌骨肌，下运动神经元位于C1脊髓前角。

2. 支配舌骨下肌的神经 第1～3颈神经前支经颈袢发支支配舌骨下肌，下运动神经元位于C1～C3的脊髓前角。

（三）颈深肌群的神经支配

颈深肌群接受就近颈神经前支的节段性支配，其中颈长肌的下段尚接受上段胸神经前支的节段性支配，其下运动神经元则位于相应节段的脊髓前角内。

三、颈部脏器的神经分布

自颈部向下，分布到脏器的神经主要为内脏运动神经和内脏感觉神经。大多数脏器接受内脏运动神经的交感和副交感神经的双重支配，而内脏感觉神经纤维可以随交感神经，也可以随副交感神经向中枢传导。特殊的是：①咽、喉和食管上段肌与胸锁乳突肌和斜方肌的来源相同，均为腮弓衍生来的骨骼肌，接受脑神经内的特殊内脏运动神经的支配。②传导痛觉的内脏感觉纤维随交感神经进入脊髓内。

（一）喉和气管颈段的神经分布

分布到喉和气管颈段的运动和感觉神经主要经迷走神经分布。

1. 内脏运动神经 支配喉（内）肌的特殊内脏运动纤维发自延髓的疑核；支配气管壁平滑肌和气管黏膜腺体的副交感节前神经元位于延髓的迷走神经背核，交感神经节前神经元位于上胸髓侧角，节后神经元位于颈交感干神经节。

2. 一般内脏感觉 传导喉和气管颈段一般内脏感觉的纤维随迷走神经分布，终止于延髓的孤束核。以声门裂为界，声门裂以上的感觉由喉上神经分布，声门裂以下和气管颈段由喉返神经分布。气管和食管的痛觉也随迷走神经传入延髓的孤束核。

（二）咽和食管颈段的神经分布

分布到咽和食管颈段的感觉和运动神经主要来自咽丛。舌咽神经、迷走神经和颈交感干均发出咽支，在咽壁内组成咽丛，其纤维成分及中枢来源与喉相同。

1. 运动神经 茎突咽肌和咽上缩肌受舌咽神经支配，其余咽肌和食管颈段肌受迷走神经支配。

2. 感觉神经 咽部的痛觉由舌咽神经传导，温度觉和触觉以及食管上段的感觉则由迷走神经传导。

（三）甲状腺和甲状旁腺的神经分布

甲状腺和甲状旁腺内的血管平滑肌受颈中、下交感干神经节发出的节后纤维的支配，其中枢位于上颈段的脊髓侧角。甲状腺的内分泌功能受下丘脑—垂体—甲状腺轴的调节，甲状旁腺的内分泌功能受血液内钙磷浓度的调节。

表 3-1　颈肌

<table>
<tr><th colspan="2">肌群</th><th>名称</th><th>起点</th><th>止点</th><th>主要作用</th><th>神经支配</th></tr>
<tr><td colspan="2" rowspan="2">颈浅肌群</td><td>颈阔肌</td><td>三角肌和胸大肌筋膜</td><td>口角</td><td>紧张颈部皮肤</td><td>面神经</td></tr>
<tr><td>胸锁乳突肌</td><td>胸骨柄和锁骨内侧端</td><td>颞骨乳突</td><td>一侧收缩使头向同侧屈、两侧收缩使头向后仰</td><td>副神经</td></tr>
<tr><td rowspan="8">舌骨上、下肌群</td><td rowspan="4">舌骨上肌</td><td>二腹肌</td><td>前腹：下颌骨体，后腹：乳突</td><td>以中间腱附于舌骨体</td><td>降下颌骨、上提舌骨</td><td>前腹：三叉神经
后腹：面神经</td></tr>
<tr><td>下颌舌骨肌</td><td>下颌体内面</td><td>舌骨体</td><td>上提舌骨</td><td>三叉神经</td></tr>
<tr><td>茎突舌骨肌</td><td>茎突</td><td>舌骨</td><td>上提舌骨</td><td>面神经</td></tr>
<tr><td>颏舌骨肌</td><td>颏棘</td><td>舌骨</td><td>上提舌骨</td><td>第 1 颈神经前支</td></tr>
<tr><td rowspan="4">舌骨下肌</td><td>肩胛舌骨肌</td><td colspan="2" rowspan="4">与名称一致</td><td rowspan="4">下降舌骨</td><td rowspan="4">颈袢（C1 ~ C3）</td></tr>
<tr><td>胸骨舌骨肌</td></tr>
<tr><td>胸骨甲状肌</td></tr>
<tr><td>甲状舌骨肌</td></tr>
<tr><td rowspan="5">颈深肌群</td><td rowspan="3">外侧群</td><td>前斜角肌</td><td rowspan="3">颈椎横突</td><td rowspan="2">第 1 肋上面</td><td rowspan="3">上提第 1 ~ 2 肋助吸气</td><td rowspan="3">颈神经前支</td></tr>
<tr><td>中斜角肌</td></tr>
<tr><td>后斜角肌</td><td>第 2 肋上面</td></tr>
<tr><td rowspan="2">内侧群</td><td>头长肌</td><td>颈椎横突</td><td>枕骨基底部下面</td><td>使头俯屈</td><td rowspan="2">颈神经和胸神经前支</td></tr>
<tr><td>颈长肌</td><td>下位颈椎和上位胸椎体前面</td><td>上位颈椎体前面</td><td>使颈俯屈</td></tr>
</table>

（项　杰　夏　岩　徐思维）

第四章　胸　　部

第一节　概　　述

一、境界与分区

胸部以胸骨柄上缘、锁骨上缘、肩峰和隆椎棘突的连线与颈部分界，以剑突、肋弓、第 11、12 肋末端和第 12 胸椎棘突的连线与腹部分界，两侧以三角肌前、后缘上半和腋前、后襞下半的连线与上肢分界。

以腋后线和脊柱为界，将胸部分为胸前外侧部（惯称胸部）和胸背部（惯称背上部或背部），后者归入背部描述。

二、结构概况

胸部以胸廓为支架，皮肤、筋膜和肌包绕胸廓，与胸廓共同组成胸壁。胸壁与膈共同围成胸腔，容纳胸腔脏器。胸前外侧部的肌有胸上肢肌和胸固有肌，脊柱后的肌归入背肌。

胸部的脏器在胸腔中央集中形成纵隔，内有心、大血管、气管、食管、胸导管、迷走神经和胸交感干等，纵隔的两侧有肺和胸膜腔。

胸部的动脉来自胸主动脉，静脉汇入上腔静脉。淋巴结群集中在纵隔脏器的周围，其输出管汇成支气管纵隔干。胸壁的神经分布来自胸神经，胸腔脏器的神经分布来自迷走神经和胸交感干的上半。

第二节　表面解剖

一、体表标志

胸部的骨性标志与胸廓有关，锁骨也包括在内；肌性标志与胸上肢肌有关。另外，乳头也是重要的体表标志（图 4-1）。

（一）骨性标志

1. 与胸骨相关的　**胸骨上切迹（颈静脉切迹）**为胸骨柄上缘的凹陷，约平第 2 胸椎体下缘，切迹上方可触及气管颈段。**胸骨角**为胸骨柄与体连结处微向前凸的横向隆起，两侧连第 2 肋软骨，是计数肋骨的标志。胸骨角平对第 4 胸椎体下缘，纵隔内一些重要器官在此平面发生走行或形态的改变。**剑突**向上连胸骨体处称剑胸结合，约平第 9 胸椎，其两侧与第 7 肋软骨相连。剑突下端称**剑突尖**，游离并伸至腹前壁上部，多平第 11 胸椎，但个体差异较大。

2. 与肋骨相关的　**肋和肋间隙**位于胸骨的两侧，在锁骨下方首先摸到第 2 肋，其前端连于胸骨角两侧。以第 2 肋为标志可依次向下计数各肋和肋间隙，肋间隙序数与上位肋骨序数一致。**肋弓**作为胸壁和腹壁的分界标志，其最低部位是第 10 肋，约平对第 2、3 腰椎体之间。两侧肋弓之间的夹角为**胸骨下角**（又称**腹上角**），角的尖端为剑突。剑突侧缘与同侧肋弓之间形成的角为**剑肋角**，左剑肋角是心包穿刺的常用部位。

3. 与锁骨相关的　锁骨下窝为锁骨中、外1/3交界处下方的凹陷，窝深处有腋动、静脉和臂丛通过，窝的稍下方可触及肩胛骨喙突。

（二）肌性标志

1. 乳头　男性乳头位于锁骨中线第4肋间隙，女性由于受年龄和发育状况等影响，个体差异较大。

2. 腋前襞　外展肩关节时明显，是胸大肌外侧缘收缩形成的隆起，连于臂上部与胸前区的外侧。

3. 腋后襞　外展肩关节时明显，为背阔肌和大圆肌外侧缘形成的隆起，连于臂上部与胸背区的外侧（图4-1a）。

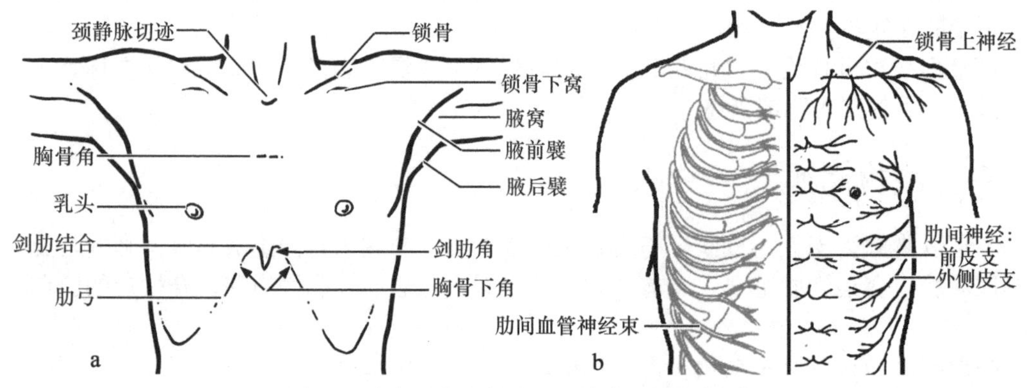

图4-1　胸部的体表标志和血管神经的体表投影

腋前襞与腋后襞之间的凹窝称**腋窝**，归入上肢结构描述。

二、体表投影

（一）胸壁血管神经的投影

分布到胸壁的肋间后动脉、肋间后静脉与肋间神经紧密伴行，形成**肋间血管神经束**，沿相应的肋间隙经行并分支分布。以肋间神经的分布区作为投影区，在前正中线处，第2肋间神经达胸骨角，第4肋间神经平男性乳头，第6肋间神经达剑突上端（胸剑联合）。下6位肋间血管神经束出肋弓达腹前外侧壁（图4-1b）。

（二）膈的投影

膈下界（即膈周界）投影与胸膜腔下界基本一致，膈上界（又称膈顶或膈穹）投影与肺下界投影基本一致。深呼吸时，随着膈肌的缩舒，膈穹最高点可上、下波动2个肋的高度（图4-2）。

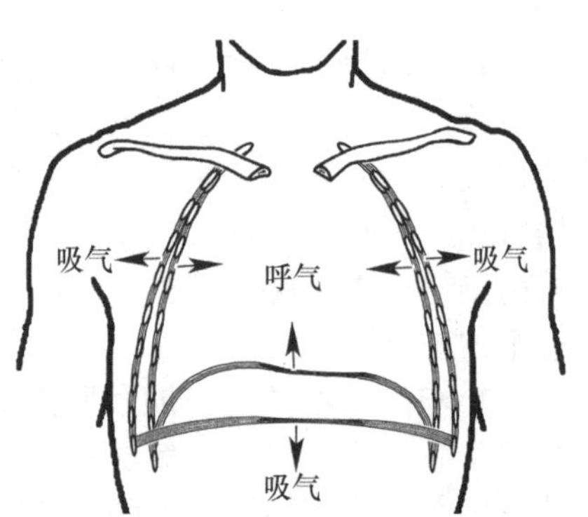

图4-2　呼吸时膈和胸廓的运动

（三）胸腔器官的投影

1. 肺和胸膜腔投影　肺和胸膜腔的上界即肺尖和胸膜顶，均位于颈根部，两者的体表投影基本一致。肺下界投影与膈上界投影基本一致，胸膜腔下界与膈下界基本一致。在平静呼吸时，肺下界比胸膜腔下界约高2个肋（图4-3）。

2. 纵隔和心投影　**纵隔**在胸前壁的投影上窄下宽，近似梯形。位于胸骨柄处的是**上**

纵隔投影，其侧界为胸骨柄外侧缘约一横指宽（1 ～ 1.5 cm）处。位于胸骨体处的是**下纵隔**投影，其侧界与心投影基本一致（图 4-3a，图 4-4a）。

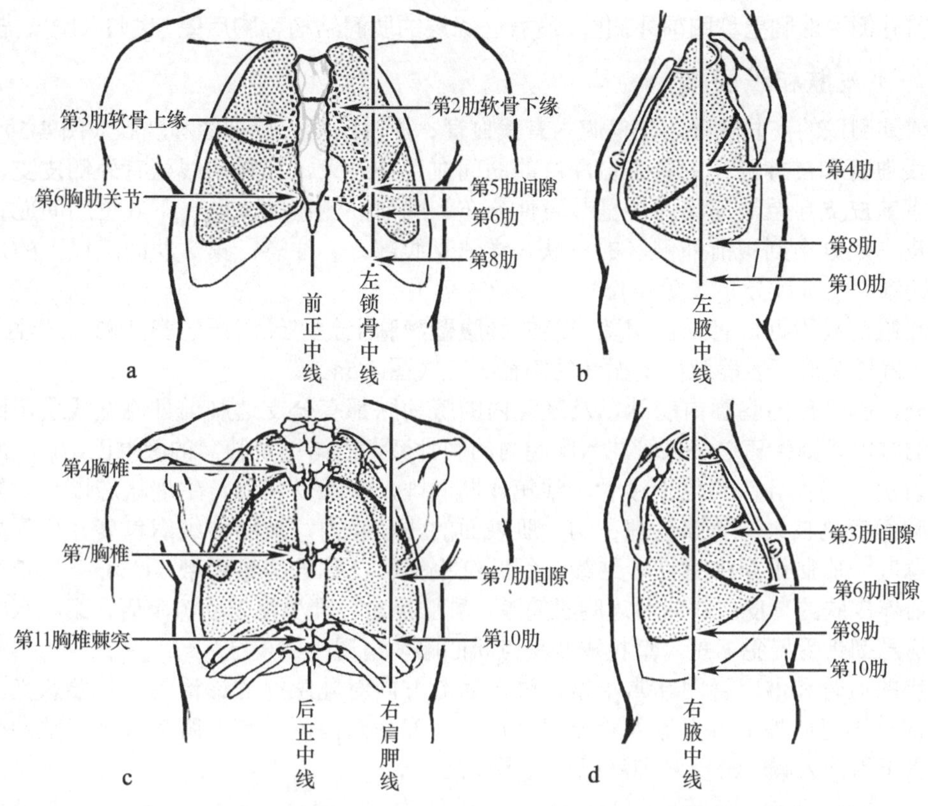

图 4-3 胸腔器官的体表投影（a：前面；b：左侧面；c：后面；d：右侧面）

第三节 胸部各区的局部解剖

胸部（胸前外侧部）分为胸壁、胸腔器官和胸膜腔，后二者又根据位置分为纵隔以及左、右肺和胸膜囊（图 4-4）。

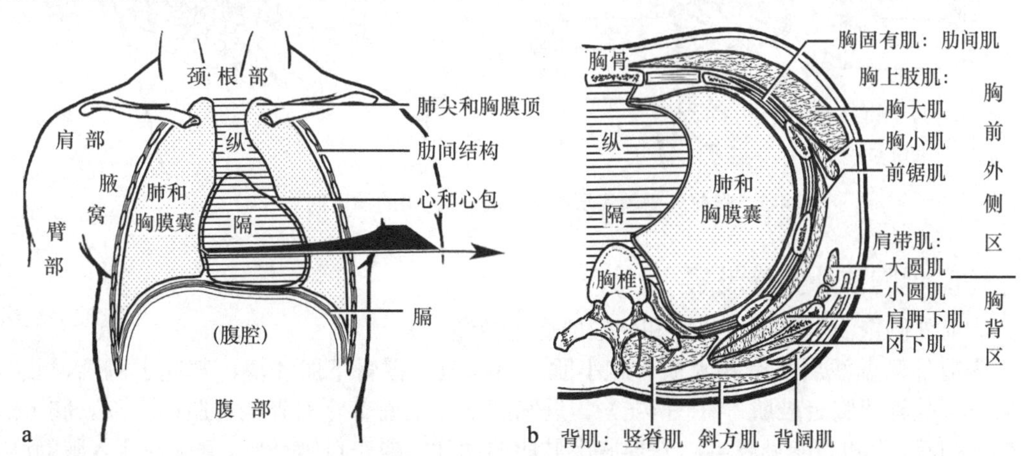

图 4-4 胸部的结构概况和分区

一、胸壁

胸前外侧区的胸壁称**胸前外侧壁**，胸背区深层的肋间结构称**胸后壁**，也归入胸壁描述。

（一）皮肤和浅筋膜

胸前外侧壁的皮肤较薄，浅筋膜内有浅血管、浅淋巴管、皮神经和乳腺（图 4-5）。

1. 浅血管和皮神经 主要来自深层的肋间血管神经束，在腋后线处有**外侧皮支**、在胸骨旁有**前皮支**穿至浅筋膜内，呈节段性分布到胸前外侧壁的皮肤，下 6 位肋间血管神经束的皮支还分布到腹前外侧区的皮肤（详情见腹部）。注意：第 2 肋间隙以上的皮肤由颈丛的锁骨上神经分布（图 4-1b）。

约在腋前线附近，有来自腹壁浅层的**胸腹壁静脉**上行，经深层的胸外侧静脉注入腋静脉，此静脉是肝门腔静脉侧支循环的路径之一（图 4-5a）。

另外，胸骨后的胸廓内动脉以及腋窝内的腋动脉都有分支达胸前外侧壁浅层，而胸壁浅层的淋巴管则伴随这些血管注入胸腔内的胸骨旁淋巴结以及腋窝的腋淋巴结。

2. 乳房 男性乳头约位于锁骨中线第 4 肋间隙，女性受年龄、生理状态以及个体差异等影响而变化较大。乳腺包埋在胸大肌表面的浅筋膜内，被脂肪组织包裹并分隔成十多个乳腺叶。脂肪组织中有许多结缔组织纤维束穿行，称**乳房悬韧带**（Cooper 韧带）。韧带向前连皮肤的真皮层，向后连胸肌筋膜，乳腺癌时，乳房淋巴回流障碍，组织水肿，同时乳房悬韧带受侵犯缩短，牵拉皮肤呈点状凹陷，出现“橘皮征”。

乳房的血管和淋巴管网非常丰富，淋巴回流方向对乳腺癌的诊治具有重要意义。乳房的大部分淋巴向外上方引流入腋淋巴结群，小部分向内侧引流入胸骨旁淋巴结，少量淋巴向内下引流入膈的淋巴管和淋巴结（图 4-5b）。

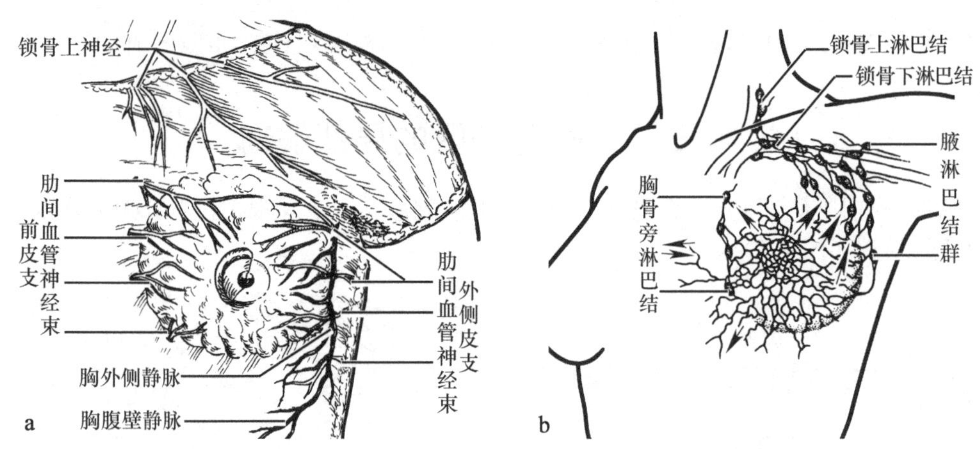

图 4-5 胸前外侧壁浅层结构（a）和乳房的淋巴回流（b）

（二）胸前外侧壁浅层

胸前外侧壁浅层包括浅层肌和相应的血管神经。

胸前外侧壁浅层肌有**胸大肌**、**胸小肌**、**前锯肌**和**锁骨下肌** 4 块，都起于胸廓、止于上肢骨，故称**“胸上肢肌”**（图 4-6）。近胸廓下口处尚有腹前外侧群肌的上部。胸上肢肌的详细起、止和功能见表 4-1。营养胸上肢肌的动脉主要来自腋动脉，静脉回流入腋静脉，淋巴汇入腋淋巴结，支配的神经为臂丛分支。血管神经紧密伴行组成血管神经束，在腋窝周围、各肌的止点附近穿入肌内分支分布。

1. 胸大肌、胸小肌及血管神经　胸大肌位于胸前壁浅层，表面有乳腺附着；胸小肌完全被胸大肌遮盖。分布到胸大、小肌的是**胸前血管神经束**，其动脉来自腋动脉的分支，神经来自臂丛的胸前神经，该血管神经束在喙突的下方穿入两肌内分布（图 4-6，图 4-7）。

2. 前锯肌及血管神经　前锯肌紧贴胸廓外侧壁。分布到前锯肌的是**胸外侧血管神经束**，其动脉来自腋动脉的胸外侧动脉，神经来自臂丛锁骨上部（位于颈部）的胸长神经。血管和神经均在肌的表面下行，但其主干伴行并不紧密（图 4-6，图 4-7）。

当胸长神经损伤造成前锯肌瘫痪时，产生的典型临床体征称“翼状肩”；但若同时损伤了支配胸大肌的胸前神经，则翼状肩不典型。

3. 锁骨下肌及血管神经　锁骨下肌收缩有利于肩关节的定位运动，支配神经为臂丛的锁骨下神经（图 4-6，图 4-7）。

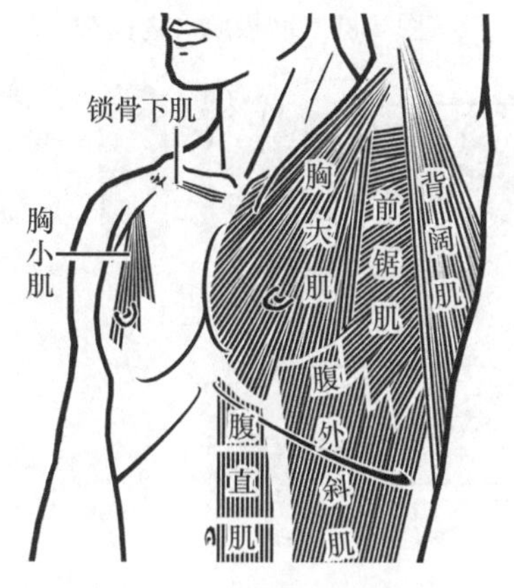

图 4-6　胸前外侧壁肌

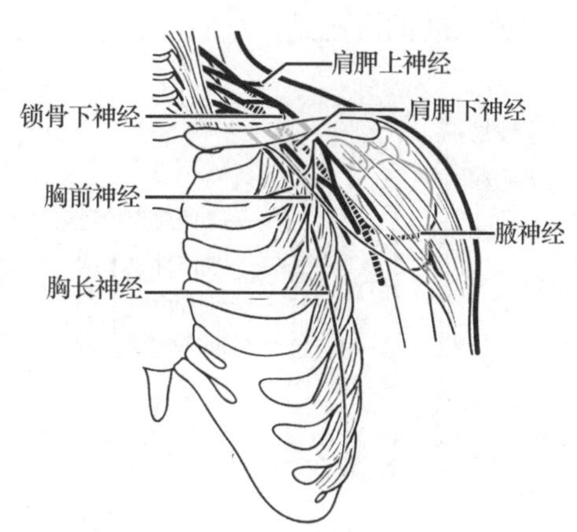

图 4-7　胸前神经和胸长神经

（三）胸壁深层

胸壁深层包括胸廓、胸壁深层肌和相应的血管神经。

胸壁深层肌有**肋间肌**和**胸横肌**，其起、止都在胸廓，故称“**胸固有肌**”，各肌的详细起、止和功能见表 4-1。分布到胸壁深层肌的血管神经呈典型的节段性分布，因发育中的肌节和皮节的对应关系，故肌的神经支配与对应的节段性皮肤感觉区一致（图 4-1，图 4-8）。

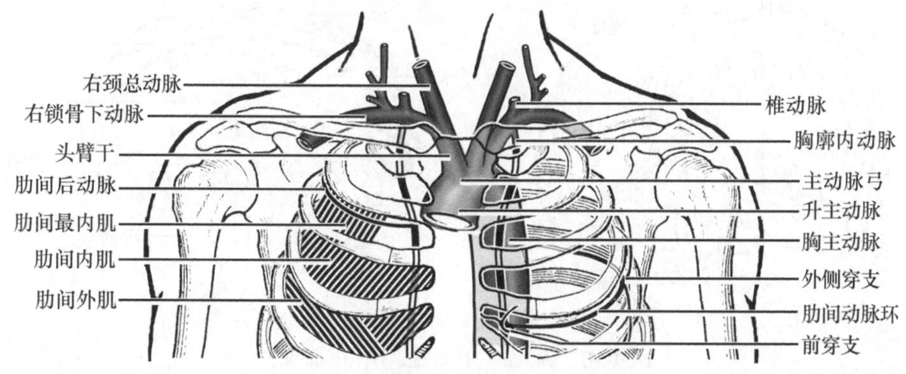

图 4-8a　胸固有肌和胸壁深层的动脉

1. 肋间肌和血管神经　肋间肌由浅入深分为 3 层：肋间外肌、肋间内肌和肋间最内肌，**肋间血管神经束**在后两层之间沿肋沟前行。组成肋间血管神经束的肋间后动脉发自胸主动脉，伴行的同名静脉注入奇静脉；**肋间神经**即胸神经的前支（图 4-8a，图 4-9）。

肋间神经的感觉纤维在腋后线处穿至浅筋膜内经行，称外侧皮支；在近胸骨旁线处穿出的称前皮支。各感觉支也有同名血管伴行（图 4-5a）。

2. 胸横肌和胸廓内血管 胸横肌已位于胸腔内，**胸廓内动脉**发自锁骨下动脉，沿胸骨内面的两侧下行，达腹前壁后延续为腹壁上动脉。胸廓内动脉发出分支与肋间后动脉的终末吻合，形成半环形的肋间动脉环（图 4-8b，图 4-9b）。

3. 淋巴回流 胸前壁的淋巴向内侧引流入胸骨旁淋巴结，乳房的淋巴主要汇入腋淋巴结，胸外侧壁和胸后壁的淋巴引流入肋间淋巴结。

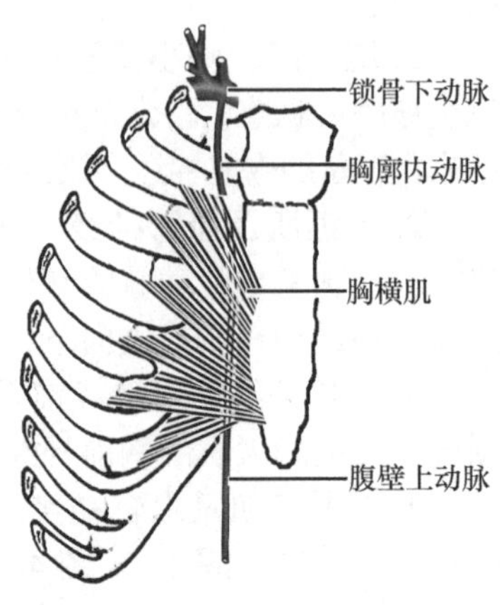

图 4-8b　胸横肌（内面观）

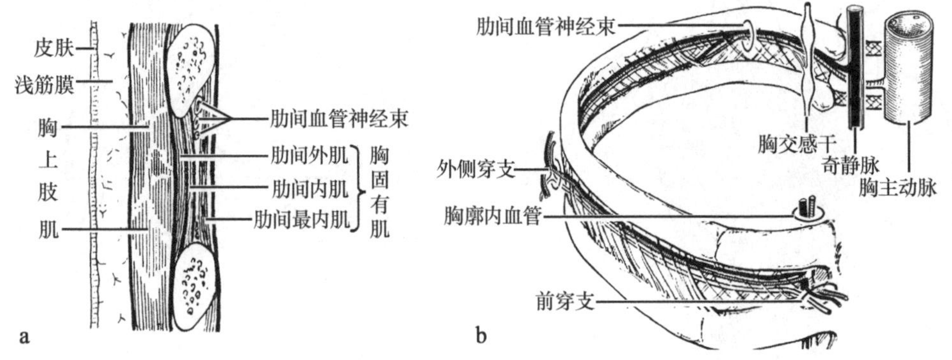

图 4-9　肋间血管神经束的组成和经行

二、膈

膈位于胸腔和腹腔之间，构成胸腔的底和腹腔的顶。膈肌表面的深筋膜称**膈筋膜**。膈上面的膈筋膜表面被覆胸膜壁层，膈下面的膈筋膜表面被覆腹膜壁层（图 4-10）。

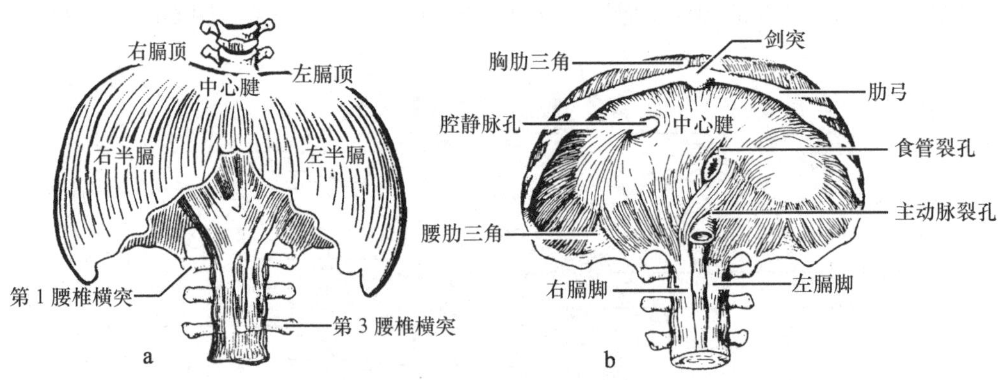

图 4-10　膈（a：前面观；b：下面观）

（一）膈的形态

1. 解剖学分部 膈的起、止和功能见表 4-1。解剖学根据膈起点将其分为**胸骨部**、**肋部**和**腰部** 3 部，在上位腰椎前方的起始部分称**左、右膈脚**，肌中心部的腱膜称**中心腱**。

3 部肌相邻处肌纤维薄弱甚至缺如，仅以膈筋膜与胸膜和腹膜相贴，分别形成胸肋三角和腰肋三角，是膈疝的好发部位（图 4-10b）。

2. 影像学分部 影像学常将膈分为左、右两半，分别称**右半膈**和**左半膈**。右半膈上面与右肺底相邻处称**右膈顶**，左半膈上面与左肺底相邻处称**左膈顶**，中部偏左稍平坦处邻心。右半膈下面紧邻肝右叶；左半膈下面与肝左叶、胃底和脾毗邻（图 4-10a）。

3. 膈的孔裂 有 3 个孔裂供胸腹腔器官穿行：**主动脉裂孔**紧贴第 12 胸椎的前方，有主动脉和胸导管穿行，也作为胸主动脉与腹主动脉的分界标志。**食管裂孔**位于主动脉裂孔的左前，约平第 10 胸椎的高度，有食管和迷走神经的前、后干穿行，也作为食管胸段和腹段的分界标志。**腔静脉孔**位于右半膈的中心腱、脊柱的右前方，约平第 8 胸椎高度，有下腔静脉穿行（图 4-11）。

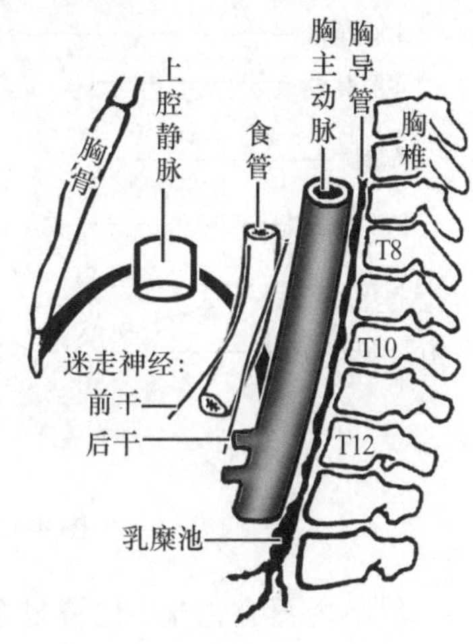

图 4-11 膈孔裂的穿行内容

（二）膈的脉管神经

膈的中央大部在胚胎发生上来源于颈部的肌节，后随心脏的发育而逐渐降至胸廓下口处，所以受颈丛的分支即**膈神经**支配，其血管供应来自锁骨下血管，两者伴行组成膈血管神经束；膈的两侧部和前部来自胸下部的肌节，所以其脉管神经的来源与其附着点处的肋间肌一致（图 4-12）。

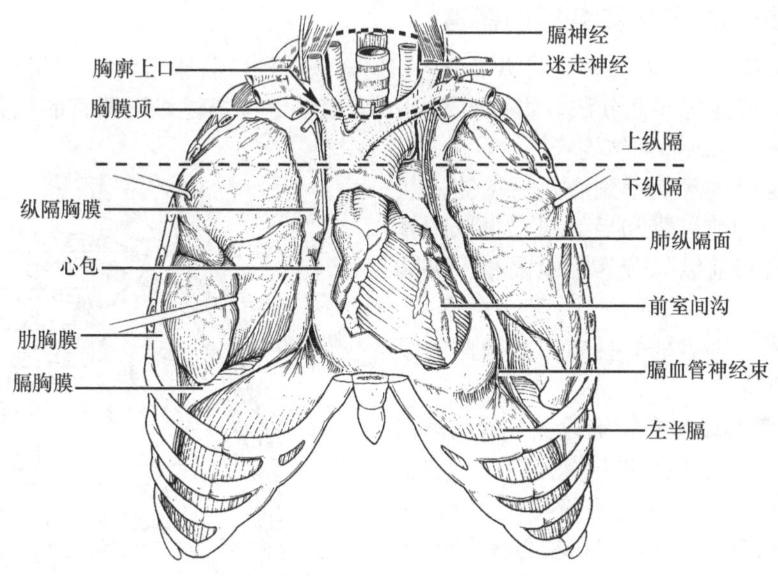

图 4-12 胸腔器官前面观

三、纵隔

纵隔是两侧纵隔胸膜之间所有器官和组织的总称。纵隔整体呈矢状位，上窄下宽、居胸腔正中稍偏左侧，将胸腔分为左、右两半（图 4-12，图 4-13）。

（一）纵隔的境界和解剖特点

纵隔的前界为胸骨和肋软骨内侧部，后界为脊柱胸段，上界为胸廓上口，下界为膈，两侧界为纵隔胸膜（图 4-12，图 4-13）。

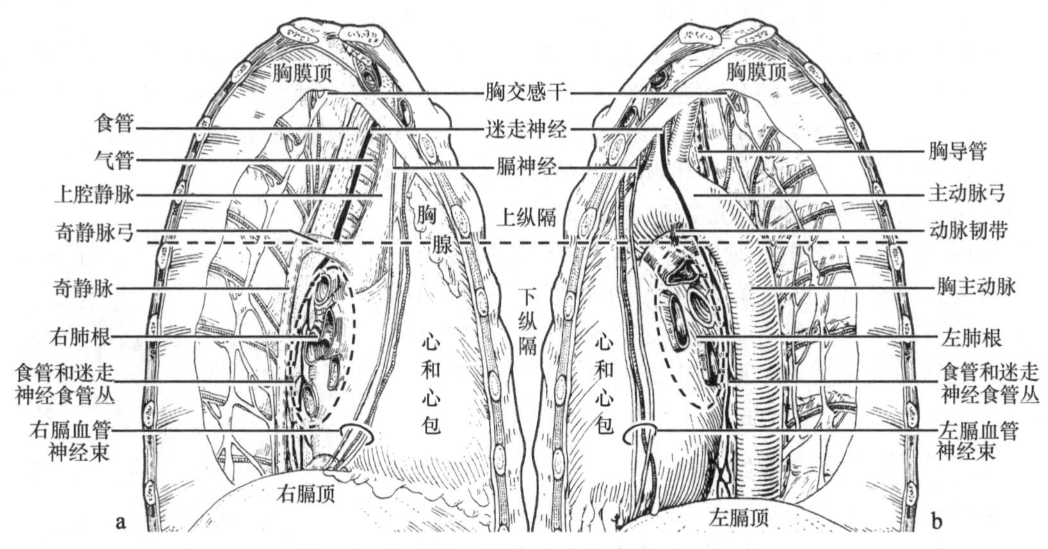

图 4-13　纵隔的右侧面（a）和左侧面（b）观

纵隔内器官密集、位置复杂，各器官间有疏松结缔组织填充，这些填充区称**纵隔间隙**，间隙内包埋有纵隔淋巴结群。纵隔间隙向上与颈部的筋膜间隙相连，向下经膈的孔裂与腹腔的筋膜间隙相连，当有感染、积液或积血时可互相蔓延。

（二）纵隔的分区和各区的器官

根据临床各专业的特点，可将纵隔分为三区（三分法，临床常用）、四区（四分法，解剖学常用）或九区（九分法，影像学常用），用以定位描述纵隔器官的位置与病变。下面以三分法简介纵隔的结构。

三分法是以气管前壁到心包后壁的冠状面先将纵隔分为前纵隔和后纵隔，再以胸骨角水平为界，将前纵隔分为上纵隔和下纵隔（图 4-14）。

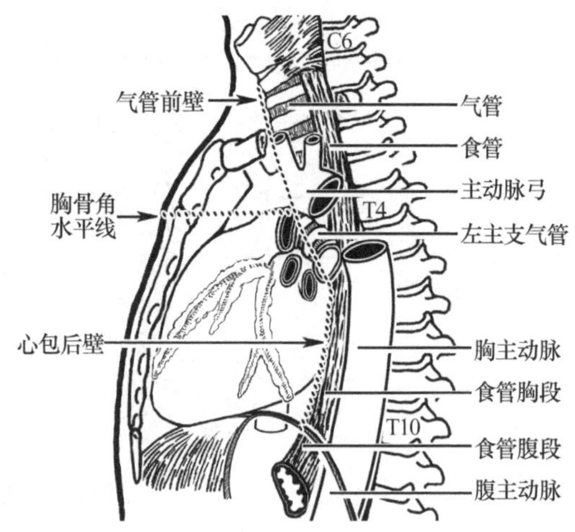

图 4-14　纵隔的三分法

1. 后纵隔　为紧邻脊柱前方或两侧的纵行器官，主要有：

（1）气管胸段和食管胸段：气管胸段在食管前下行，达第 4 胸椎下缘分为左、右主支气管进入肺内。食管胸段在脊柱前下行，先后与气管后壁、左支气管后壁和左心房后壁(隔着心包）紧密毗邻，约在第 10 胸椎高度穿膈的食管裂孔进入腹腔（图 4-14，图 4-15）。

（2）胸主动脉、奇静脉和胸导管：胸主动脉上端约起自第 4 胸椎高度，在脊柱左前方下行，至第 12 胸椎前穿膈的主动脉裂孔进入腹腔。奇静脉沿脊柱的右侧上行，达第 4 胸椎高度绕右肺根折转向前注入上腔静脉。胸导管在脊柱前、胸主动脉与奇静脉之间上行，出胸廓上口后注入左静脉角（图 4-14，图 4-15）。

（3）迷走神经和胸交感干：左、右迷走神经先在气管和食管之间的两侧下行，后围绕食管形成食管丛，在近膈的食管裂孔处重新组成迷走神经的前、后干，随食管共同穿食管裂孔延续到腹腔。胸交感干在脊柱两侧、肋头附近下行（图 4-15）。

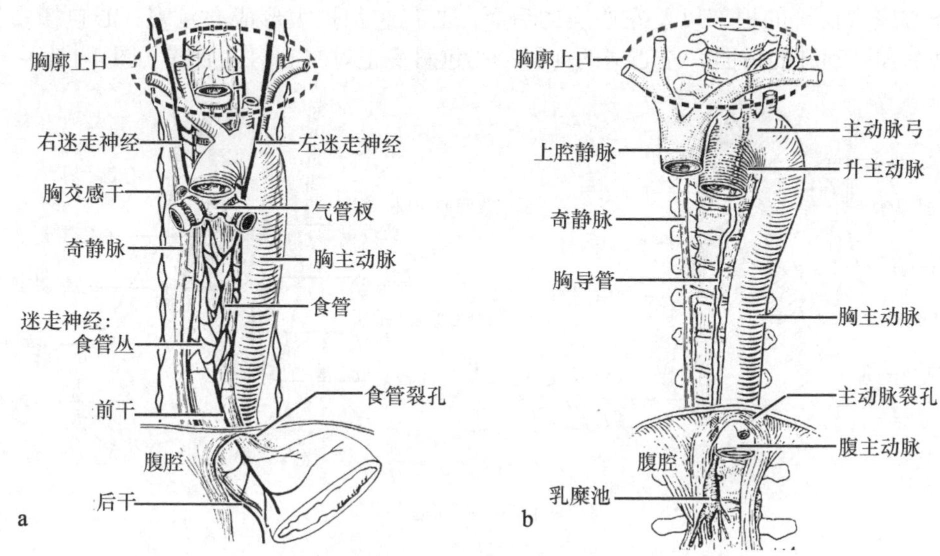

图 4-15 后纵隔的主要器官

2. 上纵隔 恰位于胸骨柄的后方，主要有心底和颈根部的大血管。

（1）胸腺：紧贴胸骨柄后，幼儿发达，甚或突出胸廓上口达颈根，成年后逐渐被脂肪组织替代，称胸腺遗迹。

（2）上腔静脉和主动脉弓：上腔静脉的下端稍偏胸骨柄右侧，上端连左、右头臂静脉。主动脉弓前端稍偏胸骨柄左侧并弯向左后，后端达第 4 胸椎下缘的左侧延续为胸主动脉。主动脉弓上自右向左发出头臂干、左颈总动脉和左锁骨下动脉。

（3）左迷走神经：经主动脉弓左壁下行，并发出左喉返神经。

3. 下纵隔 指**心**和**心包**所在位置，心包两侧有**膈血管神经束**。心的形态和位置，决定了下纵隔显著增宽并偏向胸腔左侧（图 4-12 ～图 4-14）。

纵隔各器官之间充填结缔组织和脂肪组织，有丰富的**纵隔淋巴结群**包埋在内。

（1）前纵隔：为心包前壁与胸骨体之间的狭窄区域，其内仅少量淋巴结和脂肪组织，小儿的胸腺可伸入其内。

（2）中纵隔：为心、心包和肺根所占据之处，膈神经与胸廓内血管的分支共同组成膈血管神经束，在心包的两侧下行到膈。

1）心：以冠状沟、前室间沟、后室间沟以及房间沟为表面标志，将心分为左、右心房和左、右心室，心内腔则与心外形的区域名称一致。冠状沟和室间沟内经行心动、静脉，并有少量脂肪组织充填。右心房经上腔静脉、下腔静脉和奇静脉回流全身（心除外）的静脉血，经右房室口流入右心室，然后经肺动脉口进入肺动脉干，这是肺循环（小循环）的路径。因此路径内是含二氧化碳高的静脉血，故右心房和右心室合称静脉心或右半心。左心房经 4 条肺静脉回流肺的动脉血，经左房室口流入左心室，然后经主动脉口进入升主动脉，这是体循环（大循环）的路径。此路径内是含氧量高的动脉血，故左心房和左心室合称动脉心或左半心（图 4-16a）。

2）心包和心包腔：形成过程及生理功能类似胸膜和胸膜腔，不同的是心包有浆膜心包和纤维心包两部。纤维心包为致密纤维组织组成，向下与膈中心腱融合，向上与大血管外的外膜层延续。浆膜心包则与胸膜和胸膜囊相同，被覆在纤维心包内面的称浆膜心包壁层，被覆在心肌和心底大血管根部的称浆膜心包脏层。脏、壁两层之间的潜在腔隙即**心包腔**。

在心底大血管的根部以及左心房的后面，心包腔稍扩大形成心包窦。心包横窦位于升主动脉和肺动脉的后面、左心房的前面；心包斜窦正对左心房的后壁（图 4-16b）。

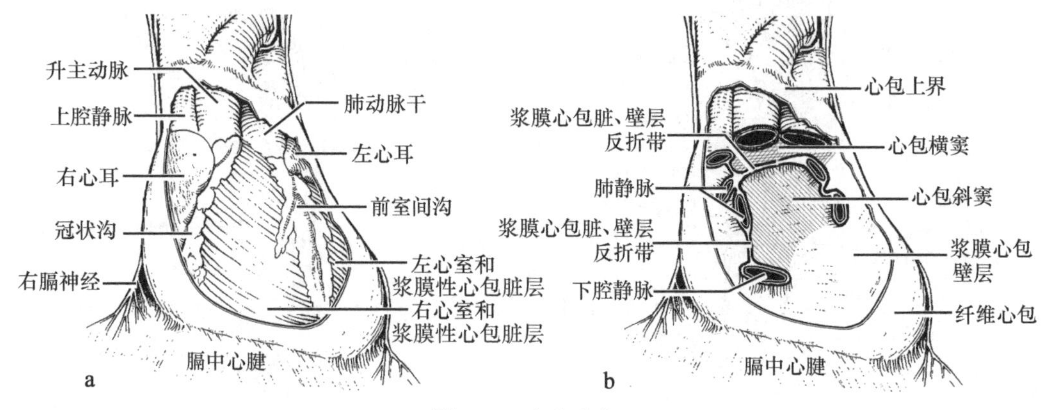

图 4-16　心和心包

四、肺和胸膜

左、右肺分别位于纵隔两侧的胸腔内，肺组织表面包有一浆膜囊，囊腔即**胸膜腔**。胸膜腔的变化与肺的形成发育密切相关：随着肺芽的增大，包被在肺组织表面的浆膜囊壁称**脏胸膜**，贴附在胸壁、膈以及纵隔表面的囊壁则称**壁胸膜**。随着肺的增大，大部分胸膜腔逐渐被挤压成狭窄的潜在腔隙，在肺下缘对应处的胸膜腔仍宽阔，称**肋膈隐窝**（图 4-17）。

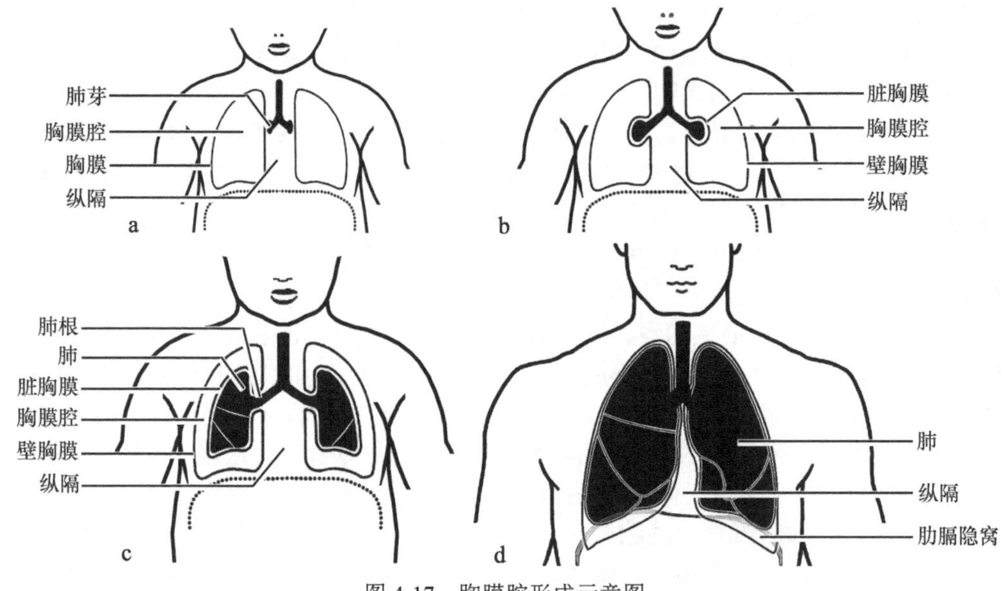

图 4-17　胸膜腔形成示意图

（一）肺

左、右肺分别位于纵隔的两侧，因纵隔稍偏左，故左肺比右肺稍小。肺近似圆锥形，可分为一尖、一底、两面和三缘：肺尖突入胸廓上口达颈根，与颈根部的大血管相邻；

肺底又称膈面，分别毗邻左、右膈穹；前外侧面又称胸肋面，毗邻肋骨和肋间结构；内侧面又称纵隔面，毗邻纵隔，以肺根与中纵隔相连（图 4-12）。

肺组织由支气管树、肺泡以及肺间质组成，前两者又合称**肺实质**（图 4-18）。

1. 支气管树　左、右主支气管为气管的第 1 级分支，经肺门入肺，此处又称第一肺门；左主支气管分为上叶支气管和下叶支气管，右主支气管分为上、中和下叶支气管，为气管的第 2 级分支，分别进入各肺叶，此处又称第二肺门；各肺叶支气管再分出的第 3 级分支称肺段支气管，此处又称第三肺门。每个肺段支气管及其分支分布区的肺组织构成一个支气管肺段（简称肺段），两肺各有 10 个肺段。无论在形态上或功能上，肺段都可作为一个独立单位。以此解剖结构为基础，临床肺切除手术就分肺段切除、肺叶切除和全肺切除。气管如此多次分支后形成树状结构，称**支气管树**。支气管树在第 14 ～ 16 级分支之前均为通气管道，并无换气功能（图 4-18）。

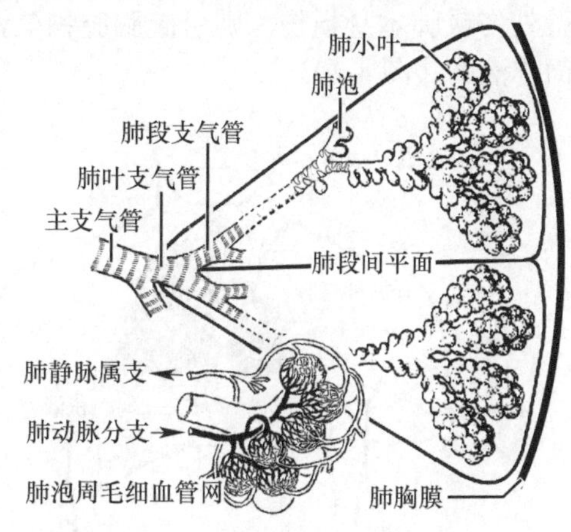

图 4-18　支气管分支与肺段

2. 肺泡　当支气管树的分支约达 17 级时，管壁上开始出现有换气功能的囊泡称**肺泡**；分支达 22 ～ 24 级的末端小气管处，肺泡密集呈串状，称**肺小叶**，相邻小叶间有薄层结缔组织分隔。近肺表面的肺小叶底呈多边形，透过肺胸膜隐约可见（图 4-18，图 4-19）。

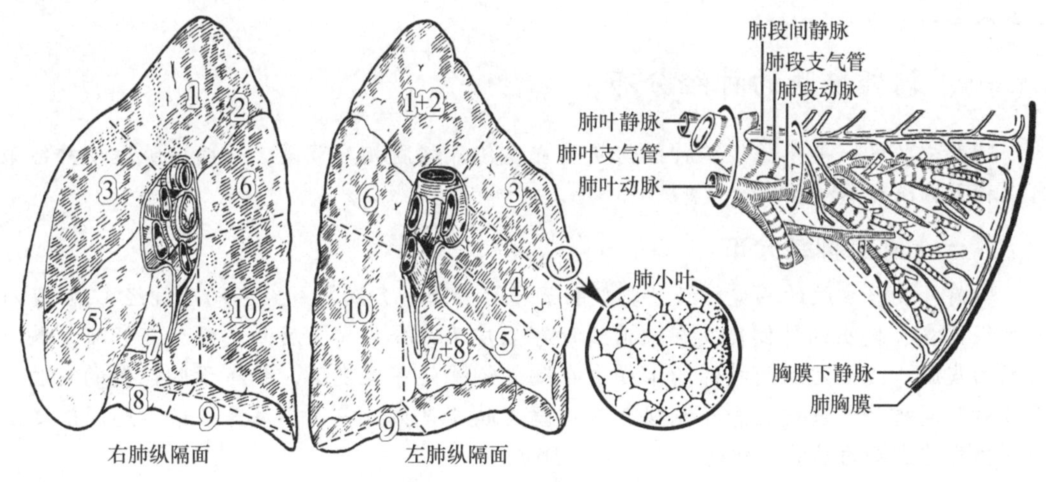

图 4-19　肺段和肺小叶

3. 肺间质　除上述含有空气的支气管树和肺泡之外，肺内的所有血管、淋巴管、淋巴结、神经和结缔组织总称**肺间质**。

肺的不同组织成分或不同区域发生病变，所形成的疾病分类也不同，例如肺炎又分为气管炎、支气管炎、小叶性肺炎、大叶性肺炎、间质性肺炎等。

（二）胸膜

胸膜为薄而光滑的浆膜，在纵隔的两侧围成左、右胸膜腔。正常胸膜腔内含少量浆液，肺舒缩时起到润滑作用。根据胸膜所被覆的结构，将胸膜分为脏胸膜和壁胸膜两部分。脏胸膜又称肺胸膜，被覆在肺表面并深入到各肺裂内；壁胸膜与肺尖相对应区称胸膜顶或颈胸膜，与肺胸肋面相对应区称肋胸膜，与肺膈面相对应区称膈胸膜，与肺纵隔面的对应区称纵隔胸膜。纵隔胸膜与肺胸膜在肺根处相延续，在肺根下缘延续成的双层胸膜称肺韧带（图 4-12，图 4-18，图 4-19）。

正常胸膜腔内呈负压，是维持肺呼吸功能的基本条件之一，若负压状态破坏，如胸壁外伤或肺本身损伤，则引起胸腔积气，简称气胸；若胸膜腔内液体增多称胸腔积液，简称液胸（图 4-20）。

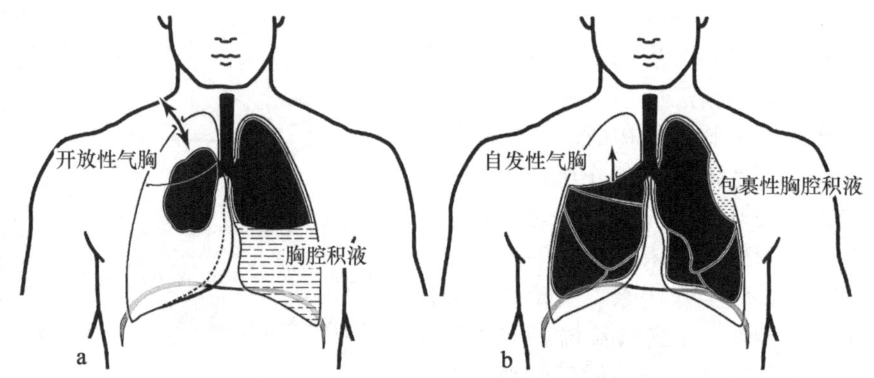

图 4-20　胸腔积气和胸腔积液

第四节　胸部各器官的神经分布

分布到胸部的躯体性神经来自胸神经的前支，副交感神经来自迷走神经，交感神经主要来自胸交感干上段。

一、胸部皮肤的神经分布

胸部皮肤的一般感觉经胸神经前支的皮支传入胸髓相应节段，一般内脏运动神经来自中和下胸段交感神经节的分支。

（一）感觉神经分布

胸前外侧壁皮肤的感觉神经呈典型的节段性分布。各肋间神经和肋下神经（第 12 对胸神经前支）发出的外侧皮支在腋前线处穿至皮下，分为前、后两支经行，分布于胸腹侧壁的皮肤。上 6 对肋间神经的末梢支在胸骨侧缘处穿至皮下，分布于胸前壁的皮肤。下 6 对肋间神经的皮支还分布到腹前外侧壁皮肤（见第五章）。注意：第二肋间隙之上的皮肤感觉主要为锁骨上神经分布（图 4-1b）。

（二）运动性神经分布

支配胸部皮肤内小血管、汗腺和立毛肌的交感神经节前神经元位于**第 4 ～ 12**（T4 ～ T12）**胸髓侧角**，节后神经元位于相应的胸交感干神经元（椎旁节），节后纤维随相应肋间神经的皮支经行分布。

二、胸肌和膈的神经支配

胸上肢肌受臂丛神经支配，胸固有肌受肋间神经的支配，膈肌受颈丛分支的支配。

（一）胸上肢肌的神经支配

支配胸上肢肌的臂丛发出的胸前神经（胸内、外侧神经）支配胸大肌和胸小肌，胸长神经支配前锯肌，锁骨下神经支配锁骨下肌。上述分支的下运动神经元位于从 C5 ～ C8 的脊髓前角。

（二）胸固有肌的神经支配

支配胸固有肌的肋间肌的神经支配与其表面皮肤感觉的分布特点一致。各肋间神经和肋下神经主干沿肋间隙前行，上 6 对肋间神经支配肋间肌，下 6 对肋间神经出肋弓进入腹前外侧壁肌内经行分布（见第五章）。上述分支的下运动神经元位于从 T1 ～ T12 的脊髓前角。

（三）膈肌的神经支配

膈肌在发生上属于颈部的躯干肌，后随心脏的下降而至胸腹腔交界处，故支配此肌的膈神经为颈丛的分支，下运动神经元位于 C3 ～ C5 的脊髓前角（图 3-24，图 4-12）。

三、胸腔脏器的神经分布

分布到胸腔脏器的副交感神经来自迷走神经，交感神经主要来自颈交感干和胸交感干上段。内脏感觉纤维随二部的神经传入脊髓和延髓内的相应中枢，目前认为气管和食管的痛觉主要经迷走神经传入，其他脏器的痛觉主要经交感神经传入。

（一）呼吸系统的神经分布

1. 一般内脏运动神经 迷走神经和胸交感神经的肺支在肺门处共同组成肺丛，随支气管以及肺血管分支分布，支配支气管壁平滑肌、呼吸道黏膜的腺体以及血管平滑肌。迷走神经的节前神经元位于迷走神经背核，节后神经元位于气管和肺组织内的肺内神经节；交感节后神经元位于第 2 ～ 6 胸交感节，节前神经元位于 T2 ～ T6 的脊髓侧角。气管胸段与气管颈段神经分布相延续，以喉返神经发出的气管支为主。

2. 一般内脏感觉神经 经迷走神经传入的一般内脏感觉纤维终止于延髓的孤束核。经交感神经传入的纤维进入 T2 ～ T6 脊髓节段。

（二）心的神经分布

1. 一般内脏运动神经 迷走神经和颈、胸交感神经都发出颈心支和胸心支，在心底大血管处组成心丛，支配心肌和心血管。迷走神经的节前神经元位于迷走神经背核，节后神经元位于心丛和心壁内的神经节；交感神经节前神经元位于 T1 ～ T5 胸髓侧角，节后神经元位于颈上、中、下神经节和第 1 ～ 5 胸交感节。

2. 一般内脏感觉神经 经迷走神经传入的一般内脏感觉纤维终止于延髓的孤束核。经交感神经传入的纤维进入 T1 ～ T5 脊髓节段。

（三）食管的神经分布

1. 一般内脏运动神经 迷走神经主干围绕食管形成食管丛，并发出食管支，胸交感干也发出食管支，共同支配食管肌和腺体。因食管中段仍有骨骼肌，故此段迷走神经的节前神经元位于大部分迷走神经背核，少部分位于疑核；节后神经元都位于食管壁内。交感神经节前神经元位于胸髓侧角，节后神经元位于 T1 ～ T5 胸交感神经节。

2. 一般内脏感觉神经 同其他脏器的感觉传入。

（四）胸膜和心包的神经分布

壁胸膜为躯体感觉纤维分布，脏胸膜为内脏感觉纤维分布，其来源具有就近分布的特点。肋胸膜的感觉纤维来自就近的肋间神经，纵隔胸膜和心包的来自膈神经；膈胸膜的中央大部分为膈神经，周边的来自就近的肋间神经。

表 4-1　胸肌和膈

肌群	名称	起点	止点	主要作用	神经支配
胸上肢肌	胸大肌	锁骨内侧半、胸骨、上位肋软骨	肱骨大结节嵴	内收、内旋及屈肩关节	胸前神经（C5 ～ T1）
	胸小肌	第 3 ～ 5 肋骨	肩胛骨喙突	拉肩胛骨向下	
	前锯肌	第 1 ～ 8 肋骨	肩胛骨内侧缘和肩胛骨下角内面	拉肩胛骨向前	胸长神经（C5 ～ C7）
	锁骨下肌	第 1 肋近内侧部	锁骨近外侧端	固定胸锁关节	锁骨下神经（C4 ～ C6）
胸固有肌	肋间外肌	上位肋骨下缘	下位肋骨上缘	提肋助吸气	肋间神经（T1 ～ T12）
	肋间内肌	下位肋骨上缘	上位肋骨下缘	降肋助呼气	
	肋间最内肌				
	胸横肌	胸骨下部内面	中位肋骨内面	降肋助呼气	肋间神经
膈	1. 胸骨部 2. 肋部 3. 腰部	1. 剑突后面 2. 下位肋内面 3. 上 3 腰椎体前面	中心腱	膈穹下降、胸腔扩大助吸气、增加腹压	膈神经（C3 ～ C5）

（周星娟　王玉兰）

第五章　腹　　部

第一节　概　　述

一、境界与分区

腹部以剑突、肋弓、第 11、12 肋末端和第 12 胸椎棘突的连线与胸部分界，以耻骨联合上缘、腹股沟、髂嵴和第 5 腰椎棘突的连线与盆部分界。

以腋后线和脊柱为界，将腹部分为腹前外侧部（惯称腹部）和腰背部（惯称腰部），后者归入背部描述。

二、结构概况

腹部以脊柱腰段为支柱，皮肤、筋膜和肌组成腹壁，与膈共同围成腹腔，容纳腹腔脏器。因膈向上膨隆达第 5 肋高度，腹腔的下界定为小骨盆上口，故腹腔的上、下界大于腹壁。腹肌分为腹前外侧肌和腹后肌 2 群，脊柱后的腰背区肌归入背部描述。

腹腔内有消化和泌尿系统的脏器，并有脾、肾上腺和腹部大血管神经干等。腹膜围成的腹膜腔向下经小骨盆上口延续到盆腔内，故腹腔与腹膜腔的范围不一致。

腹部的动脉主要来自腹主动脉，静脉汇入下腔静脉。淋巴结群集中在腹腔大血管及其分支的周围，其输出管汇成肠干和腰干，最后汇入乳糜池。腹腔脏器的神经分布主要来自迷走神经和胸交感干下半以及腰交感干的分支，但腹前外侧壁血管神经主要来自胸部。

第二节　表 面 解 剖

一、体表标志

腹部的骨性标志与髂骨和耻骨有关，胸廓下口也可包括在内；肌性标志与腹前外侧肌有关。脐是腹部重要的体表标志（图 5-1）。

（一）骨性标志

1. 与髂骨有关的　**髂嵴**全长均可扪及，两侧髂嵴最高点平第 4 腰椎下缘的高度。**髂前上棘**位于髂嵴前端，为股直肌的起点和腹股沟韧带外侧端的附着处。**髂结节**位于髂前上棘后约 5 ～ 7 cm 的髂嵴处，是髂嵴外侧向外的骨性突起。两侧髂结节的连线作为腹部九分区的定位线之一。

2. 与耻骨有关的　**耻骨联合上缘**位于正中线，向外侧约 2.5 cm（一横指）处的骨性凸起为**耻骨结节**，两者之间为**耻骨嵴**。

3. 与胸廓下口有关的　**肋弓、胸骨下角（腹上角）**和**剑肋角**见胸部章节。

（二）肌性标志

1. 与腹直肌有关的　**腹直肌**形成腹前正中线两侧的纵行微隆起，上宽下窄。**腹白线**位于两侧腹直肌的内侧缘，对应于腹前壁的正中线。**半月线**位于腹直肌的外侧缘，略呈弧形。

2. 脐　在腹白线上，约平对第 3 腰椎下半或椎间盘的高度，儿童和肥胖者脐位置可低至第 4 腰椎高度。

3. 腹股沟　为腹前壁与股前区交界处的皮肤浅沟，屈髋时更明显，其深部稍上方有腹股沟韧带（图 5-1）。

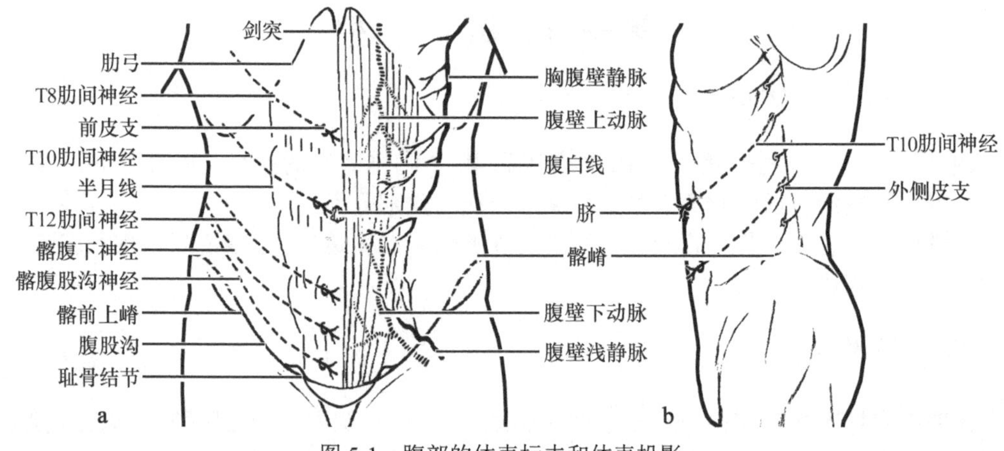

图 5-1　腹部的体表标志和体表投影

二、体表投影

（一）腹壁血管的投影

1. 腹壁上动脉和腹壁下动脉　前者是腹前壁上半最大的动脉，投影在腹直肌上半的中线处。后者是腹前壁下半最大的动脉，投影在脐与腹股沟韧带中点的连线上（图 5-1）。

2. 下 6 位肋间血管　第 6-11 肋间血管神经束和肋下血管神经束出肋弓后行至腹前外侧壁内，仍保持其节段性分布的特点，详见下 6 位肋间神经的投影。

（二）腹壁神经的投影

1. 下 6 位肋间神经　自相应肋间隙出肋弓后，第 8 肋间神经平剑突与脐连线中点平面；第 10 肋间神经平脐平面；肋下神经（T12 肋间神经）分布于耻骨联合上缘与脐连线中点平面（图 5-1）。

2. 髂腹下神经和髂腹股沟神经　是腰丛的分支，投影区位于肋下神经与腹股沟之间（图 5-1）。

（三）腹股沟管和腹股沟三角投影

腹股沟管和腹股沟三角为下腹壁的两个薄弱区域，是临床腹外疝的好发之处（图 5-2）。

1. 腹股沟管　位于腹股沟韧带内侧半的上方，腹股沟管皮下环位于耻骨结节外上方，皮下触诊能容纳一小指尖；深环位于腹股沟韧带中点上方约一横指处。

2. 腹股沟三角　又称**直疝三角**。三角的底为腹股沟韧带内侧半，外侧界为腹股沟韧带中点与脐的连线，内侧界为腹直肌的外侧缘。

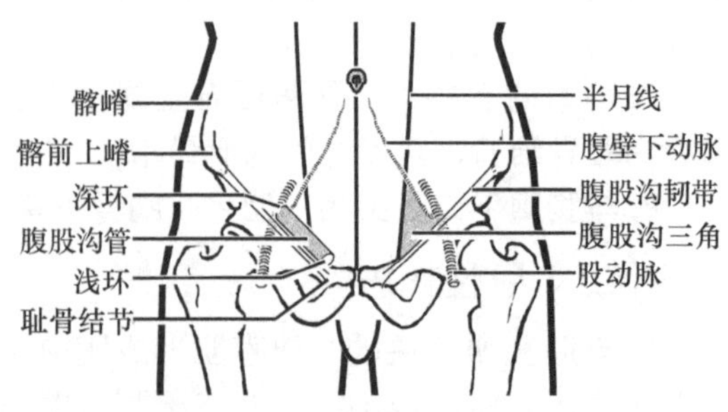

图 5-2　腹股沟管和腹股沟三角投影

（四）腹腔器官投影

为便于描述腹腔器官的位置和体表投影，常借体表标志作垂直线和水平线，将腹部划分成若干区域（图 5-3）。

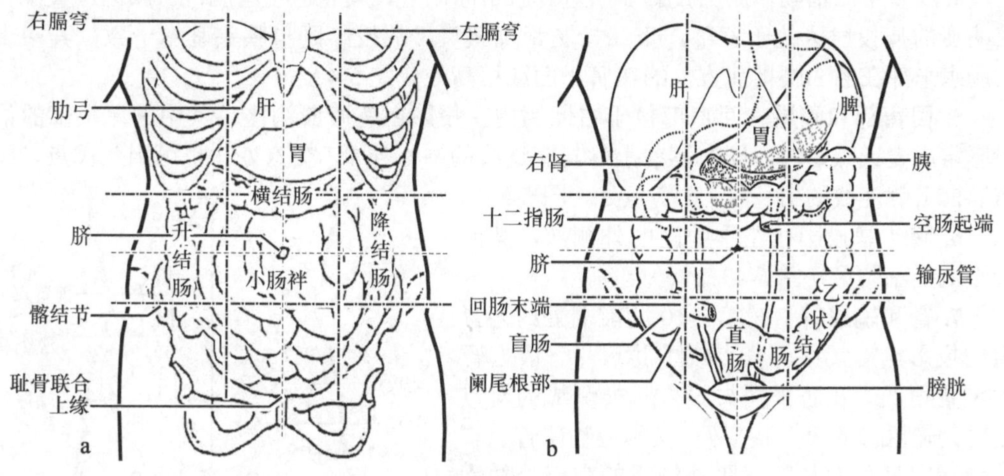

图 5-3　腹腔器官的体表投影

二分法是经脐作一水平线，将腹部分为**上腹部**和**下腹部**。

四分法是经脐的水平线加上前正中线，共同将腹部分为**右上腹**、**右下腹**、**左上腹**和**左下腹**。

九分法是分别经左右肋弓下缘和左右髂结节作两条水平线，再经两侧腹股沟韧带中点向上作两条垂直线，共同将腹部分为**腹上区**、**脐区**、**腹下区**、**左右季肋区**、**左右腰区**和**左右腹股沟区**。

因腹腔的上界为膈，右膈穹可高达第 5 肋，左膈穹高达第 5 肋间隙，故膈下腹部器官的投影多位于下胸壁。下面以九分法定位描述腹腔主要器官的体表投影（图 5-3，图 5-4）。

1. 肝　肝上界与膈的投影一致；肝下界在右锁骨中线不超过右肋弓，在前正中线可达剑突下 2 ～ 3 cm；肝左界可超过左锁骨中线，但个体差异较大。小儿肝相对较大、位置较低，其下界可低于右肋弓，但不超过 2 cm（图 5-4a）。

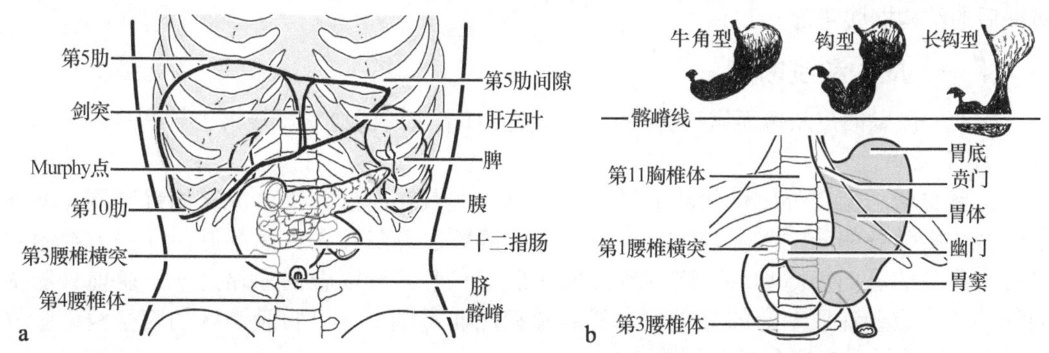

图 5-4　上腹部脏器的体表投影

2. 胆囊　胆囊底投影位于右锁骨中线与右肋弓的相交处，或右腹直肌外侧缘与右肋弓的交角处，此处又称 **Murphy 点**，为胆囊的触诊区，胆囊炎时有明显压痛（图 5-4a）。

3. 胃　胃的位置受体型、年龄、生理状况等因素的影响，其投影多变。在一般体态的个体，空虚或稍充盈的胃大部投影在腹上区和左季肋区，小部在脐区。贲门和幽门的位置和投影比较恒定：贲门位于第 11 胸椎左侧，投影约在剑突尖的左下方；幽门位于第 1 腰椎的右侧，投影在颈静脉切迹至耻骨联合上缘连线中点水平线的右侧腹直肌内外侧缘之间。胃大弯的最低点通常在脐平面（图 5-4b）。

4. 胰和十二指肠 胰头投影在脐区、脐平面以上，胰尾达左季肋区。胰因位置深在，其病变的痛投射区位于背部。十二指肠紧绕胰头，故投影区与胰头基本一致，其中十二指肠水平部在第 3 腰椎前方，约在脐平面或稍高处（图 5-4）。

5. 回盲部和阑尾 回盲部位于右髂窝内，投影在右腹股沟区。其中阑尾根部的体表投影常用麦氏点定位，即右髂前上棘与脐连线的中、外 1/3 交点处；也可用兰氏点，即左右髂前上棘连线的中、右 1/3 交点处（图 5-5）。

6. 脾 脾投影在左季肋区的外侧部，其前缘不低于左肋弓（图 5-4）。

7. 肾和输尿管 在第 9-10 肋前端处约为肾盂的投影点，又称前肾点或季肋点，一般右肾的位置稍低。在脐平面与腹直肌外侧缘的交点处约为输尿管的第一狭窄处，又称上输尿管点。在髂前上棘平面与腹直肌外侧缘的交点处约为输尿管的第二狭窄处，又称中输尿管点（图 5-5）。

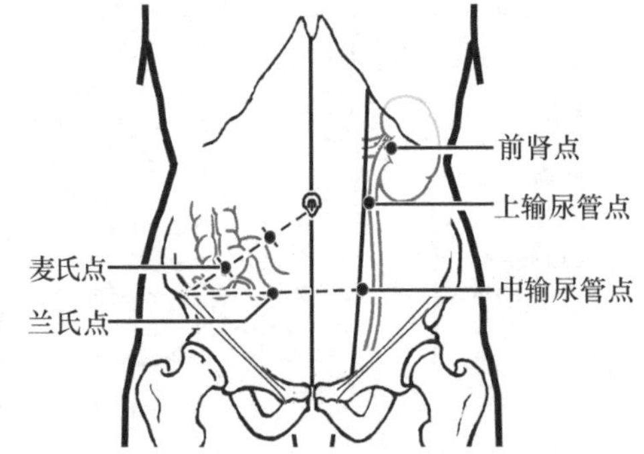

图 5-5　阑尾和泌尿系的体表投影

8. 腹主动脉 主干投影在腹前正中线稍偏左侧，其下端达左右髂嵴最高点连线处分为左、右髂总动脉。在肥胖者此下端投影点约为脐的高度或脐稍下方，在女性消瘦者或可扪及动脉波动。

第三节　腹部各区的局部解剖

腹部分为腹壁和腹腔，腹腔内有腹腔器官和腹膜腔。腹腔可再分为结肠上区、结肠下区和腹膜后隙 3 个区域。

一、腹壁

根据位置将腹壁分为腹前外侧壁和腹后壁，一般将腰椎横突前的腹壁结构称腹后壁，横突后的结构即腰背部。

（一）皮肤和浅筋膜

腹前外侧壁的皮肤薄而富有弹性，浅筋膜内有丰富的浅血管、浅淋巴管和皮神经（图 5-1，图 5-6a）。

1. 浅血管 腹前外侧壁的浅静脉非常丰富，尤其在脐区，吻合成**脐周静脉网**。网向上汇合成**胸腹壁静脉**注入腋静脉，向下汇合成**腹壁浅静脉**注入大隐静脉，向深方经**附脐静脉**与腹腔的肝门静脉吻合。脐周静脉网是肝门—腔静脉吻合的通路之一。腹前外侧壁的浅动脉为腹壁深层动脉的分支，与浅静脉相比非常细小，仅腹股沟区的腹壁浅动脉位于同名静脉附近且管径稍粗（图 5-6a）。

2. 皮神经 有两路来源：①下 6 位肋间神经的前皮支和外侧皮支分布到腹前外侧壁，其分布形式同胸部皮支（图 5-1）。②髂腹下神经的皮支分布到腹股沟区（图 5-6a）。

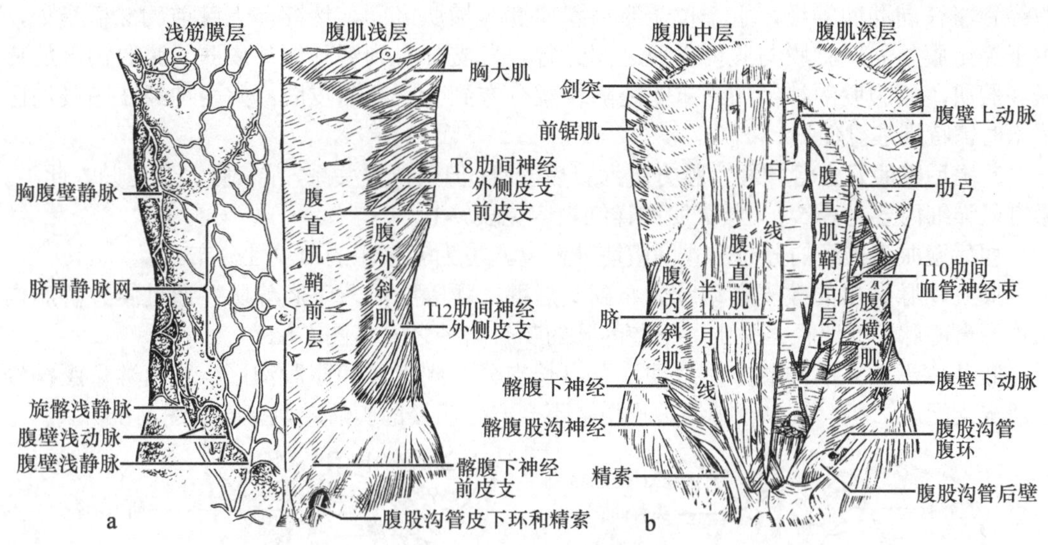

图 5-6 腹前外侧壁层次结构

另外，脐以上的浅淋巴管伴胸腹壁静脉汇入腋淋巴结，脐以下的浅淋巴管伴腹壁浅静脉汇入腹股沟淋巴结。

（二）腹壁肌和血管神经

腹壁肌分为前外侧群和后群，相关的血管神经为下 6 对肋间血管神经束、腰丛的分支以及腹壁上、下血管（图 5-6，图 5-7）。

1. 腹前外侧群肌和血管神经 腹前外侧群肌有**腹直肌**、**腹外斜肌**、**腹内斜肌**和**腹横肌** 4 块，详细起、止和功能见表 5-1（图 5-6，图 5-7）。

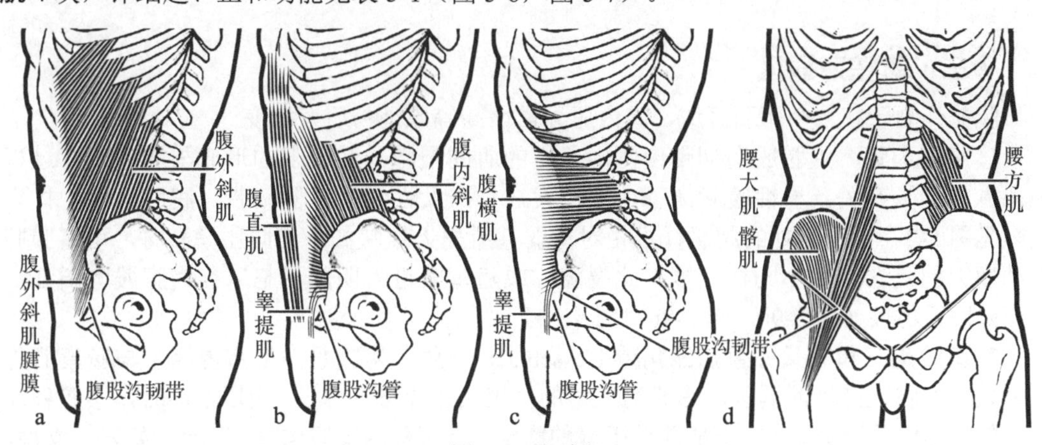

图 5-7 腹壁肌

分布到腹前外侧壁的血管神经主要有 3 个来源（图 5-1，图 5-6）。

（1）下 6 对肋间后血管神经束：出肋弓后主干在腹内斜肌和腹横肌之间经行，其分布形式与胸壁相同。

（2）腹壁上、下血管：腹壁上动静脉为胸廓内动静脉向下的延续，主干在腹直肌上半的深面下行。腹壁下血管来自髂外血管的末端，主干自腹股沟韧带中点的深方发出后，斜向内上进入腹直肌下半的深面，并与腹壁上血管相吻合。

（3）髂腹下神经和髂腹股沟神经：是腰丛上部（T12 ～ L1）的分支，在髂前上棘后的经行路径同肋间神经，主干位于腹内斜肌和腹横肌之间，达髂前上棘前约 2 横指处，主干穿至腹外斜肌腱膜与腹内斜肌之间经行，发支分布到臀外侧部皮肤、腹股沟区的皮肤和腹肌，髂腹股沟神经的终末支还随精索分布到会阴部的皮肤。此两神经在腹股沟区手术时需特别注意保护。

2. 腹后壁肌及血管神经　腰方肌为腹后壁肌，但因位置关系，常将腰大肌也归入此类。腰方肌详细内容见表 5-1，腰大肌的详细内容见表 9-1。

腹后壁血管神经的分布形式同腹前外侧壁，也为多来源的节段性分布。

腹主动脉发出的数支**腰动脉**分布到腹后壁，**腰静脉**注入下腔静脉并通过**腰升静脉**向上连于奇静脉。此路径也是上、下腔静脉的吻合路径之一（图 5-8a）。

腰丛位于腰大肌与腰方肌之间，发出长支分布到下肢和腹股沟区，发出数条**腰神经短肌支**支配此二肌，故单一神经根损伤，不会产生明显的腹后壁肌瘫痪（图 5-8b）。

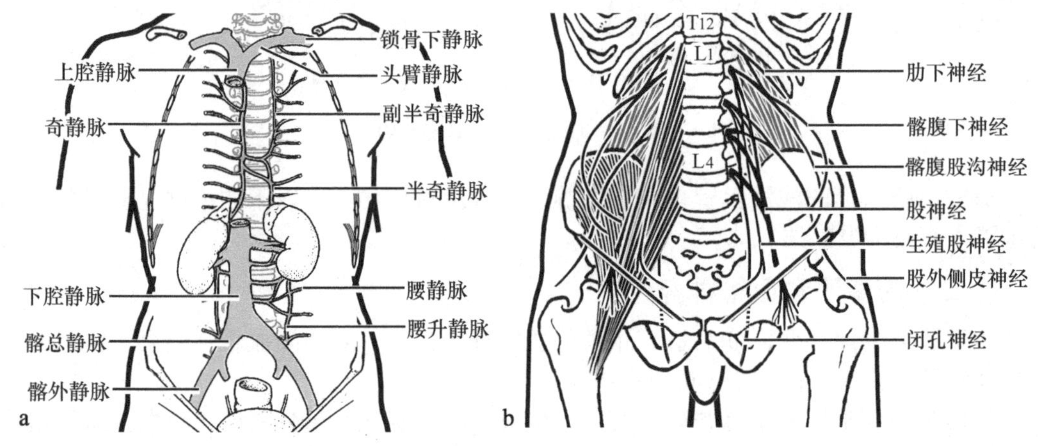

图 5-8　腰升静脉（a）和 腰丛（b）

（三）腹壁薄弱区

腹前外侧壁有数个薄弱区域，腹内压异常增高等原因易引发病变。

1. 腹股沟管　为腹股沟韧带内侧半上方的肌间裂隙，此裂隙的形成与胚胎发育过程中睾丸的下降有关。男性腹股沟管内有精索通行，女性为子宫圆韧带。腹股沟管的体表投影见图 5-2。由于此处的腹肌纤维相对薄弱甚或先天性缺如，当腹压增高时，可将腹腔移动度大的脏器（如小肠袢）推入此裂隙，或随精索进入阴囊，临床称为**腹股沟斜疝**，斜疝好发于男性（图 5-9a，图 5-9b，图 5-10）。

2. 腹股沟三角　又称**直疝三角**或 Hesselbach 三角，为腹股沟韧带内侧半与腹直肌外侧缘之间的腹肌纤维薄弱区，腹股沟三角的体表投影见图 5-2。当腹压增高时，腹腔移动度大的脏器经此区膨向前，形成腹前下壁的膨隆，临床称为**腹股沟直疝**。此疝好发于女性，因女性骨盆上口相对较大，故腹股沟韧带相对较长，且腹壁肌不发达，使女性的腹股沟三角相对较宽大。即使在男性，直疝内容也不进入阴囊（图 5-9c，图 5-10）。

3. 白线和脐环　腹前外侧壁 3 块扁肌的终止腱在中线处左、右交织形成**白线**，有的个体留有明显的编织裂缝，位于脐周围的腱质更为薄弱。腹内压异常增高或手术切口愈合不良，小儿若先天性发育不良，腹腔器官经此薄弱处突至腹部皮下，分别称白线疝和脐疝（图 5-10，图 5-11）。

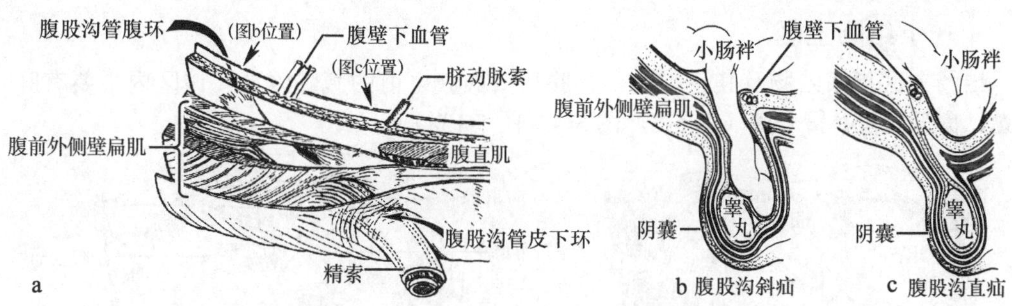

图 5-9 腹股沟区的解剖学层次和腹股沟区疝

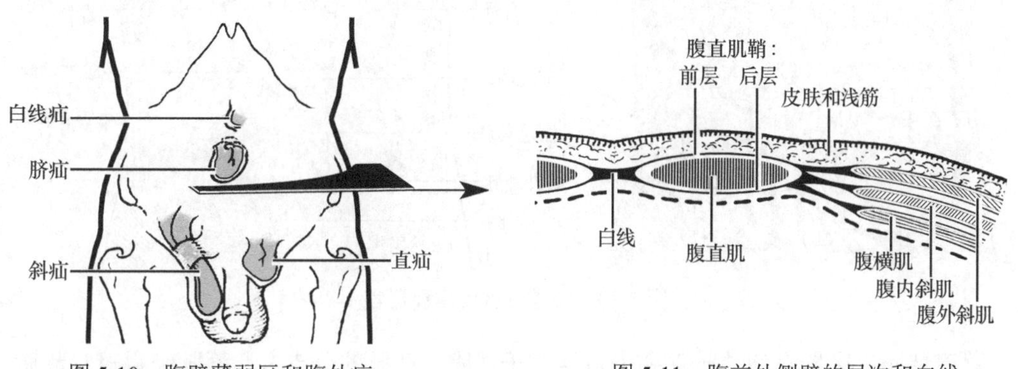

图 5-10 腹壁薄弱区和腹外疝

图 5-11 腹前外侧壁的层次和白线

二、腹腔器官

腹腔内有消化、泌尿、内分泌、脉管和神经系统的众多器官。以横结肠及其系膜为界，将腹腔分为**结肠上区**、**结肠下区**和**腹膜后隙** 3 大区，各区内器官的血液供应、淋巴回流以及神经分布等具有共同点（图 5-12）。

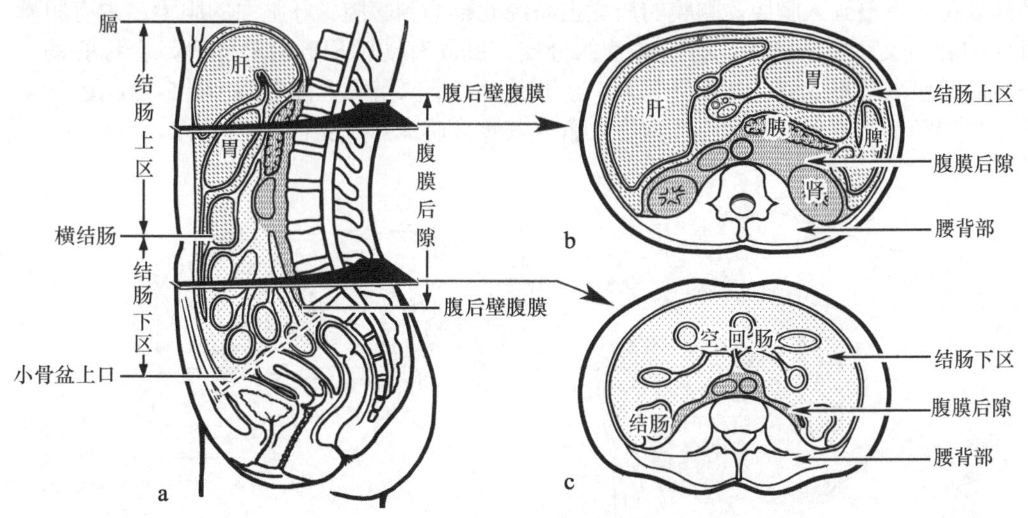

图 5-12 腹部的分区

（一）结肠上区

结肠上区指横结肠及其系膜以上、腹后壁腹膜之前的腹腔区域，该区内主要有**肝**、**胆囊**、**食管腹段**、**胃**和**脾**（图 5-3，图 5-4，图 5-13a）。

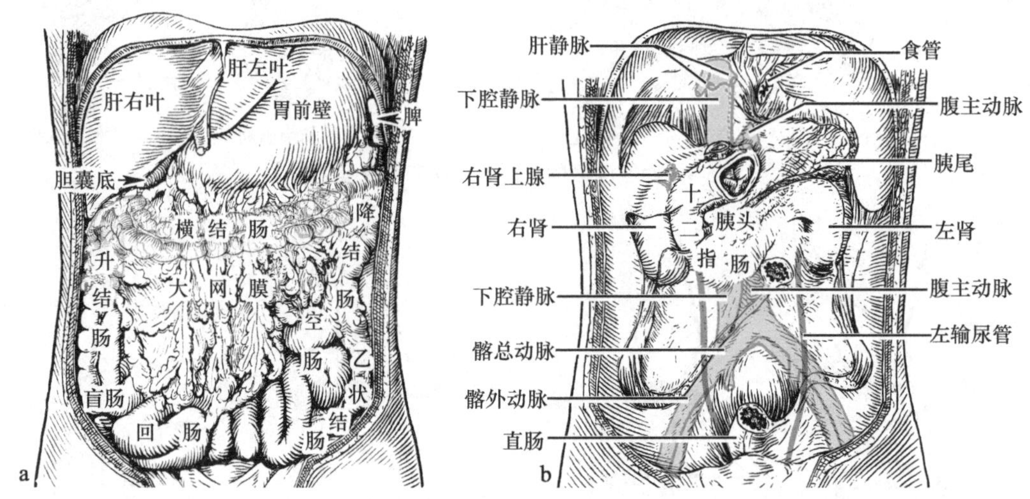

图 5-13　腹腔各区的主要器官

营养结肠上区器官的动脉主要来自**腹腔干**（腹主动脉的分支），静脉经胃冠状静脉、脾静脉和附脐静脉汇入**肝门静脉**（肝的静脉直接汇入下腔静脉），淋巴主要引流至腹腔干周围的**腹腔淋巴结**。

腹部各脏器的神经支配见本章第四节。

1. 肝和胆囊　占据结肠上区的右侧大部。肝的膈面借冠状韧带和镰状韧带连于膈下和腹前壁，其间无腹膜覆盖的肝实质区直接与膈肌相贴，称**肝裸区**。3 条肝静脉在肝裸区的范围内出肝后立即注入下腔静脉，此处称**第二肝门**。肝裸区为肝的薄弱之处，肝脓肿经此处可向上蔓延入胸腔，胸腔的病变也易经此影响到腹腔。肝脏面的胆囊窝内有胆囊。脏面的肝门又称**第一肝门**，有胆总管的分支、肝固有动脉和肝门静脉等，合称**肝蒂**。肝蒂被腹膜包裹后形成肝十二指肠韧带，连于肝门与十二指肠上部之间（图 5-13，图 5-14）。肝十二指肠韧带的后方是网膜孔所在位置，其重要临床意义见图 5-22 所示。

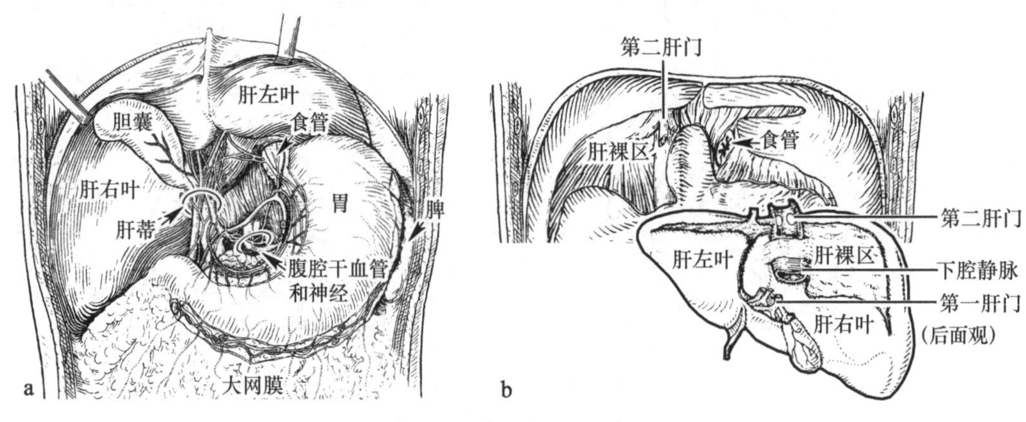

图 5-14　结肠上区和肝裸区

肝固有动脉（腹腔干的分支）是肝的营养性血管，肝门静脉是肝的功能性血管，肝静脉是肝的输出血管。肝门静脉将经胃肠道吸收后的营养物质、药物、毒物等输送入肝，经肝细胞的加工分解或解毒后，再经肝静脉到下腔静脉，送入循环系统。肝硬化、肿瘤等病变使肝内静脉血液回流不畅，引起肝门静脉高压（图 5-15）。

2. 食管腹段和胃 占据结肠上区的左侧大部。食管腹段长度仅 1 ～ 2 横指，从膈的食管裂孔处向左下行，连至胃贲门，其前、后壁有迷走神经的前、后干与其紧密伴行。胃的贲门在第 11 胸椎左侧连食管腹段，幽门在第 1 腰椎右侧连十二指肠上部。胃底毗邻膈和脾，胃前壁毗邻肝左叶和腹前壁。

食管腹段（包括整个食管下段）从黏膜下层至腹膜下层都有丰富的静脉血管丛，称**食管静脉丛**，下连胃冠状静脉，向上经奇静脉汇入上腔静脉，是肝门 - 腔静脉侧支吻合最重要的通道。肝门静脉高压时，食管静脉丛曲张，破裂后引起消化道出血（图 5-15）。沿胃大弯和胃小弯经行的血管周围有丰富的淋巴结群，与肝门处的淋巴结群输出管都汇入腹腔干周围的腹腔淋巴结。

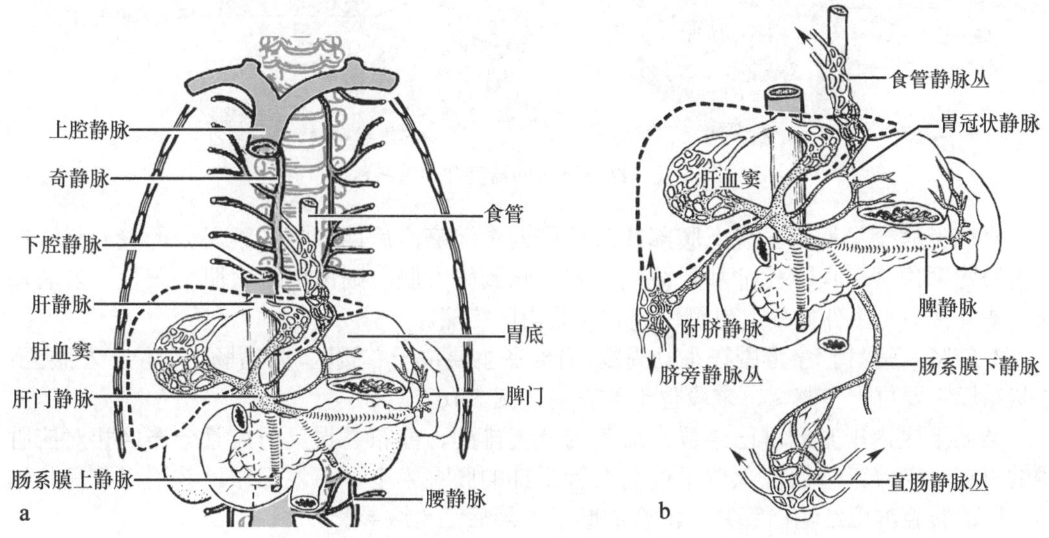

图 5-15 肝门静脉系和肝门 - 腔静脉侧支循环路径

3. 脾 位于左季肋区的深方，完全被肋弓所保护。脾膈面与膈紧密毗邻，脏面有脾动脉和脾静脉进出，血管被腹膜包绕称脾蒂，进出处称**脾门**。

脾质地软脆且血供丰富，脾静脉又是肝门静脉的大属支，当肝门静脉高压时，脾静脉血回流不畅，造成脾充血肿大；血液系统的某些病变、人体寄生虫等也可刺激脾增大。当增大的脾超出左肋弓达腹壁时，极易受外伤至脾破裂引起内出血（图 5-15）。

（二）结肠下区

结肠下区为横结肠与小骨盆上口之间的腹腔部分，该区内主要有**空肠**、**回肠**、**盲肠**、**阑尾**和**结肠**（图 5-16）。

营养结肠下区器官的动脉主要是**肠系膜上、下动脉**的分支，静脉经**肠系膜上、下静脉**汇入肝门静脉，淋巴主要引流至动脉周围的**肠系膜上、下淋巴结**。

1. 空肠和回肠 占据结肠下区的大部，空肠在第 2 腰椎左侧与十二指肠末端相延续，两者相连处称**十二指肠空肠曲**，回肠在右骶髂关节前方连于盲肠，相连处腔内有回盲瓣。空肠主要位于左上部，回肠主要位于右下部，两者无明显分界（图 5-16）。

包绕空回肠的腹膜与空回肠共同形成多个**小肠袢**。小肠袢为腹腔移动度最大的器官，腹内压增高时通过腹壁薄弱区突出，形成腹外疝，如前面提到的斜疝、直疝等；小肠袢还可通过膈的薄弱区突入胸腔，称膈疝；小儿易发生肠扭转和腹内疝等。

2. 盲肠和阑尾 均位于右髂窝内，前邻右腹股沟区的腹前壁，后邻髂肌，内侧邻右腰大肌和右输尿管。在女性，与右卵巢和输卵管也比较靠近（图 5-16）。

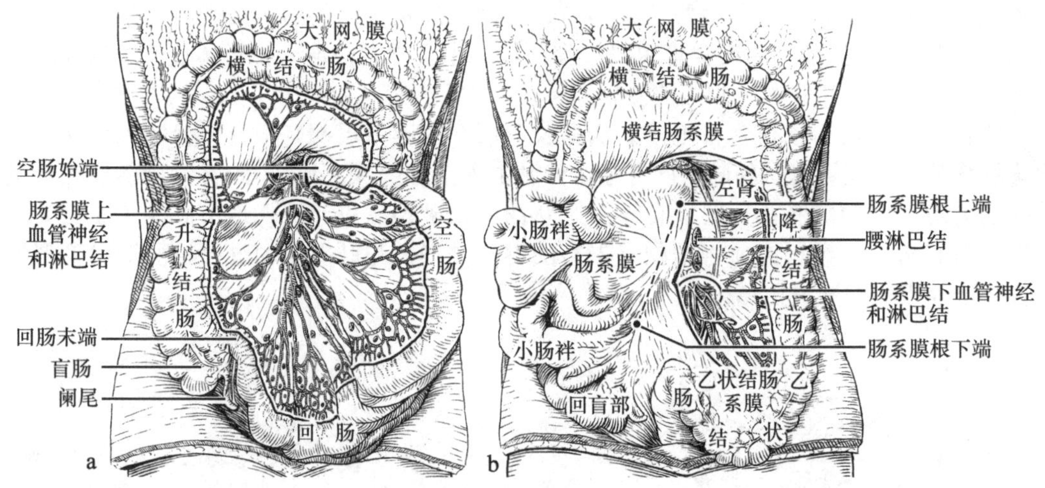

图 5-16 结肠下区的器官和血管神经

阑尾炎病变早期可出现上腹部或脐周围的牵涉痛，后期影响到阑尾处的壁腹膜，在右腹股沟区出现麦氏点压痛和反跳痛；若影响到腰大肌，则出现腰大肌征阳性。若右输尿管或女性右侧附件病变，也可引起右腹股沟区疼痛。

3. 结肠 呈“门”字形围在小肠周围。升结肠主要位于右腰区，降结肠主要位于左腰区；乙状结肠主要位于左髂窝，末段位于盆腔内（图 5-16）。

结肠下区内丰富的淋巴结群沿血管的分支排列、分布，收集与血管分布区相对应脏器的淋巴，逐级汇合后注入位于同名血管根部的肠系膜上、下淋巴结，其输出管再与结肠上区的腹腔淋巴结输出管共同汇合成肠干，最后汇入胸导管。

（三）腹膜后隙

腹膜后隙指腹后壁腹膜与腹后壁肌前面的深筋膜（腹内筋膜）之间的区域，该区内主要有胰、十二指肠、肾、输尿管、肾上腺，还有腹腔大血管干（腹主动脉和下腔静脉）、腰淋巴结群和腰交感干（图 5-12，图 5-17）。

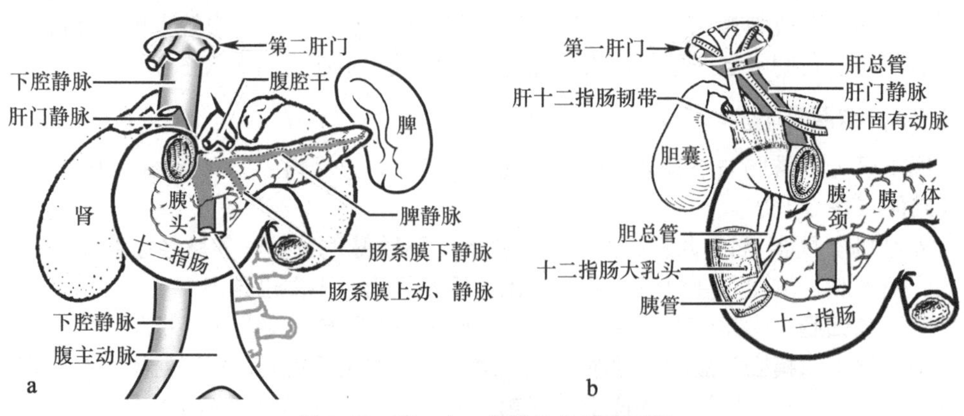

图 5-17 胰、十二指肠的位置和毗邻

1. 胰和十二指肠 胰头被十二指肠紧密环绕，其后方紧邻腹腔大血管干和肝门静脉，胆总管的末段则直接穿入胰实质内。胰体的后方紧邻左肾（或有左肾上腺），胰尾抵达脾门处。胰的前方与胃后壁相邻（图 5-13b，图 5-17）。

胰十二指肠位置深在，毗邻器官多而复杂，故病变时易造成误诊和漏诊。胰病变疼痛多在上腹部，易与胃痛混淆，但其放射性痛区在腰背部。若胰头处病变影响胆总管，常先出现的是肝胆病变的表现。

2. 肾和输尿管腹段 两肾的后方均紧邻腰大肌、腰方肌以及膈，上方为肾上腺，内侧为肾蒂和腹腔大血管干。右肾上邻肝右叶，右肾前紧邻十二指肠，左肾前紧邻胰体胰尾。输尿管腹段紧贴腰大肌表面下行，跨小骨盆上口入盆腔（图 5-18）。

肾的病变容易出现腰背部肾投影区处疼痛，并出现叩击痛。肾和输尿管结石引起剧烈的绞痛，并可在大腿根部以及腹股沟区出现牵涉痛。右输尿管与回肠后位的阑尾较近，两者的病变可互相影响引起误诊。

3. 肾上腺 与肾共同包绕在脂肪囊内。

4. 大血管、淋巴结和神经干 腹腔内的大血管神经干均位于腹膜后隙内，主要有腹主动脉、下腔静脉、乳糜池和胸导管起始部以及腰交感神经干等。

（1）腹主动脉和下腔静脉：腹主动脉位于脊柱前方，上端在第 12 胸椎前穿膈的主动脉裂孔，下端至第 4 腰椎前分为左、右髂总动脉。下腔静脉位于腹主动脉的右侧、脊柱的右前，下端在第 5 腰椎高度由左、右髂总静脉会合而成，上端达第 8 胸椎的高度穿膈的腔静脉孔入胸腔（图 5-18）。

（2）腰淋巴结群和乳糜池：腰淋巴结群位于腹主动脉和下腔静脉周围，其输出管汇成左、右腰干注入乳糜池。乳糜池位于主动脉裂孔下、腹主动脉后方，收集腰干和肠干的淋巴回流，向上延续为胸导管，与腹主动脉一起穿主动脉裂孔入胸腔（图 5-19）。

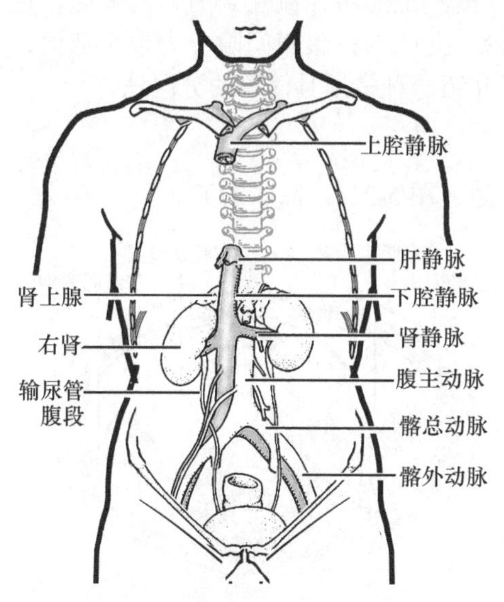

图 5-18 腹膜后隙内的大血管

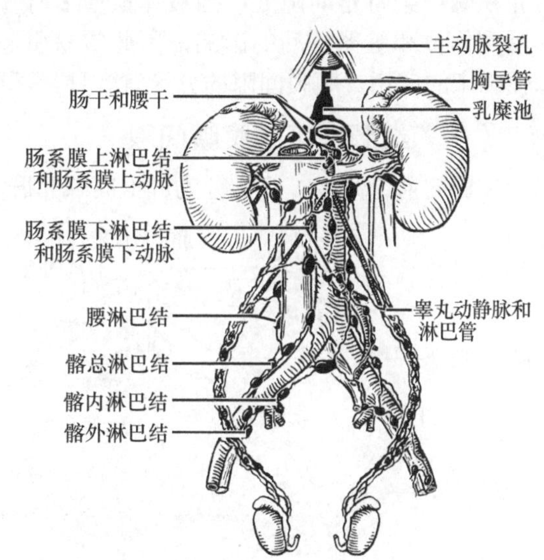

图 5-19 腹膜后隙内的淋巴结和乳糜池

各淋巴结群引流区域的炎症、肿瘤等可引起相应部位淋巴结肿大，腹腔内淋巴结群位置深在，影像学检查（超声、CT、MRI 等）可早期发现病变。

（3）腰交感干：纵列于腰椎脊柱两侧、腰大肌的内侧。交感干上串有 4 ～ 5 个腰椎旁节。起于胸交感干的内脏大神经和内脏小神经下行入腹后壁，与腰交感干、椎旁节、椎前节等组成腹腔的植物性神经丛，与迷走神经共同支配腹腔脏器（图 5-20）。

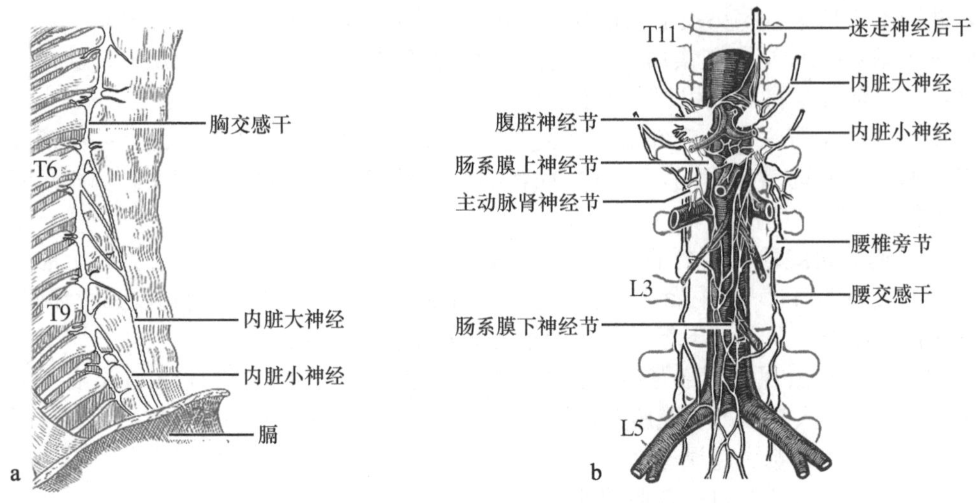

图 5-20　胸交感干（a）和腰交感干（b）

三、腹膜腔

腹膜腔为壁腹膜和脏腹膜围成的不规则的潜在腔隙，是胚胎发育过程中，腹盆腔脏器在形态演变和脏器转位时牵拉腹膜变化所致。腹膜被牵拉所形成的系膜、韧带和网膜等结构除支持固定脏器之外，其内多有与脏器相连的血管神经经行（图 5-13，图 5-16）。

腹膜腔内不规则的迷路状间隙相互通连，且具有一定的规律性，这一解剖学特点具有重要临床意义。当某脏器病变使腹膜腔内出现少量液体（积液、积血、积脓等）时，常先积聚在某特定间隙处；当液体量增多时，液体按一定的路径流注到另外的间隙，但易受到体位和脏器蠕动的影响，因此常易引起误诊。据此，将腹膜间隙分为数个亚区，以便临床的应用。腹膜间隙的分区有数种，下面仅介绍一种常用且简单的分区法。

（一）结肠上区的腹膜间隙

以肝的前缘为界，将其分为肝上间隙和肝下间隙（图 5-21a，图 5-22）。

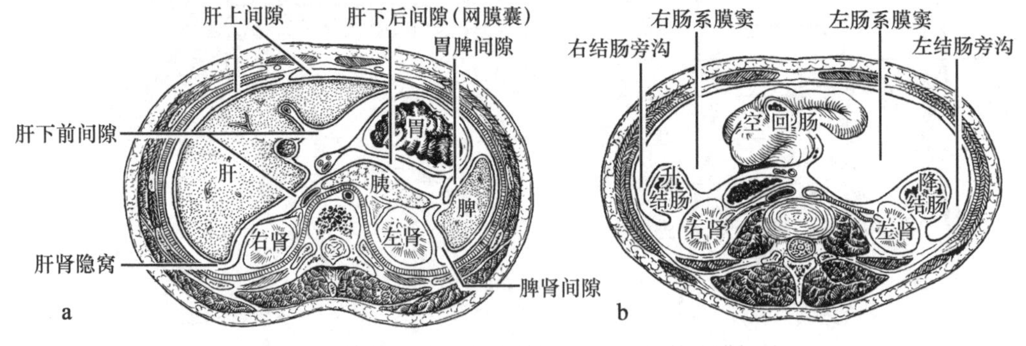

图 5-21　结肠上区（a）和结肠下区（b）的腹膜间隙

1. 肝上间隙　又称膈下间隙，以肝的冠状韧带和镰状韧带为界，可继续分成数个亚区。

2. 肝下间隙　以胃（和小网膜）为界，继续分为：①胃右侧的肝肾隐窝；②胃前壁之前的肝下前间隙；③胃后壁之后的肝下后间隙，又称网膜囊；④脾前、胃左侧的胃脾间隙以及；⑤脾后、左肾左侧的脾肾间隙。

肝肾隐窝是仰卧位时腹膜腔（盆腔部除外）的最低点，少量腹膜腔积液便可在此积聚。网膜囊为仅具单一通路的深在间隙，其周壁全部被脏器表面的腹膜或腹膜结构围拢，仅在右壁上部有一网膜孔通肝肾隐窝。网膜孔位于小网膜的右缘处，即肝蒂（或肝十二指肠韧带）的后方。胃后壁或十二指肠后壁穿孔时，内容物滞留网膜囊内，极易引起误诊。

（二）结肠下区的腹膜间隙

以小肠系膜、横结肠系膜、乙状结肠系膜、升结肠和降结肠为界，将结肠下区的腹膜腔（盆腔部除外）分为左、右结肠旁沟和左、右肠系膜窦。（图 5-21b，图 5-22）。

各间隙的液体流动方向如图 5-22 所示，但易受体位和积液量等因素的影响。

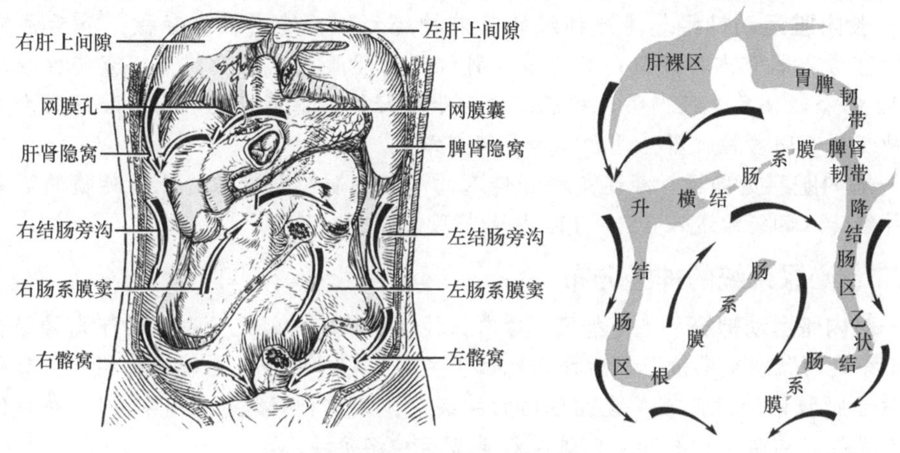

图 5-22 腹膜间隙的通连

第四节 腹部各器官的神经分布

分布到腹部的躯体性神经来自下位胸神经的前支和腰丛上半，副交感神经大部分来自迷走神经，小部分来自盆内脏神经，交感神经主要来自胸交感干下段。

一、腹部皮肤的神经分布

腹部皮肤的一般感觉经下位胸神经前支的皮支和腰丛的皮支分别传入胸髓和腰髓相应节段，一般内脏运动神经来自下胸段交感神经节的分支。

（一）感觉神经分布

下 6 对肋间神经的外侧皮支和前皮支出肋弓分布到腹前外侧壁皮肤，腰丛发出髂腹下神经和髂腹股沟神经分布到腹股沟区和腹下区的皮肤（图 5-1，图 5-6）。

（二）运动性神经分布

支配腹部皮肤内小血管、汗腺和立毛肌的交感神经节前神经元位于**第 6 ～ 12**（T6 ～ T12）**胸髓侧角**和**第 1 腰髓**（L1）**侧角**，节后神经元位于相应的下胸段椎旁节和第 1 腰椎旁节，节后纤维随下 6 对肋间神经的皮支和第 1 腰神经的皮支经行分布。

二、腹肌的神经支配

腹前外侧肌群的运动神经来源以及体表投影与感觉神经分布完全一致，其下运动神经元位于相应节段的脊髓前角。

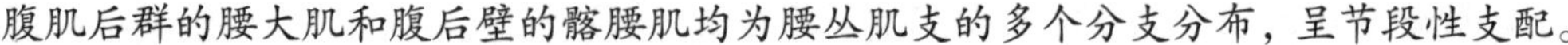

腹肌后群的腰大肌和腹后壁的髂腰肌均为腰丛肌支的多个分支分布，呈节段性支配。

三、腹腔脏器的神经分布

分布到腹腔脏器的副交感神经主要来自迷走神经，小部分来自盆内脏神经；交感神经主要来自胸交感干下段和腰交感干。内脏感觉纤维随二部的神经传入脊髓和延髓内的相应中枢，目前认为腹腔脏器的痛觉主要经交感神经传入，其他内脏感觉主要经迷走神经传入。

（一）消化系统的神经分布

1. 一般内脏运动神经 迷走神经的节前神经元位于迷走神经背核，节后神经元位于消化器官旁或器官内神经节；交感节后神经元位于腹腔内的椎前节，节前神经元位于T5～T12的脊髓侧角，经内脏大神经、内脏小神经达椎前节换元。但支配结肠左曲以下肠管的神经分布同盆腔脏器，见盆部和会阴部章节。

2. 一般内脏感觉神经 经迷走神经传入的一般内脏感觉纤维终止于延髓的孤束核。经交感神经传入的纤维进入T5～T12脊髓节段。

（二）泌尿系统的神经分布

1. 一般内脏运动神经 迷走神经、盆内脏神经的节前神经元分别位于迷走神经背核、S2～S4脊髓的骶副交感核，节后神经元位于主动脉肾神经节或器官内神经节；交感节后神经元位于腹腔内的椎前节或腹腔丛内的神经节，节前神经元位于T6～L2脊髓侧角，经内脏大神经、内脏小神经和腰内脏神经至节后神经元换元。

2. 一般内脏感觉神经 经迷走神经传入的一般内脏感觉纤维终止于延髓的孤束核；经盆内脏神经传入的一般内脏感觉纤维终止于S2～S4脊髓后角。

（三）肾上腺的神经分布

肾上腺的交感节前神经节位于T10～L1/L2脊髓侧角，节前纤维经白交通支至交感干，后经内脏小神经、内脏最小神经至肾上腺髓质。

（四）腹膜的神经分布

脏、壁腹膜的神经分布来源不同。脏腹膜的感觉神经分布与脏器的神经分布相同，壁腹膜的感觉神经分布与腹壁皮肤的神经分布一致。

表5-1 腹肌

肌群	名称	起点	止点	主要作用	神经支配
前外侧群	腹直肌	耻骨嵴、耻骨联合	胸骨剑突和第5～7肋软骨	脊柱前屈、增加腹压	肋间神经、肋下神经（T5～T12）
	腹外斜肌	下8肋外面	白线、髂嵴、腹股沟韧带	增加腹压、前屈、侧屈、旋转脊柱	肋间神经、肋下神经 髂腹下神经（L1） 髂腹股沟神经（L1）
	腹内斜肌	胸腰筋膜、髂嵴、腹股沟韧带	白线		
	腹横肌	下6肋内面、胸腰筋膜、腹股沟韧带	白线		
后群	腰方肌	髂嵴	第12肋、腰椎横突	降第12肋、侧屈腰部	腰神经前支

（许海燕 陈幽婷）

第六章　盆部和会阴部

第一节　概　　述

一、境界与分区

盆部以耻骨联合上缘、腹股沟、髂嵴和第 5 腰椎棘突的连线与腹部分界，会阴以耻骨联合、耻骨弓、坐骨结节和尾骨尖的连线与盆部和下肢根分界。

盆部几乎没有体表区：耻骨联合上缘之下属会阴区，腹股沟和髂嵴下方属下肢的臀区，髂嵴后端至第 5 腰椎棘突连线下方的骶尾区归入背部。

二、结构概况

盆部以骨盆为支架，与盆肌及其筋膜共同围成盆腔，容纳盆腔脏器。盆肌分为盆壁肌和盆底肌，盆底肌以下的数个小肌块为会阴肌。会阴是指盆底肌（及其筋膜）之下封闭骨盆下口的全部组织。

盆腔内有消化、泌尿和生殖系统的脏器，并有盆部的大血管神经干等。盆腔向上经小骨盆上口与腹腔通连，腹膜腔延续入盆腔内。

盆部的动脉主要来自髂内动脉，静脉汇入髂内静脉。淋巴结群集中在盆腔大血管及其分支的周围，其输出管主要汇入肠干。盆会阴肌主要受骶丛的分支支配，盆会阴脏器的神经分布主要来自盆内脏神经和腰骶交感干的分支。

第二节　表 面 解 剖

一、体表标志

盆会阴部的骨性标志与骨盆有关，其中属于髂骨的有髂嵴、髂前上棘、髂结节；属于耻骨的有耻骨联合上缘、耻骨结节和耻骨嵴均已在第五章内描述，此处不再重复。

（一）骨性标志

耻骨联合下缘与耻骨联合上缘位置对应，上、下缘之间的中线处为**耻骨联合**所在。沿耻骨联合下缘向后外可扪及的骨性结构为**耻骨弓**，两弓之间的夹角为**耻骨下角**，女性为钝角，男性为锐角。屈髋关节时，在臀下最低点易触及**坐骨结节**；后正中线末端、肛门后方约 1 cm 处易扪及**尾骨尖**（图 6-1）。

（二）肌性标志

1. 产科会阴　为女性阴道口与肛门之间的软组织区域，深方主要有会阴中心腱（图 6-1c）。男性的肛门前缘与阴茎根部的区域为“狭义”会阴区，其深方也有会阴中心腱。

2. 坐骨肛门窝　又称坐骨直肠窝，为坐骨结节与肛门之间的软组织区域，内有大量脂肪组织，贴近坐骨结节深方尚有分布到会阴的血管神经束经行（图 6-1c）。

（三）尿生殖区和肛区

以两侧坐骨结节与产科会阴（男性为狭义会阴）中点连线为界（图 6-1c 内点线所示），

将会阴部分为前、后两个三角形区域，前半的**尿生殖区**主要有外生殖器和会阴肌；后半的**肛区**主要有肛管、肛门外括约肌和坐骨肛门窝（图 6-1c）。

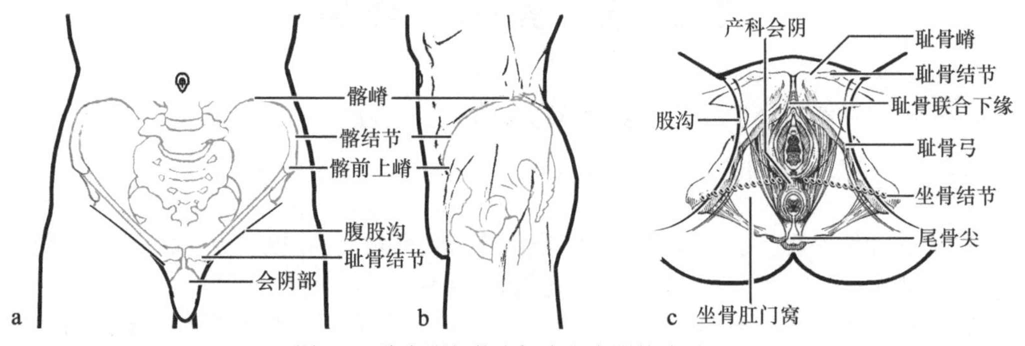

图 6-1　盆会阴部体表标志和会阴的分区

二、体表投影

（一）盆腔脏器投影

膀胱位于耻骨联合的后方，空虚时上界不超过耻骨联合上缘，充盈时可达下腹部。小儿膀胱位置较高，空虚时也可超过耻骨联合上缘。

（二）盆部血管投影

两侧髂嵴最高点连线与前正中线的交点稍偏左为**髂总动脉**的始端（腹主动脉的末端），腹股沟韧带中点处为**髂外动脉**的末端（股动脉的始端），此两点连线的上 1/3 段为髂总动脉的投影，下 2/3 段为髂外动脉的投影，交界处为**髂内动脉**的始端（图 6-2）。

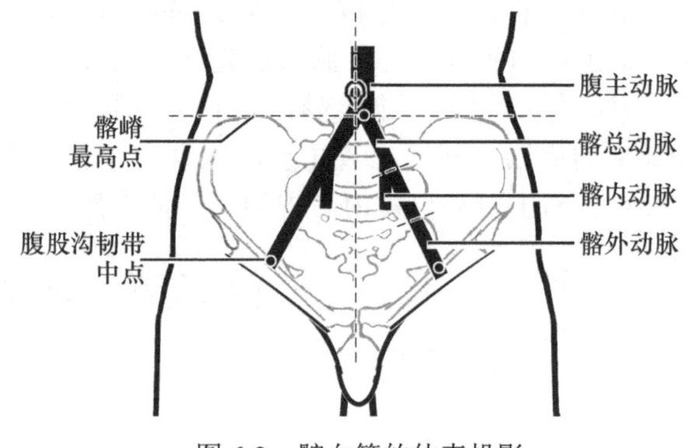

图 6-2　髂血管的体表投影

髂静脉与髂动脉投影基本一致。

第三节　盆部和会阴部的局部解剖

盆部分为盆壁、盆底和盆腔器官 3 部分，会阴部分为尿生殖区和肛区 2 个区。盆部和会阴部所占体表范围狭小，且两部的结构功能关联紧密，故将其合并描述。

一、盆会阴部肌和血管神经

盆肌位于小骨盆侧壁和骨盆下口，会阴肌位于会阴深方，均较小而薄弱（图 6-3）。盆会阴肌的血管神经来源相同：动脉均来自肌附近的血管，神经来自骶丛的短肌支。

（一）盆肌

分为盆壁肌和盆底肌，前者与骨盆侧壁共同围成盆壁，后者封闭小骨盆下口。

1. 盆壁肌　盆壁肌实属髋肌前群（也有将其归入后群的），又称髋内肌，包括**梨状肌**和**闭孔内肌**，详细起、止和功能见表 6-1。

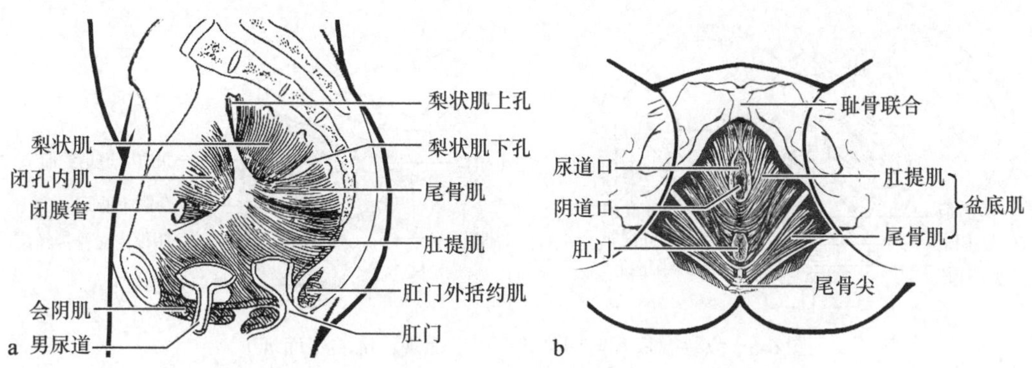

图 6-3　男性盆会阴肌（a）和女性盆底肌（b）的穿行器官

梨状肌的肌腹封闭了坐骨大孔，但肌上、下缘分别留有**梨状肌上孔**和**梨状肌下孔**，有多条盆腔内的血管神经穿出（图 6-3a，图 6-4）；闭孔内肌的肌腹封闭了闭孔，但在耻骨上支下缘留有**闭膜管**，供盆腔内的血管神经穿出（图 6-3a，图 6-4）。

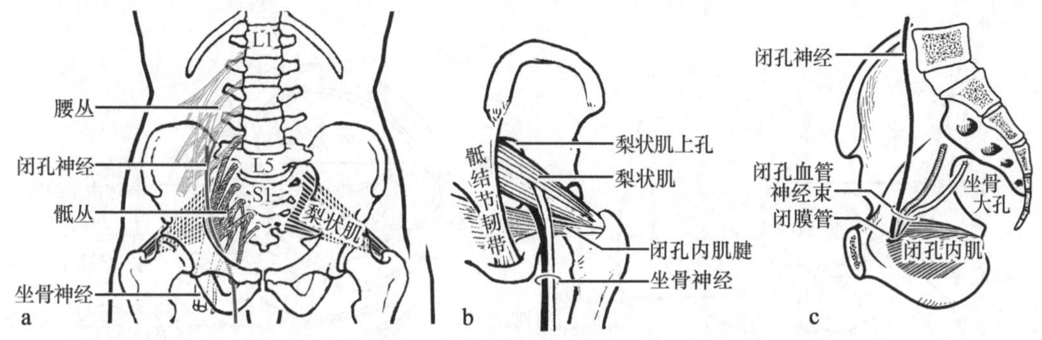

图 6-4　盆壁肌与坐骨神经和闭孔神经的位置关系

梨状肌的前面与骶丛紧密相贴，骶丛最大的分支坐骨神经穿梨状肌下孔出骨盆到大腿后下行。有时坐骨神经的部分神经束穿肌腹下行，当肌收缩时压迫神经，会产生梨状肌综合征（图 6-4b）。任何引起梨状肌损伤的病变，造成对坐骨神经的机械性压迫，都可导致梨状肌综合征，如外伤、某些妇科疾病以及臀区肌肉注射位置不当等。

闭孔内肌上缘的闭膜管内有闭孔血管神经束穿出下行到大腿内侧。当管周出现病变如骨盆骨折、盆腔肿瘤等，均可影响穿行的闭孔神经，产生闭孔内肌征或称闭孔神经卡压征（图 6-4c）。由于闭孔神经有关节支传导髋关节的感觉，所以有的患者可表现为髋关节疼痛等症状。

2. 盆底肌　由**肛提肌**和**尾骨肌**组成的漏斗状扁肌，其起、止见表 6-1。被覆盆底肌上、下面的深筋膜与肌共同组成**盆膈**，封闭小骨盆下口，但留有孔裂供尿道（女性还有阴道）和肛管穿过（图 6-3，图 6-5）。

盆底肌的主要功能是承托盆腔器官，特别是女性内生殖器正常位置的维持，若经多次分娩加之先天性薄弱，易造成盆腔脏器下垂。

（二）会阴肌

会阴肌都集中在尿生殖区的深方、紧贴盆膈前半的下方，更为小而薄弱，其起、止功能见表 6-1。

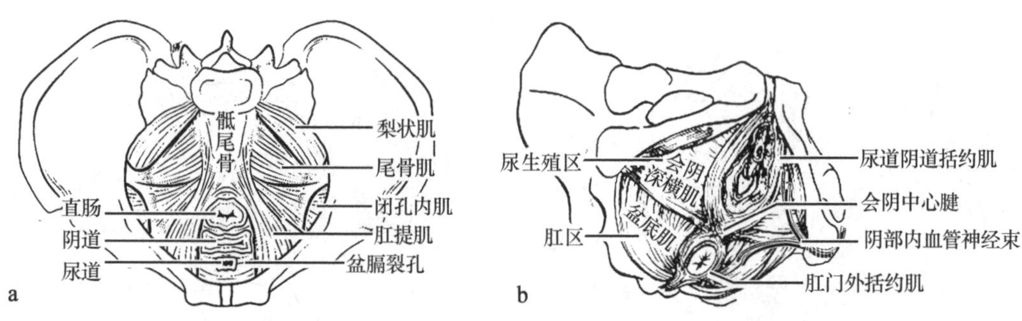

图 6-5　女性盆底和会阴结构（a. 上面观；b. 右下面观）

会阴深横肌为单一块肌，也是会阴肌最大者。在男性的尿道穿过处，肌纤维环绕尿道外，形成**尿道外括约肌**；在女性尿道和阴道穿过处，肌纤维环绕二者形成**尿道阴道括约肌**。肛区的盆膈下虽没有会阴肌，但有环绕在肛管周围的肛门外括约肌（图 6-5，图 6-6）。此处的括约肌对排尿排便的控制至关重要，肌损伤或支配肌的神经功能障碍会导致大小便失禁。

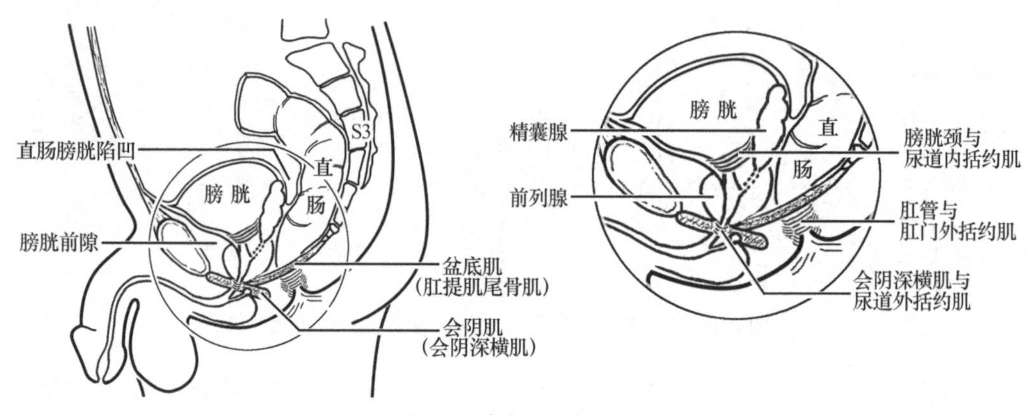

图 6-6　盆会阴部括约肌

二、盆会阴器官

除消化系统和泌尿系统的部分脏器之外，生殖系统的脏器大部分位于盆腔内。盆腔的血管主要有髂内血管，丰富的淋巴结群多沿同名血管排列，躯体性神经有骶丛，内脏性神经有骶交感干和盆内脏神经。因腹膜腔向下延入盆腔内，故部分盆腔脏器的表面有腹膜覆盖。

（一）消化系统

位于盆会阴部的消化系统器官有乙状结肠末段、直肠和肛管，前两者位于盆腔后部、骶尾骨的前方，后者位于会阴部肛区（图6-7）。

1. 乙状结肠末段和直肠　乙状结肠末段越小骨盆上口进入盆腔，末端在第 3 骶椎的前方延续为直肠。直肠向下穿盆膈入会阴部肛区，延续为肛管。在盆膈之上的盆腔内，直肠两侧有丰富的脂肪和疏松结缔组织充填，称**直肠旁隙**，内有丰富的血管神经丛和静脉丛等（图6-7，图 6-8）。

2. 肛管　在盆膈之下的肛区内，其周围环绕肛门外括约肌，两侧也有丰富的脂肪结缔组织充填，称**坐骨肛门窝**，窝侧壁处有会阴部最大的血管神经束经行（图6-8）。

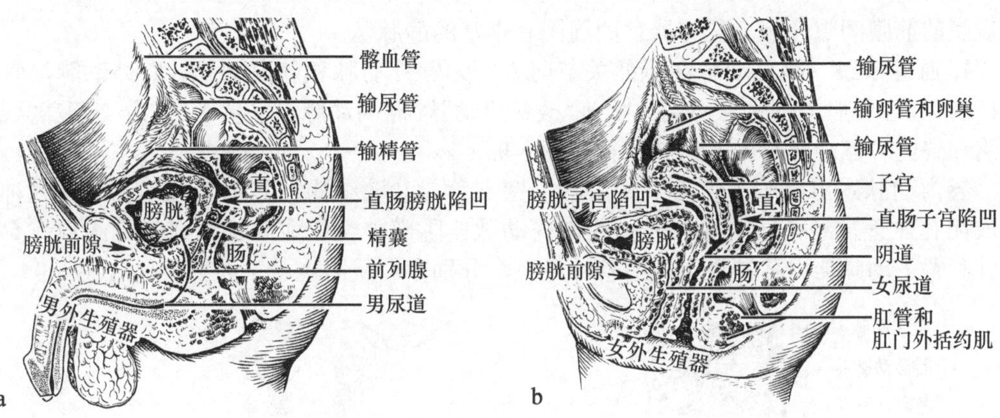

图 6-7　盆部正中矢状切面（a：男性；b：女性）

（二）泌尿系统

位于盆会阴部的泌尿系统器官有输尿管盆段、膀胱和尿道，前者位于盆侧壁和盆底，后两者位于盆腔前部和会阴区的尿生殖区（图6-7a）。

1. 输尿管盆段　位于盆腔侧壁，下行至盆膈后折转向内，在膀胱底的两侧斜穿入膀胱壁，穿壁段可长达 1.5 cm，称输尿管壁内段，是输尿管结石的好发部位。

2. 膀胱　位于盆腔前部、耻骨联合的后方，与耻骨联合之间有膀胱前隙（又称耻骨后隙），内有静脉丛和脂肪组织。

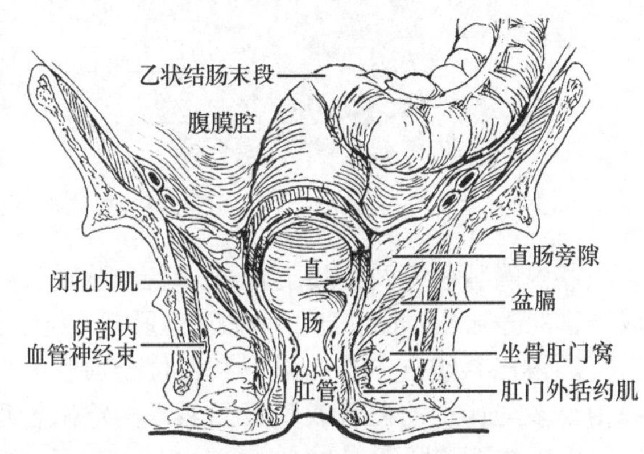

图 6-8　直肠和肛管周围结构（冠状切面）

3. 尿道　上端称尿道内口，连膀胱颈，相连处有尿道内括约肌（又称膀胱括约肌），性质为平滑肌，受盆内脏神经控制；尿道向下穿会阴深横肌处有尿道外括约肌，性质为骨骼肌，受骶丛分支（躯体性神经）的控制（图6-6）。尿道下端称尿道外口，开口在会阴的尿生殖区。男性尿道在盆腔内纵穿前列腺，在会阴部纵穿尿道海绵体，故男性尿道分为前列腺部、膜部和海绵体部 3 部。

（三）生殖系统

在膀胱与直肠之间的盆腔中部为生殖器官所在，男性内生殖器大部分位于盆腔内，女性内生殖器全部位于盆腔内。外生殖器位于会阴。

1. 男性生殖器　男性内生殖器的**前列腺**位于膀胱颈下，**尿道**纵贯其内。**精囊腺**和**输精管壶腹**位于膀胱底的后方，与直肠前壁毗邻。**输精管盆段**连于输精管壶腹与腹股沟管腹环之间。男性外生殖器的阴囊和阴茎位于会阴部的尿生殖区，但阴囊内的睾丸属内生殖器（图 6-7a）。

2. 女性生殖器　女性内生殖器的**卵巢**位于盆侧壁的卵巢窝内，**子宫**位居膀胱和直肠之间，两侧连**输卵管**，向下连阴道。**阴道**前壁邻尿道，后壁邻直肠，向下穿盆底到会阴部，以阴道口位于尿道口之后、肛门之前，女性外生殖器诸结构合称女外阴（图 6-7b）。

（四）血管神经干

盆部的血管神经干位于盆侧壁内面，主要有髂血管和骶丛及其分支，淋巴结沿血管和盆底的筋膜间隙分布。盆腔器官的周围有丰富的静脉丛。

1. 血管系统 **髂总动脉**在骶髂关节前方分为髂外动脉和髂内动脉，**髂外动脉**沿骨盆上口前行，经腹股沟韧带深方到大腿前，改称股动脉。**髂内动脉**沿盆壁下行，分支营养盆部、会阴和臀区。髂静脉与同名动脉伴行（图 6-9a）。

髂内动脉发出的脏支营养盆腔脏器，壁支营养盆壁结构。其中闭孔动脉与闭孔神经组成闭孔血管神经束（图 6-4b）；阴部内动脉伴阴部神经组成阴部内血管神经束；臀上动脉和臀下动脉伴同名神经组成血管神经束，分别穿梨状肌上、下孔到臀区（图 6-9）。

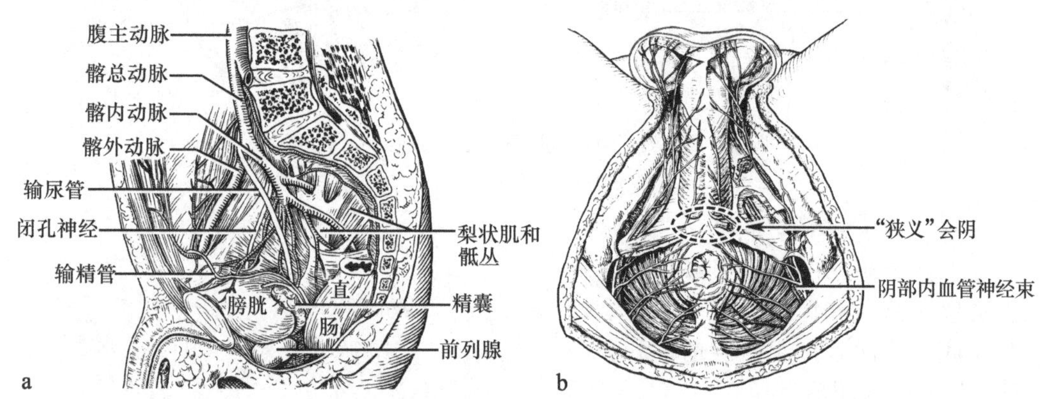

图 6-9 盆部和会阴部的血管

髂内静脉主干及其属支伴随同名动脉经行分布，其起始处在盆底和盆腔器官周围形成丰富的静脉丛，其中直肠静脉丛是肝门 - 腔静脉侧支吻合的主要路径之一（图 6-10a）。

2. 淋巴系统 丰富的淋巴结群位于血管和脏器的周围，包埋在盆壁和盆底的结缔组织内，多与伴行的血管或脏器同名，其输出管逐级汇聚，最后经腰淋巴结和肠系膜下淋巴结汇入腰干和肠干（图 6-10b）。

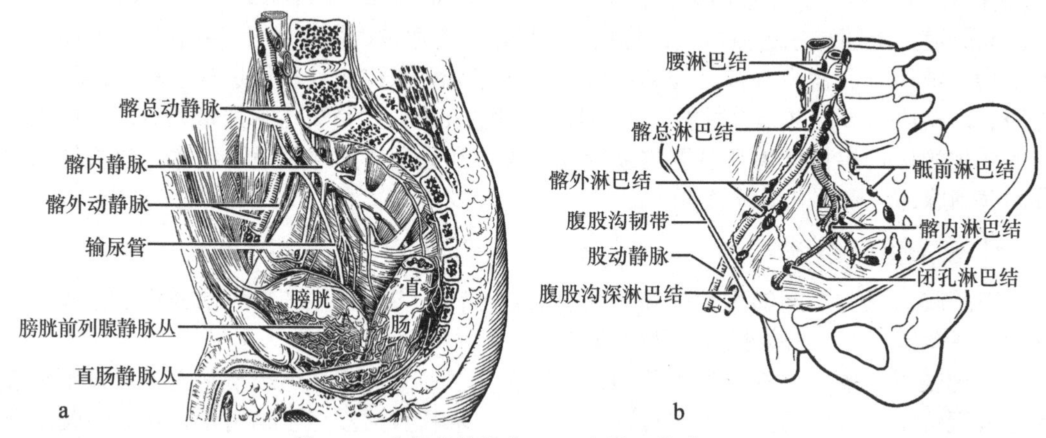

图 6-10 盆部的静脉丛（a）和淋巴结群（b）

会阴浅层及女性子宫的部分淋巴回流经腹股沟区的淋巴结，子宫肿瘤转移或会阴部病变在腹股沟内可触及肿大的淋巴结。

3. 神经系统 包括**腰丛**的分支、**骶丛**及其分支以及**内脏神经**。

（1）骶丛： 位于盆侧壁的梨状肌的前方，有腰神经的腰骶干参与组成，发出的数条短肌支分布到盆会阴肌，发出的较长和长支穿梨状肌上、下孔到臀部和下肢（图 6-9a）。

（2）闭孔神经： 为腰丛的分支，经盆侧壁下行，穿闭膜管到大腿内侧，但在盆部没有分支（图 6-9a）。

（3）内脏神经：

1）交感神经：腹腔的腰交感干下延为骶交感干，位于盆后壁的骶骨前；腹主动脉表面的腹主动脉丛下延为上腹下丛，继续下延为盆丛（又称下腹下丛）。

2）副交感神经：随第 2 ～ 4 骶神经穿出的盆内脏神经，来自骶髓的骶副交感核。上述内脏神经发出的纤维加入延续而来的内脏神经丛，分布到盆会阴的脏器（图 6-11）。

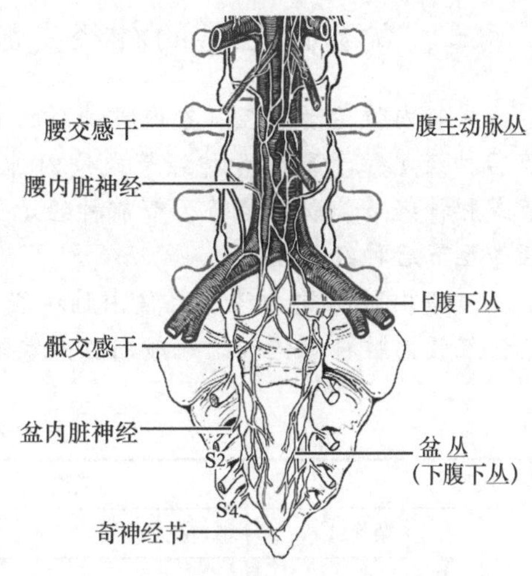

图 6-11　盆部的内脏神经

（五）腹膜腔

腹腔内的腹膜腔延伸到盆腔内，但仍称腹膜腔。女性盆腔内，被覆子宫前面的腹膜与膀胱底的腹膜延续，两者之间的浅凹称**膀胱子宫陷凹**。被覆子宫后面的腹膜与直肠前面的腹膜延续，两者之间的腹膜凹陷称**直肠子宫陷凹**，为女性直立位或半卧位时腹膜腔的最低点。两层腹膜在子宫侧缘形成夹层，称**子宫阔韧带**（图 6-7b）。在男性，被覆膀胱底和精囊表面的腹膜与直肠前面的腹膜延续，两者之间的凹陷称**直肠膀胱陷凹**，为男性直立位或半卧位时腹膜腔的最低点（图 6-7a）。

第四节　盆会阴部各器官的神经分布

分布到盆会阴部的躯体性神经分别来自腰丛和骶丛，副交感神经来自骶部的盆内脏神经，交感神经来自腰交感干下段和骶尾交感干。

一、会阴部皮肤的神经分布

会阴部皮肤的一般感觉经骶丛传入第 3 ～ 5 骶髓和尾髓，一般内脏运动神经来自骶尾段交感神经节的分支。

（一）感觉神经分布

骶丛发出的阴部神经的感觉纤维分布到以肛门为中心的会阴部鞍状区，但小部分外生殖器的感觉经腰丛的髂腹股沟神经传入腰髓的相应节段。

（二）运动性神经分布

支配会阴部皮肤内小血管、汗腺和立毛肌的交感神经节前神经元位于第 1 ～ 3 腰髓（L1 ～ L3）侧角，节后神经元位于骶尾段椎旁节，节后纤维随阴部内神经分布到会阴区。

二、盆会阴肌的神经支配

盆会阴肌的运动神经来源以及体表投影与感觉神经分布完全一致，其下运动神经元位于相应节段的脊髓前角。

支配会阴部肌的神经来自骶丛阴部神经的分支。

三、盆会阴脏器的神经支配

一般内脏运动神经　盆内脏神经的节前神经元分别位于S2～S4脊髓的骶副交感核，节后神经元位于器官旁神经节或壁内神经节；交感节后神经元位于腹腔神经丛内的神经节或腰神经节、骶神经节，节前神经元位于T11～L3脊髓侧角，经白交通支、腰内脏神经等至节后神经元换元。

一般内脏感觉神经　经盆内脏神经传入的一般内脏感觉纤维终止于S2～S4脊髓后角；经腰内脏神经传入的一般内脏感觉纤维终止于T11～L3脊髓后角。

表6-1　盆会阴肌

<table>
<tr><th colspan="2">肌群</th><th>名称</th><th>起点</th><th>止点</th><th>主要功能</th><th>神经支配</th></tr>
<tr><td rowspan="4">盆肌</td><td rowspan="2">盆壁肌</td><td>梨状肌</td><td>骶前孔的外侧</td><td>股骨大转子</td><td>髋关节外展、外旋</td><td rowspan="6">骶丛肌支</td></tr>
<tr><td>闭孔内肌</td><td>闭孔膜内面及周围的骨面</td><td>股骨转子窝</td><td>髋关节外旋</td></tr>
<tr><td rowspan="2">盆底肌</td><td>肛提肌</td><td rowspan="2">骨盆下口处骨、深筋膜和韧带</td><td>会阴中心腱</td><td rowspan="2">封闭骨盆下口、支持盆腔脏器</td></tr>
<tr><td>尾骨肌</td><td>骶尾骨侧缘</td></tr>
<tr><td colspan="2" rowspan="2">会阴肌</td><td>会阴深横肌</td><td colspan="2">两侧耻骨弓之间</td><td>封闭盆膈裂孔</td></tr>
<tr><td>会阴浅层肌</td><td colspan="2">会阴深横肌的下面</td><td></td></tr>
</table>

（张海锋　陈幽婷）

第七章 背　部

第一节 概　述

一、境界与分区

背部指躯干的背侧，是脊柱和脊柱周围以及胸廓后结构的总称。与躯干腹侧的分区对应，自上而下分为项区、胸背区、腰背区和骶尾区。

二、结构概况

背部的软组织从浅入深有皮肤、浅筋膜、深筋膜和背肌。背肌分为浅、深2群：背浅肌连接脊柱和上肢，血液供应主要来自腋血管，神经支配来自脑神经（副神经）或脊神经前支（臂丛）的分支，两者紧密伴行形成血管神经束。背深肌紧贴脊柱或胸廓后，血液供应和神经支配均呈典型的节段性分布，至背部皮肤和背深肌的神经来自脊神经的后支。另外，肩胛骨和大部分肩带肌位于胸背区内。

第二节 表面解剖

一、体表标志

背部的骨性标志与脊柱有关，肩胛骨和髂骨后部包括在内；肌性标志与背肌有关，部分肩带肌也包括在内（图7-1）。

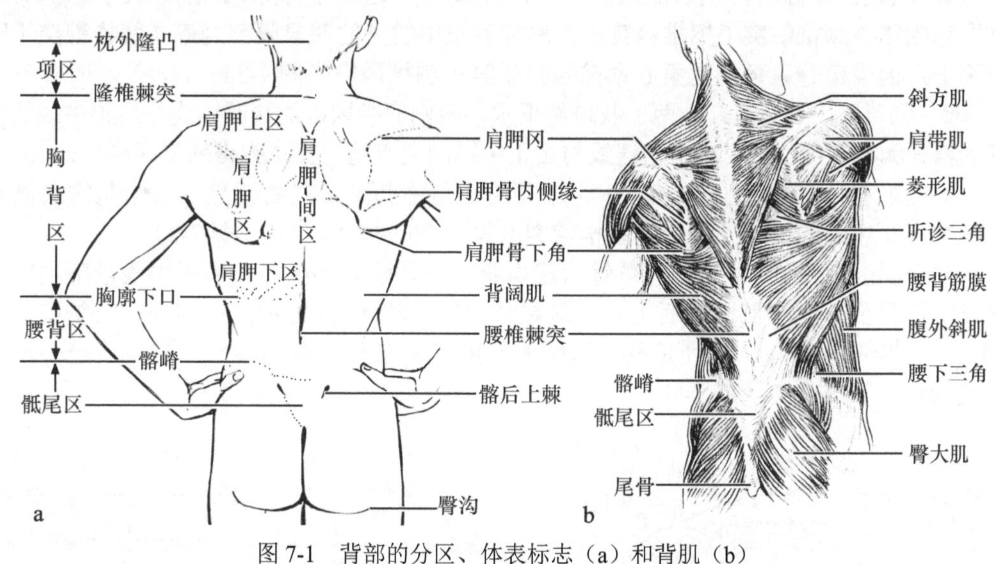

图7-1　背部的分区、体表标志（a）和背肌（b）

项区又称**项部**，惯称**颈后部**，上界为枕外隆凸与乳突的连线，下界为隆椎棘突与肩峰的连线，侧界为斜方肌前缘。

胸背区惯称**背部**，上界接项区，下界为第12肋的下缘（或第12胸椎棘突与肋弓最低点的连线），侧界为腋后线的延长线。此区又可细分为①**肩胛区**：肩胛冈到肩胛骨下角之间；②**肩胛上区**：肩胛冈到斜方肌前缘之间；③**肩胛下区**：肩胛骨下角到第 12 肋下缘；④**肩胛间区**：两侧肩胛骨内侧缘之间。

腰背区惯称**腰部**，上界接胸背区，下界为髂嵴后部的连线，侧界仍为腋后线的延长线。

骶尾区上接腰背区，下至尾骨尖，两侧为臀大肌的内侧缘（图 7-2）。

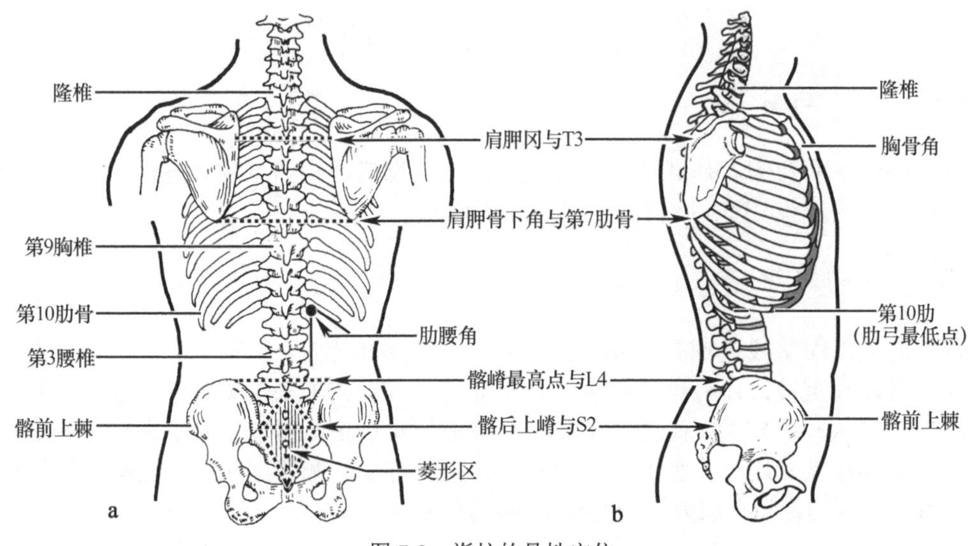

图 7-2　脊柱的骨性定位

（一）骨性标志

1. 脊柱相关的　身体直立，两上肢自然下垂，**棘突**组成后正中线处断续的皮下隆起，两侧的背部结构对称，若棘突连线弯向一侧称脊柱侧曲或脊柱侧凸。

（1）项区：屈颈时，枕后的最高处为枕外隆凸，向下可扪及一凹陷，其下方的第一个微隆起为**第 2 颈椎棘突（枢椎棘突）**；肩部后正中线处的明显隆起为**第 7 颈椎棘突（隆椎棘突）**，但少部分人可能是第 6 颈椎棘突或第 1 胸椎棘突（图 7-3a）。

（2）胸背区：人体直立，两上肢自然下垂，两侧肩胛冈内侧端的连线与后正中线的交点处为**第 3 胸椎棘突**；两肩胛下角连线与后正中线的交点处为**第 7 胸椎棘突**（图 7-2）。

（3）腰背区：腰椎侧方与第 12 肋之间的交角称肋腰角或肋腰点。两侧髂嵴最高点的连线与后正中线的交点处为**第 4 腰椎棘突**或第 4、5 腰椎棘突间（图 7-2）。

（4）骶尾区：后正中线处为**骶骨后正中嵴**，扪之隆起不明显。后正中线最下端的骨质隆凸为**尾骨尖**，位于肛门的后上方。从尾骨尖向上约 4 cm 处扪之微凹处为**骶管裂孔**，两侧的骨性隆凸为**骶角**，此处是临床骶管麻醉的穿刺部位。两侧髂后上棘与后正中线的交点处为**第 2 骶椎棘突**（图 7-3b）。

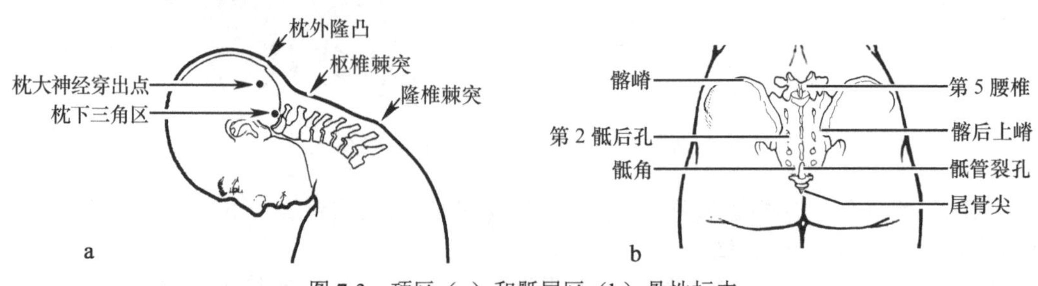

图 7-3　项区（a）和骶尾区（b）骨性标志

2. 髂骨后部相关的　**髂嵴后部**略向上隆起，作为背部与臀部的分界标志。两侧髂嵴最高点的连线平第 4 腰椎棘突。**髂后上棘**为髂嵴后端的突起，两侧髂后上棘的连线平第 2 骶椎的棘突。两侧髂后上棘与第 5 腰椎棘突、尾骨尖的连线形成**菱形区**，恰位于骶尾区内且左右对称（图 7-1，图 7-2）。

3. 肩胛骨相关的 **肩胛冈**形成背外侧上方明显的斜行骨嵴，肩胛冈内侧端平第 3 胸椎棘突高度，外侧端的肩峰延伸到肩部。**肩胛骨内侧缘**全长可触及，其内侧的菱形肌深方有肩胛背血管神经束下行。**肩胛骨下角**位于肩胛骨内侧缘下端，约平第 7 胸椎棘突高度（图 7-1，图 7-2）。

4. 肋骨相关的 肩胛骨下角约平**第 7 肋间隙**，向下依次可触及各肋和肋间隙。**第 12 肋**的下缘游离于腰部的软组织内，注意与第 11 肋区别。第 12 肋与脊柱外侧缘的交角称**肋腰角**（或肋腰点）（图 7-2）。

（二）肌性标志

1. 背肌浅层相关的 **斜方肌**位于项区和胸背区，提肩时其前缘明显，作为固有颈部与项区的分界标志；提肩时在斜方肌前缘深方可触及粗大隆起的肌腹，为收缩的**肩胛提肌**，落肩即消失。**背阔肌**主要位于腰背区，其外下缘的上半游离，使胸侧壁的皮肤形成一纵行皮肤隆起称**腋后襞**（上肢呈外展位时明显），其延长线称**腋后线**，作胸腹部与背部的分界标志（图 7-1，表 7-1）。

2. 背肌深层相关的 **竖脊肌**形成棘突两侧的纵向隆起，腰部明显且外侧缘清晰。在项区，竖脊肌外侧缘与第 12 肋的交角称**脊肋角**，又称**肾角**，位于肾投影区内（表 7-2）。

二、体表投影

（一）项区

与颈前外侧区相对应，又称颈后区或后颈部。

1. 枕大神经 主干位于项区深方，约在枕外隆凸外侧 2.5cm 处浅出，穿入头皮内上行。

2. 枕下三角区 位于项区竖脊肌（头半棘肌）外侧缘与后发际线的交点处，约在耳垂平面，屈颈时扪之凹陷明显。此区也是中医的风池穴所在（图 7-3a）。

（二）胸背区

与胸前外侧区相对应，又称肩背部或狭义的背部。

1. 肩胛旁三角 又称**听诊三角**，位于肩胛骨下角的内侧，扪之微凹（图 7-1，图 7-4a）。

2. 肋膈隐窝后部 肋膈隐窝后下界在肩胛线交第 11 肋，肺后下缘约高 1～2 个肋间隙，两者之间为肋膈隐窝后部所在（图 7-4a）。

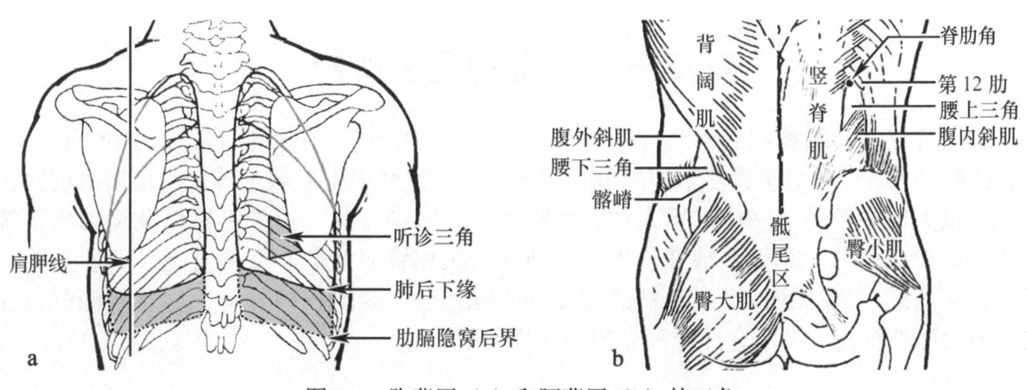

图 7-4 胸背区（a）和腰背区（b）的三角

（三）腰背区

与腹前外侧区相对应，又称下腰部。

1. 肾 两肾后面均有第 12 肋跨过，肋的深方尚有肋膈隐窝。第 12 肋与竖脊肌外侧缘的交角称**脊肋角**，又称**肾角**，此处为肾最贴近体表处。因右肾的上方有肝，故比左肾位置略低：第 12 肋斜过左肾的中部，但斜过右肾的上部，所以前述的肋腰角对应于两肾的不同位置（图 7-4b）。

2. 脊髓下端 成人脊髓下端达第 1 腰椎体下缘的高度，小儿的位置较低，新生儿可达第 3 腰椎体的下缘，随年龄的增长逐渐上抬。

3. 腰上三角和腰下三角 第 12 肋、下后锯肌、竖脊肌与腹内斜肌围成的区域称腰上三角，表面有背阔肌覆盖，肋腰角位于其内；髂嵴上缘、背阔肌与腹外斜肌围成的区域称**腰下三角**，表面仅有皮肤和浅筋膜覆盖。此两区均为腰部的薄弱区域（图 7-4b）。

4. 骨纤维孔和骨纤维管 位于腰椎上关节突外侧面与横突根部的交界处，其投影的上端（第 1 腰椎水平）位于中线外侧 2 ～ 2.5cm 的范围内，下端（第 5 腰椎水平）位于中线外侧约 2.5 ～ 3.0cm 的范围内，骨纤维孔投影位于骨纤维管的外侧（图 7-5）。

5. 臀上皮神经穿出点 在髂嵴上方距正中线 4 ～ 5cm 处，第 1 ～ 3 腰神经后支的皮支穿出腰部肌层和腰背筋膜，跨越髂嵴达臀上部皮下，改称臀上皮神经（图 7-6）。

6. 臀中皮神经穿出点 在平髂后上棘高度向下，第 2 ～ 4 骶神经后支的皮支穿出，分布到骶部和臀后部，改称臀中皮神经（图 7-6）。

（四）骶尾区

脊髓蛛网膜囊下端达第 2 骶椎的高度，即两侧髂后上棘的连线水平。

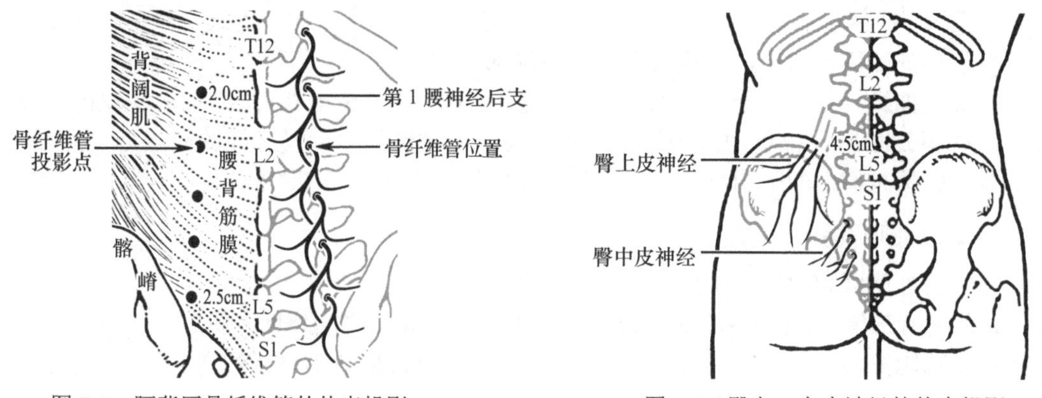

图 7-5 腰背区骨纤维管的体表投影

图 7-6 臀上、中皮神经的体表投影

第三节 背部的局部解剖

组成脊柱、胸廓和颅的骨合称中轴骨，起、止均位于中轴骨的肌常称为中轴肌。除头面部肌之外，中轴肌接受多节段的脊神经支配，且接受中枢双侧半球运动皮质的调控。脊柱是最大的中轴骨，完成支撑人体、承载体重、容纳脊髓、保护脏器以及运动躯干等重要功能。在背部，起于中轴骨、止于上肢骨的肌称背肌浅群，又称背上肢肌，主要功能为运动上肢，接受脑神经或脊神经前支的支配；起、至均在中轴骨的称背肌深群，主要功能为运动脊柱，接受脊神经后支的节段性支配。

一、皮肤和浅筋膜

背部皮肤厚，犹以项区和肩背部为甚。浅筋膜厚而致密，脂肪组织和纤维束丰富，但其内血管细小，故长期卧床病人，因背部皮肤（尤以骨性标志区为甚）长期受压，血流不畅，易引起褥疮。背部皮神经来自脊神经后支的皮支，与小血管伴行组成细小的血管神经束，节段性分布到背部皮肤。

枕大神经是第 2 颈神经后支的皮支（体表投影见前），为所有后支中最粗大者，伴枕动脉（颈外动脉分支）组成**枕血管神经束**分布，传导枕部和项上部皮肤的感觉。枕大神经穿斜方肌枕部的起始腱后进入头皮，穿行处的肌或肌腱病变、上位颈椎病变、外伤等均可压迫神经，引起枕大神经痛（图 7-7）。

臀上皮神经 是第 1～3 腰神经后支的皮支（体表投影见前），此神经若受到经行路径中的肌、肌腱或腰背筋膜的挤压可引起腰臀区疼痛，称臀上皮神经卡压综合征（图 7-7）。

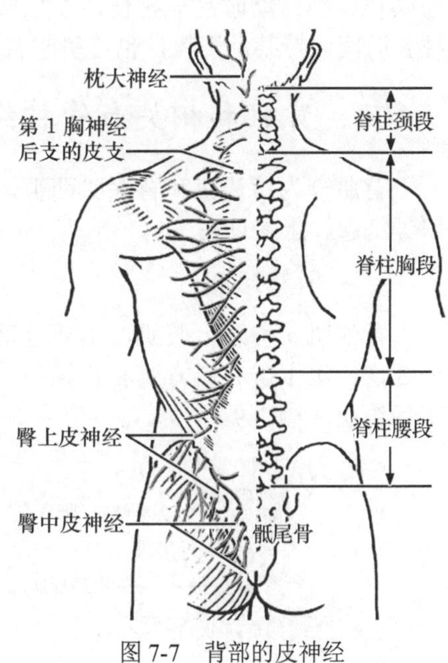

图 7-7 背部的皮神经

二、深筋膜

背部深筋膜较厚，分层包绕背部诸肌，并作为某些背肌的起点。包绕项区斜方肌的深筋膜即颈部的**封套筋膜**。包绕竖脊肌的深筋膜称**腰背筋膜**（或**胸腰筋膜**），在胸背部以上较薄，向下显著增厚，在腰背部呈腱膜样增厚。位于竖脊肌浅面的称**腰背筋膜浅层**（或后层）、位于竖脊肌深方的称**腰背筋膜中层**，两层在肌外缘相融合，作为腹内斜肌和腹横肌的起始腱膜，并沿腹横肌内面与腹横筋膜相延续。竖脊肌深方的腰大肌和腰方肌前面的深筋膜称**腰背筋膜深层**（或称前层），根据位置又分别称腰大肌筋膜和腰方肌筋膜，此层为腹膜后隙的后界（图 7-8）。

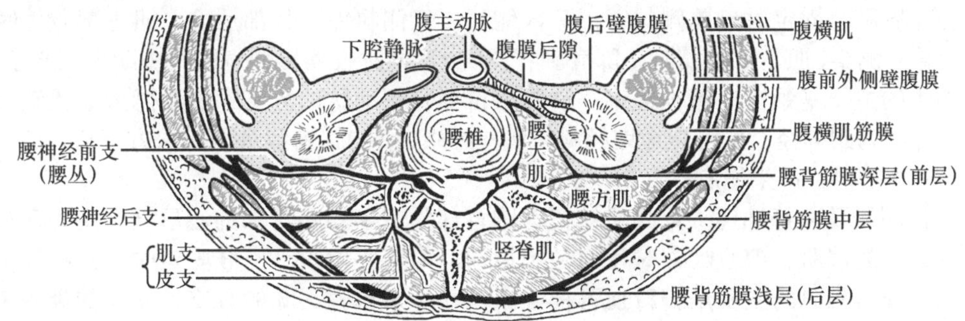

图 7-8 腰背筋膜和腰神经的分支

腰背痛是临床常见病之一，其发病机制与腰背部肌筋膜组织密切相关。腰背筋膜的浅、中层与腰椎横突和棘突及韧带等共同围成竖脊肌骨筋膜鞘，简称**竖脊肌鞘**，脊神经后支与伴行的小血管一同穿入鞘内分布到该肌，皮支继续穿至浅筋膜内分布到背部皮肤。肌肉的扭伤或痉挛压迫血管神经分支、深筋膜的炎症等病变造成穿出路径的狭窄粘连等，是产生颈肩腰背痛的常见病因。颈部和腰部的活动度相对较大，其周围的肌肉、肌腱或筋膜在剧烈活动时易被拉伤，尤以腰部为甚，这也是腰背或腰腿痛的常见病因之一。脊柱长时间保持某种姿势，也可引起背部软组织的疲劳损伤，造成腰背痛。

三、背肌和相关血管神经

背肌分为背浅肌和背深肌两群，其发生来源、神经支配以及主要功能均不相同，各肌详细起、止参见表 7-1。

（一）背浅肌

背浅肌又称背上肢肌，主要运动上肢骨，受脊神经前支和脑神经的支配。此群肌可分 3 层：第 1 层有斜方肌和背阔肌，第 2 层有肩胛提肌和菱形肌，第 3 层有上后锯肌和下后锯肌（图 7-9）。

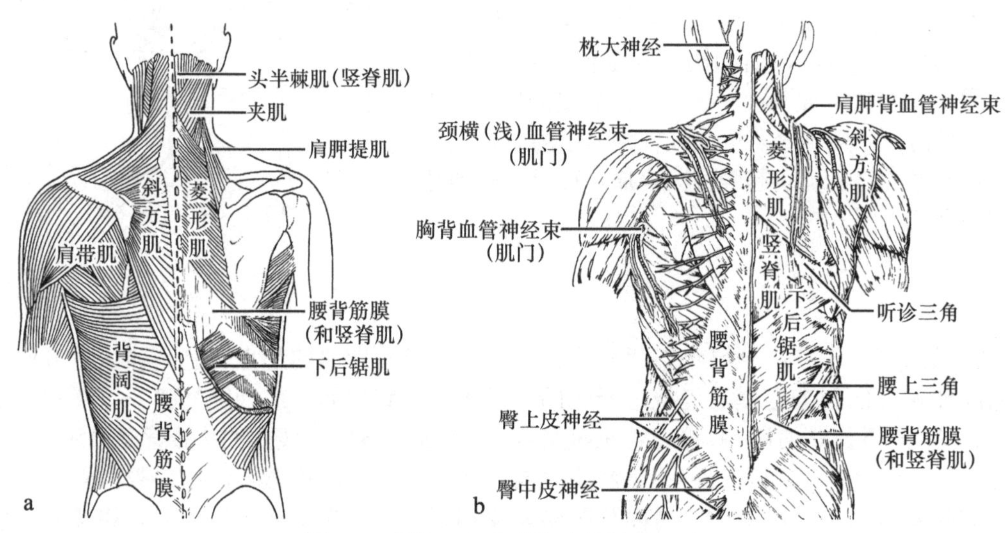

图 7-9　背肌（a）和背部血管神经（b）

1. 斜方肌及血管神经　斜方肌被覆在项区和胸背区的浅层，整肌收缩时拉肩胛骨靠向脊柱，肩胛骨固定时，单侧收缩，颈部侧屈，双侧收缩，颈部后仰。肌上部收缩时上提肩胛骨外侧半，肌下部收缩时下降肩胛骨内侧半，同时收缩旋转肩胛骨协助肩关节运动。分布到肌的主要是**颈横血管神经束**，动脉来自锁骨下动脉的分支**颈横动脉**或**颈浅动脉**，支配的神经为**副神经**，血管神经束经斜方肌前缘中、下 2/3 前缘进入肌深方下行，此处即肌门。肌瘫痪时，产生塌肩。

2. 背阔肌及血管神经　背阔肌被覆在胸背部的下半和腰背部的浅层直至胸外侧壁，为全身最大的扁肌。整肌收缩时使肩关节后伸、内旋并内收。上肢固定时，则拉躯干引体向上。分布到肌的主要是**胸背血管神经束**，动脉来自腋动脉的分支，支配的神经来自臂丛发出的胸背神经，血管神经束在近肌止点处进入肌的深方下行，此处即肌门。背阔肌瘫痪时可出现伸上肢无力。

3. 肩胛提肌及血管神经　肩胛提肌为一带状的长肌，肌腹自颈侧方到肩胛骨上角之间，上部的浅面有胸锁乳突肌、下部的浅面有斜方肌。肌收缩时上提肩胛骨；肩胛骨固定时收缩，协助颈后仰和侧屈。分布到肌的主要是**肩胛背血管神经束**，动脉来自锁骨下动脉发出的肩胛背动脉，支配的神经是臂丛发出的肩胛背神经，组成的血管神经束沿肩胛提肌的深方下行至菱形肌的深方，同时分布到菱形肌。肌瘫痪时耸肩无力。

4. 菱形肌及血管神经 **菱形肌**浅面有斜方肌覆盖，肌收缩时拉肩胛骨向内上，使肩胛骨向脊柱靠拢，并与前锯肌共同作用，使肩胛骨紧贴胸廓。肌瘫痪，肩胛骨内侧缘翘起，出现典型的翼状肩。分布到菱形肌的血管神经束与肩胛提肌相同（图 7-9b）。

5. 上后锯肌和下后锯肌 前者浅面被覆菱形肌，后者浅面被覆背阔肌，此 2 肌属呼吸肌，其功能同肋间肌，各肌所在位置的肋间血管神经束分支分布到肌。

（二）背深肌

背深肌紧贴脊柱，位于棘突的外侧、横突的后方、骶骨和肋骨的后面，主要运动脊柱，与背部皮肤共同受脊神经后支的节段性支配（图 7-9b，图 7-10）。

1. 竖脊肌 是最大的背深肌，下至骶骨背面，上达枕外隆凸和颞骨乳突，充填在竖脊肌鞘内。自腰背部向上，肌质分为 3 个纵行肌柱，内侧列称棘肌、中间者称最长肌、外侧列称髂肋肌。单侧收缩脊柱侧屈，双侧收缩脊柱后仰，或维持脊柱直立。颈、胸和腰神经的后支穿竖脊肌鞘进入肌内，节段性支配肌收缩。

2. 夹肌 位于项区，浅面被覆项区的浅群肌，深方有竖脊肌（图 7-9a）。单侧收缩使面部转向同侧，双侧收缩使头后仰，颈神经后支支配夹肌。

3. 背深部的短肌 位于相邻的横突、棘突或椎体间，肌束短但数量众多。包括枕下肌（又称椎枕肌）、横突间肌、棘间肌和横突棘肌等。数量众多的短肌收缩的运动幅度小但持续时间长，是维持脊柱长久姿势的主肌群（图 7-10）。

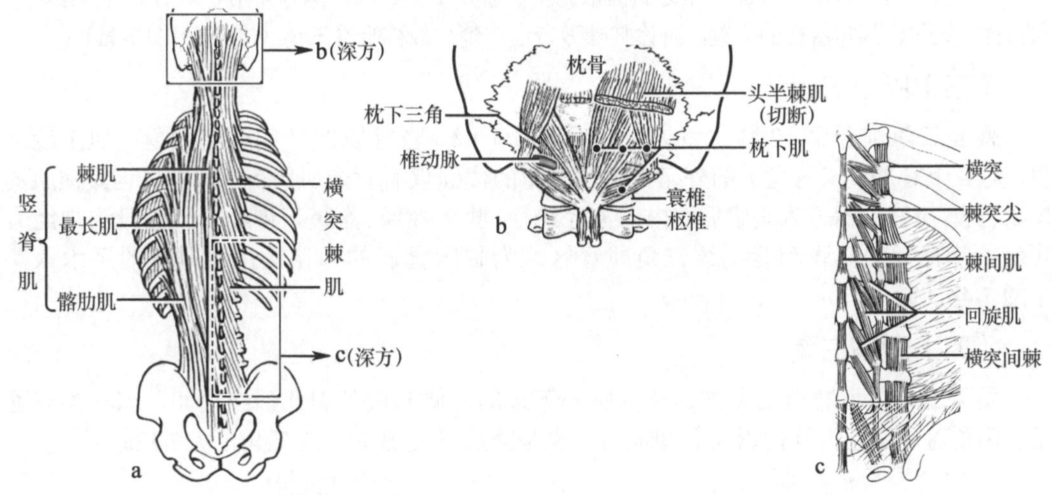

图 7-10 背深层肌

营养背深肌的血管分别来自就近血管，神经为脊神经的后支，两者紧密伴行形成血管神经束。脊神经的后支呈典型的节段性分布，支配背深层肌，并传导背部皮肤的感觉。

四、局部结构

背部各肌之间，形成数个肌间区域，该处因缺乏肌层或肌层较薄，故体表与体腔器官的位置相对较近，也是背部的薄弱区域，具有重要临床意义。

（一）枕下三角

枕下三角位于项区上部的深方、寰枢椎的后面，由枕下肌围成的三角形，三角内有椎动脉和枕下神经（第 1 颈神经的后支），三角旁有枕大神经（第 2 颈神经的后支）上行。寰椎横突和枢椎棘突可作为 X 线片内的定位标志，三角的浅面依次被位于项区的背浅肌和背深肌覆盖。枕大神经和枕下神经都有分支支配周围的浅层和深层肌，神经受压或局部肌肉缺血等都可引起头颈部的疼痛或不适，并易误诊为颈椎病变（图 7-11）。

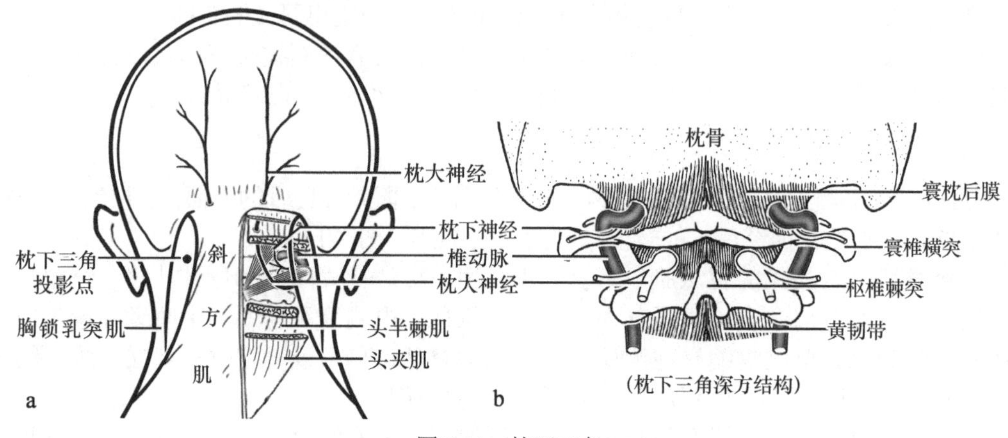

图 7-11　枕下三角

（二）肩胛旁三角

肩胛旁三角位于肩胛骨下角的内侧，下界为背阔肌上缘，内上界为斜方肌外下缘，内侧界为肩胛骨脊柱缘；浅面有斜方肌但未完全覆盖整个三角区，深方即第 6 肋间结构。该区域为胸背部最贴近胸腔器官的位置，听诊肺呼吸音最清楚，故称**听诊三角**（图 7-1，图 7-4a）。

（三）腰上三角

腰上三角位于第 12 肋的下方、下后锯肌下缘、竖脊肌的外侧缘和腹内斜肌上缘之间，对应于脊肋角（肾角）的外下方。该三角的浅面仅有背阔肌覆盖，深层仅为腹横肌的起始腱膜，腱膜的深方为腹膜后隙内的神经经行（肋下神经、髂腹下神经和髂腹股沟神经），其前方就有肾的被膜和肾。该三角即肾区，为临床肾病的叩诊区，也是肾的手术入路（图 7-4b，图 7-12）。

（四）腰下三角

腰下三角位于髂嵴的上方、背阔肌外下缘的外侧和腹外斜肌后缘之间，该三角表面无肌肉覆盖，深层为腹内斜肌和腹横肌，也是腰疝好发部位（图 7-4b，图 7-12a）。

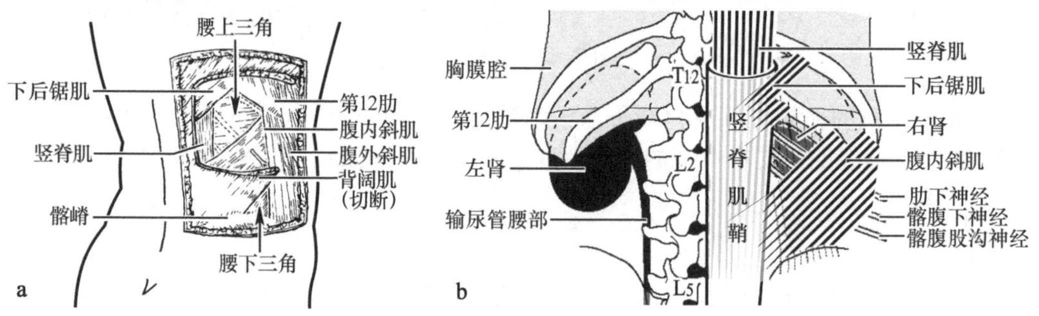

图 7-12　腰上三角和腰下三角

第四节　脊柱骨连结和运动

成人椎骨共 34 块，各椎骨按特定的连结方式连成**脊柱**。椎骨的连结方式以软骨与韧带构成的直接骨连结为主；各关节突、第 1 颈椎的上、下以及胸椎与肋骨的连结为滑膜关节。根据位置，脊柱分为颈部（C1 ～ C7）、胸部（T1 ～ T12）、腰部（L1 ～ L5）和骶尾部（S1 ～ S5，Co）4 段。

正常成人脊柱从侧面可见形似“S”的弯曲，从后面观垂直居中线，无弯曲。脊柱的弯曲是脊柱为适应人体直立行走的姿势，随着人体的生长发育，从单一的背曲先后形成的颈曲、胸曲、腰曲和骶曲四个**生理性弯曲**。临床常见的脊柱畸形如侧凸、过度前凸以及后凸等属病理性弯曲（图 7-13）。

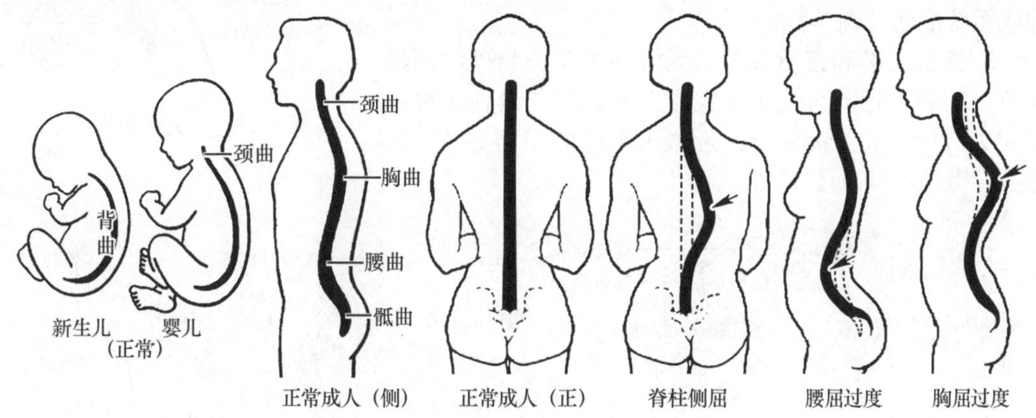

图 7-13 脊柱的生理性和病理性弯曲

一、脊柱各段的连结特点及运动方式

（一）脊柱颈段

脊柱颈段由 7 块颈椎连结而成，其主要特点概括如下。

1. 椎体钩和钩椎关节 **椎体钩**又称（颈椎）钩突，为第 3 ～ 7 颈椎体上面的两侧缘向上的唇样突起。颈椎的退化性病变而发生骨质增生时，使椎体钩与上位椎体下面的两侧缘相距过近而形成假性关节，称**钩椎关节**（Luschka 关节）。椎体钩或钩椎关节病变均可引起临床症状，如可能影响位于其侧方的椎动脉血液循环，并可压迫位于其后方的神经根（图 7-14）。

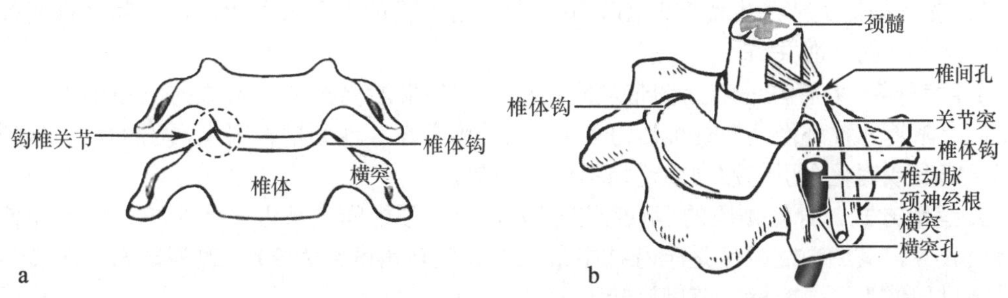

图 7-14 椎体钩和钩椎关节

2. 横突孔和椎动脉 横突孔为颈椎的标志性结构，第 1 ～ 6 横突孔内穿行椎动脉和椎静脉，第 7 颈椎横突孔仅穿行椎静脉。椎动静脉的表面有椎交感神经丛缠绕上行，经枕骨大孔进入颅腔。临床称椎动脉及其分支为“后循环”，营养脑干、小脑、间脑后半以及大脑半球的后 1/3。椎交感神经丛支配血管壁的平滑肌，并传导血管的内脏感觉。颈椎骨质增生、运动性损伤或外伤等可使椎间孔狭窄，因椎动脉受压脑供血不足而引起颈椎病，出现脑缺血性症状（图 7-14b，图 7-15）。

颈椎的椎体钩、关节突和横突共同组成了骨性复合体，称**椎体钩 - 横突 - 关节突复合体**。该复合体与颈神经根、椎动脉以及椎静脉的关系密切，内侧又与颈髓邻近，故复合体的任一部分病变均可涉及血管神经，出现临床神经系统症状（图 7-14b）。

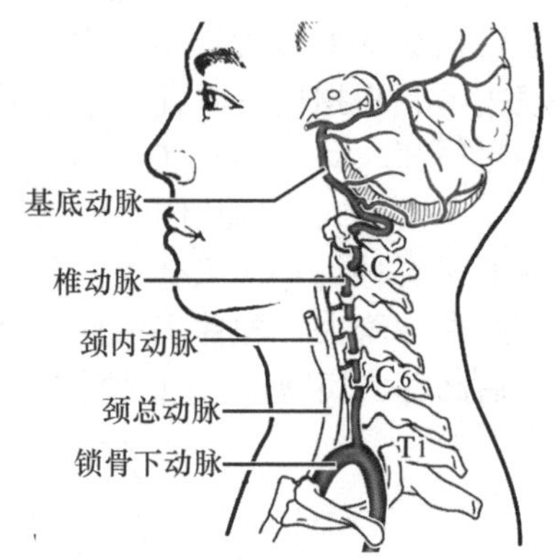

图 7-15　横突孔和椎动脉

3. 寰枕关节和寰枢关节　为脊柱关节内特殊的两组关节，其联合运动可使头部完成三轴运动。其他颈椎的椎间关节为（关节突关节）近似水平位的平面关节，只能做轻微的滑动（图 7-16）。

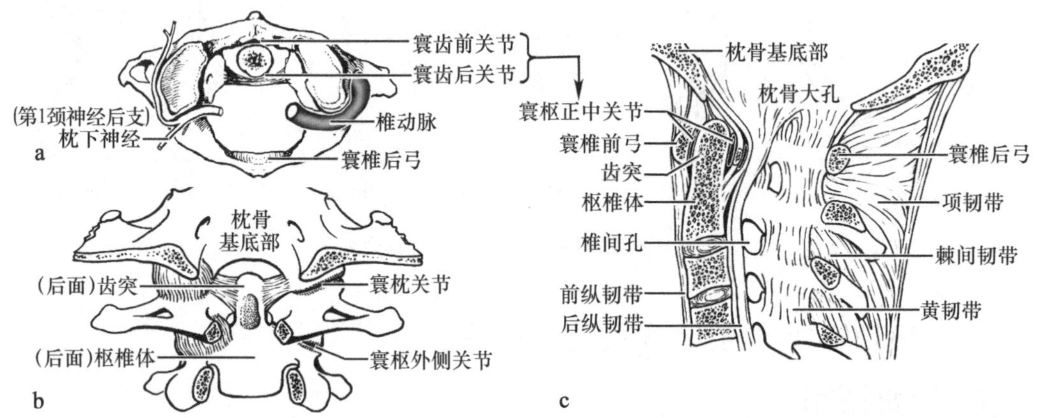

图 7-16　寰、枢椎的关节与项韧带（a：上面观；b：后面观；c：正中矢状切面）

（1）寰枕关节：为联合椭圆关节，关节头为枕骨髁，关节窝为寰椎上关节面。寰枕关节为脊柱最灵活的关节，在头的运动中起重要作用。

（2）寰枢关节：为 3 部分构成的联合车轴关节，包括：

1）寰枢正中关节：由枢椎齿突与寰椎前弓的齿突凹和齿突后的韧带共同组成，为典型的车轴关节，在寰枢关节联合运动中起主导作用。

2）寰枢外侧关节：由寰椎两侧的下关节面与枢椎的上关节面组成，与其他椎间关节相同，是典型的平面关节。

4. 项韧带　为脊柱的棘上韧带从隆椎的棘突尖端游离扩展，形成的三角形腱膜。项韧带向上附着在枕外隆凸与寰椎后弓之间，向前附着在其他颈椎棘突尖，两侧有项肌附着。项韧带病变或钙化会引起颈项部疼痛不适（图 7-16c）。

5. 运动方式　脊柱颈段的运动幅度较大。由于颈椎间关节近乎水平位，因此屈伸运动幅度较大，其中前屈幅度是全脊柱中最大的。旋转角度约为 90°，侧屈时常伴旋转。寰枕关节以屈伸为主，寰枢关节以旋转为主。

（二）脊柱胸段

1. 肋椎关节　脊柱胸段由 12 块胸椎连结而成，除一般的脊柱连结之外，还经肋椎关节参与胸廓的构成。**肋椎关节**包括肋头关节和肋横突关节，两关节的联合运动可使肋前端升、降以助呼吸（图 7-17）。

2. 运动方式 脊柱胸段的运动幅度最小。胸椎的椎间关节面近乎冠状位，故前屈幅度受限；胸椎棘突细长并斜向后下呈叠瓦状排列，且下关节突与椎弓板和棘突的距离近，故后伸幅度受限；两侧的肋骨和胸廓又限制了侧屈运动，但胸上部可完成旋转运动。胸椎的椎间盘最薄，故较少发生椎间盘的病变。

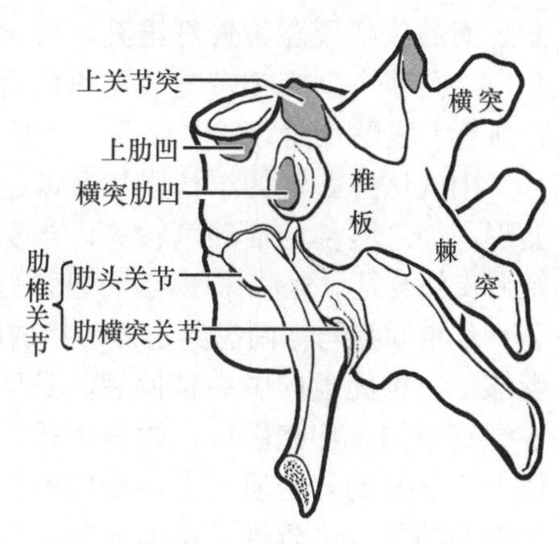

图 7-17 肋椎关节

（三）脊柱腰段

脊柱腰段由 5 块腰椎连结而成，其主要特点总结如下。

1. 椎弓峡与“猎狗征” 腰椎的椎弓根粗壮，椎弓板宽厚，两者的延续部称**椎弓峡**，恰在上关节突与下关节突之间，故又称**关节突间部**。在 X 线斜位片上，椎弓与突起重叠成一只小狗的轮廓影，椎弓峡形成小狗的颈部（参见第十章图 10-16c，图 10-17）。椎弓峡是椎弓的薄弱处，先天性发育不良或外伤造成椎弓峡骨折，引起腰痛和运动障碍，X 线片内出现“猎狗征”阳性（图 7-18）。

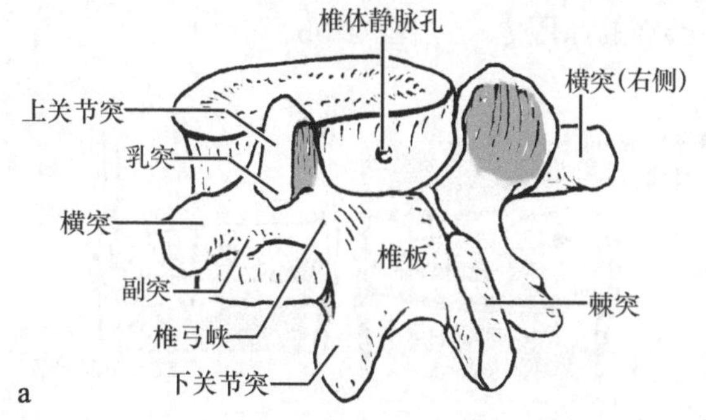

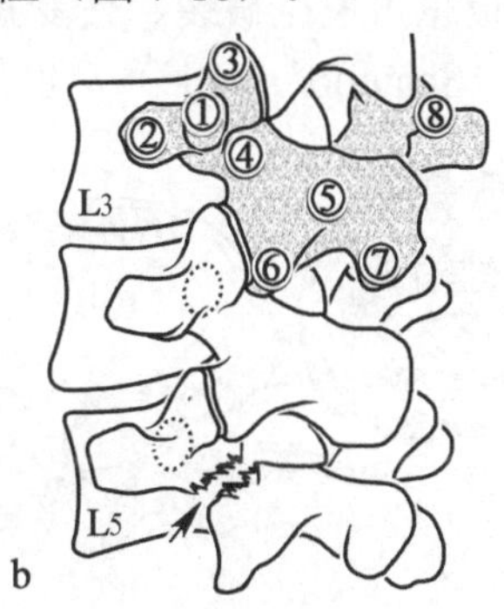

图 7-18 椎弓峡

图 b 注：①：椎弓根投影—狗眼；②：横突—狗嘴；③：上关节突—狗耳；④：椎弓峡—狗颈；⑤：椎板—躯干；⑥：下关节突—前肢；⑦：棘突和对侧下关节突—后肢；⑧：对侧横突和上关节突—狗尾；↗箭头所指：椎弓峡断裂处。

2. 骨纤维孔和骨纤维管 是腰椎上关节突外侧面、横突根部与腰椎的韧带共同围成的骨纤维孔和管，其内穿行腰神经后支和伴行的血管（图 7-19）。

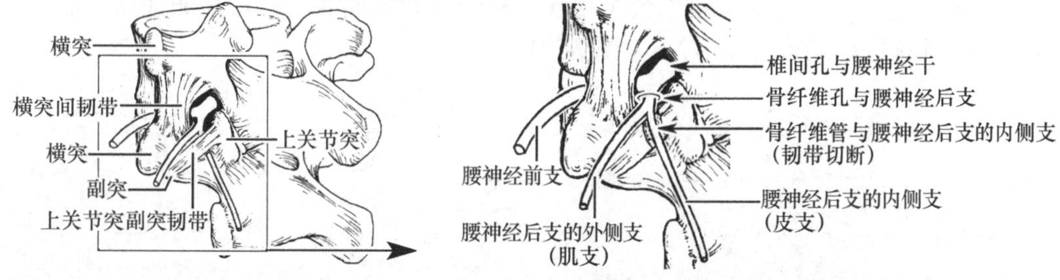

图 7-19 腰椎骨纤维孔和骨纤维管的组成和穿行神经（左后外侧面观）

腰椎的上关节突粗大，关节面呈矢状位。腰椎横突较胸椎显著细而短，在横突根的后部有一小突起称副突，为发育中肋骨退化的遗迹。横突间韧带连于相邻横突之间，关节突副突韧带位于上关节突外侧面与副突之间。横突间韧带内侧缘的下半与关节突外侧面之间的狭窄裂隙称**骨纤维孔**，腰神经后支（和伴行血管）自腰神经干分出后立即转入孔内。关节突副突韧带与其覆盖的骨面围成**骨纤维管**，脊神经后支分出的内侧支（和伴行血管）紧贴骨面行斜向后下，穿竖脊肌和腰背筋膜达背部浅筋膜内。

围成这些孔道的结构坚韧且缺乏弹性，当发生骨质增生或韧带钙化时易使孔道狭窄变形，加之腰部的活动度较大，当穿行神经受到压迫或牵拉时，引起腰腿疼痛，称脊神经后支综合征，是临床引起不过膝（膝以上）腰腿痛的主要原因。

3. 椎间盘与椎间盘突出症 组成**椎间盘**的结构除髓核和纤维环之外，还有软骨终板。**髓核**位于椎间盘的中央稍偏后，是乳白凝胶状的结缔组织；**纤维环**是呈同心圆排列的板层纤维结构，环绕髓核；**软骨终板**为薄层透明软骨板，附着在相邻椎体的骨性终板（椎体上、下面的骨密质）上，构成髓核的上、下界（图 7-20）。腰部椎间盘最大最厚，加之腰曲的弧度，腰椎间盘的前部比后部更厚，但后部的承重力最大，因此最易发生椎间盘病变。

成人的椎间盘随年龄增长逐渐发生退行性变，当腰部用力不当或过度劳损可引起纤维环破裂、髓核突出，称椎间盘突出症（图 7-20a）。由于椎间盘后部较薄弱且所受压力也较大，故多向后方或后外侧突出，压迫脊髓或脊神经而出现临床症状。髓核上、下的软骨终板也可发生破裂，使受挤压的髓核突入椎体的骨松质内，形成椎内疝，又称许莫氏结节（Schmorl's node），也是引起慢性腰痛的原因之一（图 7-20b）。

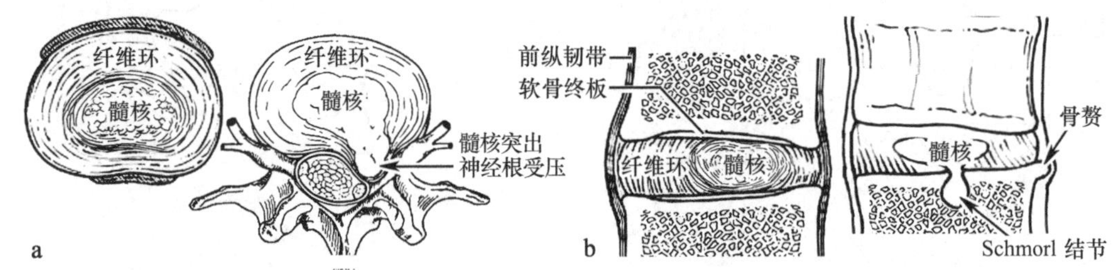

图 7-20　椎间盘突出（a）与椎内疝（b）

4. 运动方式 脊柱腰段的运动幅度大。由于椎间关节近乎矢状位，因此屈伸运动范围大，而侧屈和旋转的运动幅度较小。

（四）脊柱骶尾段

成人的 5 块骶椎已骨化为 1 块骶骨，无活动度；尾椎在成年后也逐渐骨化长合，但多在骶椎长合之后。骶骨底与第 5 腰椎相连的椎间盘和椎间关节合称**腰骶连结**，骶骨尖与尾骨相连处称**骶尾关节**（图 7-21a，图 7-21b）。

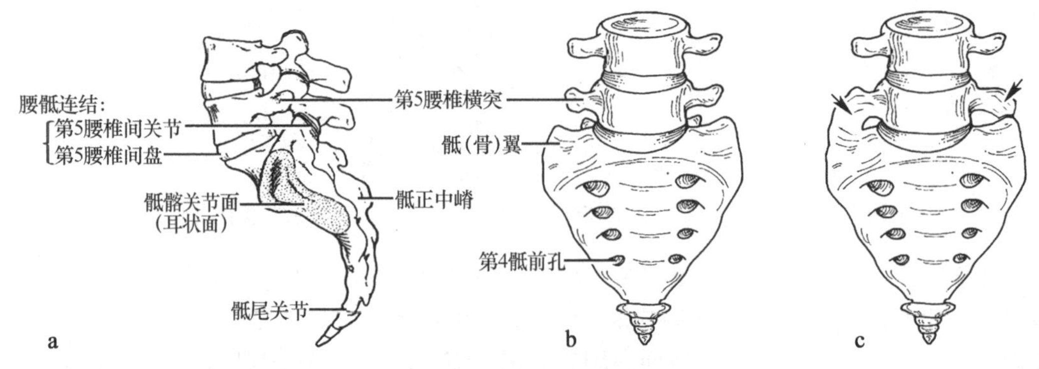

图 7-21　腰骶连结和骶尾关节

第 5 腰椎的横突与骶骨底两侧的骶翼上缘相连甚或长合，称腰椎骶化（图 7-21c，箭头所示），是引起慢性腰背部痛的病因之一。骶尾关节实际为一软骨连结，具有一定的活动度，尤其在女性分娩时，可允许骨盆下口的前后径增大，有利胎儿娩出，但随年龄增长也逐渐骨化长合。蹲坐摔伤可造成尾骨骨折，若骨折后愈合畸形，可造成骨盆出口狭窄。

二、运动脊柱的肌

脊柱的整体运动即躯干运动，需脊柱周围多个肌和肌群协同工作。运动脊柱的部分肌接受脊神经的节段性支配，加之中枢下行的皮质脊髓束双侧支配中轴肌（脊柱周围的肌），故单条或小范围的周围神经损伤不会出现明显的脊柱运动功能障碍。

在脊柱运动时，椎间盘的髓核成为杠杆的支点。各椎间关节的运动幅度虽微小，但全体联合运动可使脊柱运动幅度明显增大。脊柱的韧带对运动起到限制性保护作用，如后纵韧带、黄韧带和棘上韧带等限制过屈，前纵韧带限制过伸。脊柱可作屈、伸、侧屈、旋转和环转运动，运动脊柱各肌的神经支配和运动幅度（关节活动度）见表 7-2。

1. 屈 又称前屈、屈曲，脊柱上、下端向腹侧靠拢。头长肌和颈长肌在胸锁乳突肌和斜角肌群的协助下完成颈部的前屈；腹前外侧肌群（腹横肌除外）与腰方肌和腰大肌等共同牵拉胸廓向骨盆靠拢，以完成胸腰部的前屈。

2. 伸 又称后伸、背伸，脊柱上、下端向背侧靠拢。竖脊肌是最重要的脊柱伸肌，其上段在夹肌和斜方肌上半等协助下完成颈部后伸，下段在后锯肌和斜方肌下半等协助下完成胸腰部后伸。围绕在脊柱周围的深层短肌（横突棘肌和背短肌群等）是恒定维持脊柱姿势的肌群，同样参与完成后伸。

3. 侧屈 分为左侧屈和右侧屈，即脊柱上、下端向同侧靠拢。位于脊柱一侧的肌同时收缩，协同完成侧屈动作，主要有腰方肌、肋间肌、横突间肌和肩胛提肌等。

4. 旋转 分为左旋和右旋，即脊柱绕自身长轴做回旋。骨盆固定不动时，头和肩部绕躯干垂直轴回旋，主要有胸锁乳突肌、斜角肌、夹肌、斜方肌上部、髂肋肌和脊柱固有的回旋肌等协同完成；头和肩部固定不动时，骨盆绕躯干垂直轴回旋，主要有髂腰肌、腹内斜肌、腹外斜肌、髂肋肌和脊柱固有的回旋肌等协同完成。

5. 环转 以脊柱的一端作为定点，另一端做圆周运动。环转实为上述 4 种运动连续进行的动作，站立位时易完成脊柱上半的环转运动。悬垂位时易完成脊柱下半的环转运动。

三、椎管内容

脊柱的椎管内容纳**脊髓**，其上端在枕骨大孔处与延髓相连；脊髓两侧连有众多纤细的**脊神经根丝**，向外侧汇合成 31 对**脊神经根**，经椎间孔出椎管；椎管内 3 层薄厚不一的被膜与椎管内壁共同围成两个相对宽阔的被膜间隙，脊神经根穿椎间孔时仍有被膜和间隙包绕；营养脊髓的**神经根动脉**发自脊柱附近的动脉，呈节段性穿经椎间孔进入椎管；椎管内的静脉主要汇入**椎管内静脉丛**，穿椎间孔出椎管。各对脊神经在椎间孔外发出的脊膜支又称**窦椎神经**，又穿椎间孔进入椎管内分布，传导椎管内的感觉（图 7-22）。

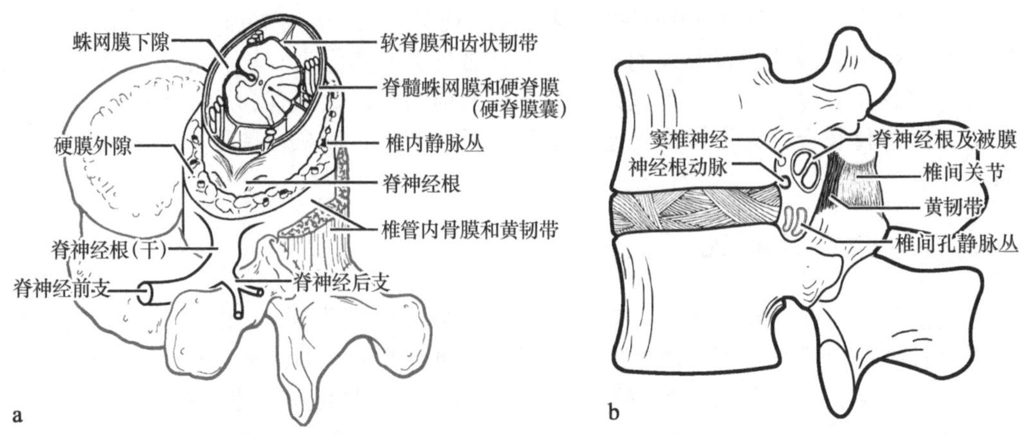

图 7-22　椎管内容（a）和椎间孔穿行内容（b）

（一）脊髓被膜和被膜间隙

脊髓的 3 层被膜（**软脊膜**、**脊髓蛛网膜**和**硬脊膜**）与椎管内壁共同围成**蛛网膜下隙**和**硬膜外隙**，蛛网膜下隙的脑脊液内有脊髓、脊神经根丝和脊髓动静脉，硬膜外隙的脂肪和疏松结缔组织内主要有椎内静脉丛和脊神经根（图 7-22a）。脊神经根及其被膜、伴行的血管神经等穿椎间孔进出椎管（图 7-22b）。

（二）脊髓节段与椎骨的对应关系

脊髓在外形上没有明显的节段性，但每一对脊神经及其前、后根丝附着范围的脊髓构成一个**脊髓节段**，因为有 31 对脊神经，故脊髓也相应分为 31 个节段，即 8 节**颈髓**（C1 ～ C8）、12 节**胸髓**（T1 ～ T12）、5 节**腰髓**（L1 ～ L5）、5 节**骶髓**（S1 ～ S5）和 1 节**尾髓**（Co）（图 7-23）。

自胚胎发育早期起，脊髓的生长速度就慢于脊柱，而脊髓上端连延髓处固定不能动，使脊髓下端不断上移，所连根丝随之拉长。在成人，脊髓下端仅达第 1 腰椎下缘的高度，此高度以下的椎管内仅有拉长的根丝，称**马尾**（图 7-23c）。

成人脊髓节段序数与椎骨（椎体）序数对应关系的推算方法为：上颈髓节（C1 ～ C4）大致与同序数椎骨相对应，下颈髓节（C5 ～ C8）和上胸髓节（T1 ～ T4）与同序数椎骨的上 1 节椎体平对，中胸部的脊髓节（T5 ～ T8）约与同序数椎骨上 2 节椎体平对，下胸部的脊髓节（T9 ～ T12）约与同序数椎骨上 3 节椎体平对，全部腰髓节约平对第 10 ～ 12 胸椎，全部骶、尾髓节约平对第 1 腰椎（图 7-23）。

（三）脊神经根与椎间孔的对应关系

31 对脊神经的分部和缩写与脊髓相同。

1. 颈神经　8 对（C1 ～ C8）。第 1 颈神经根经寰椎与枕骨之间穿出椎管，第 2 ～ 7 颈神经根均经同序数颈椎上方的椎间孔穿出，而第 8 颈神经根经第 7 颈椎下方的椎间孔穿出。颈神经前支组成颈丛和臂丛的组成（图 7-23a，图 7-23b）。

2. 胸神经　12 对（T1 ～ T12）。胸神经依次经同序数胸椎下方的椎间孔穿出，主要呈节段性分布，但第 1 胸神经前支和第 12 胸神经前支有少量纤维分别参与臂丛和腰丛的组成。

3. 腰神经　5 对（L1 ～ L5）。腰神经依次经同序数腰椎下方的椎间孔穿出，前支组成腰丛，但第 4、5 腰神经前支组成腰骶干，下行入盆腔参与组成骶丛。

4. 骶神经和尾神经　骶神经 5 对（S1 ～ S5）、尾神经（Co）1 对。第 1 ～ 4 骶神经前、后支分别从同序数的骶前、后孔穿出，第 5 骶神经和尾神经则经骶管裂孔穿出。骶神经前支与腰骶干共同组成骶丛（图 7-23）。

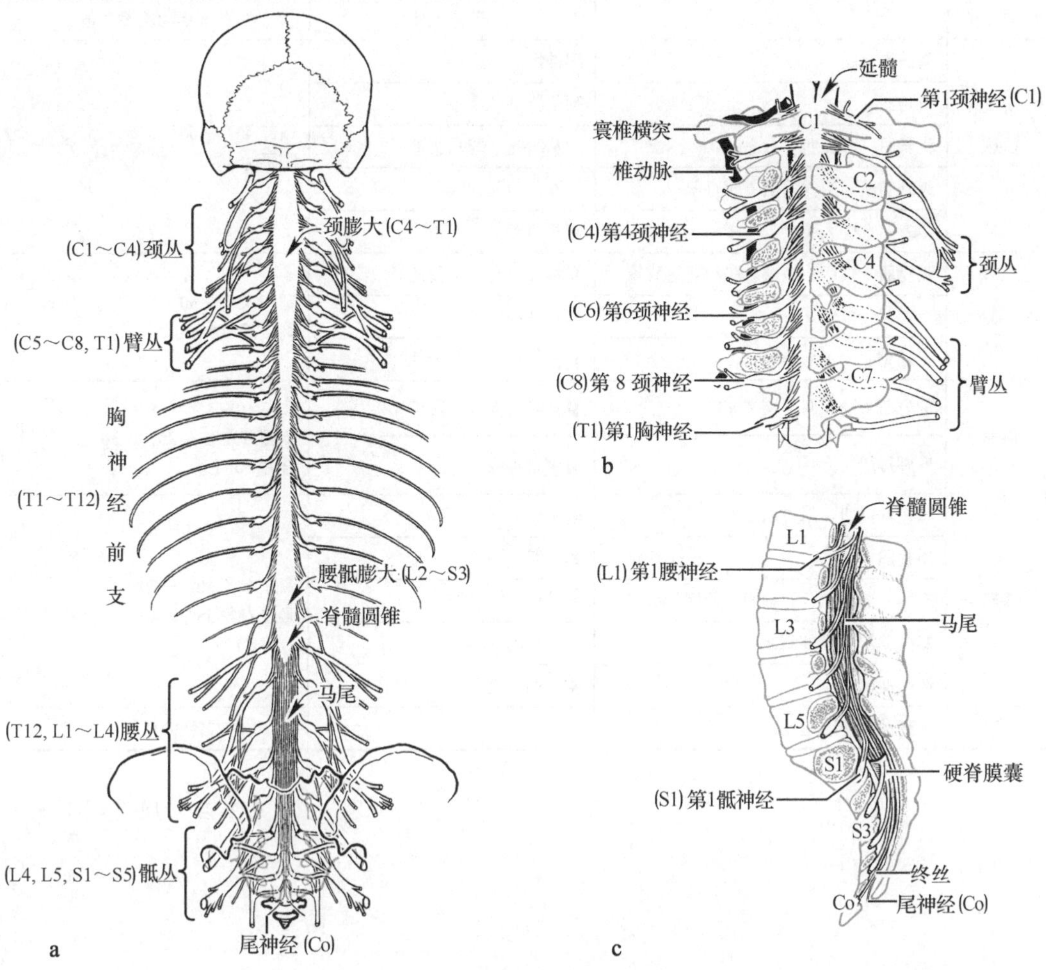

图 7-23 脊髓和脊神经根

表 7-1 背肌

肌群	名称	起点	止点	主要作用	神经支配
背浅肌	斜方肌	上项线、枕外隆凸、项韧带、全部胸椎棘突	锁骨外 1/3、肩峰，肩胛冈	拉肩胛骨向中线靠拢、上部纤维提肩胛骨、下部纤维降肩胛骨	副神经
	背阔肌	下 6 个胸椎棘突、全部腰椎棘突、髂嵴	肱骨小结节嵴	肩关节后伸、内收及内旋	胸背神经（C6 ～ C8）
	肩胛提肌	上位颈椎横突	肩胛骨内侧角	上提肩胛骨	肩胛背神经（C4 ～ C6）
	菱形肌	下位颈椎和上位胸椎棘突	肩胛骨内侧缘	上提和内牵肩胛骨	
背深肌	竖脊肌	骶骨后面及其附近、下位椎骨的棘突、横突、肋骨等	上位椎骨的棘突、横突、肋骨及枕骨	伸脊柱、仰头	脊神经后支（节段性）
	夹肌	项韧带下部、第 7 颈椎棘突和上部胸椎棘突	颞骨乳突和第 1 ～ 3 颈椎横突	单侧收缩使头转向同侧、两侧收缩使头后仰	
	横突间肌 棘间肌 多裂肌 回旋肌				脊神经后支（节段性）

表 7-2　运动脊柱的肌和相关神经

运动方式	肌	神经支配	关节运动度参考值
前屈	胸锁乳突肌	副神经	颈部 45° ～ 60° 胸腰部 40° ～ 45°
	斜角肌	颈丛肌支	
	头长肌　颈长肌	颈丛肌支　臂丛肌支	
	腹外斜肌　腹内斜肌　腹直肌	下 6 位肋间神经	
	腰方肌　腰大肌	腰丛肌支	
后伸	竖脊肌　夹肌　横突棘肌　背短肌等	脊神经后支（节段性）	颈部 45° ～ 50° 胸腰部 30°±
	斜方肌	胸背神经	
	上后锯肌　下后锯肌	脊神经后支（节段性）	
侧屈	腰方肌　肋间肌　横突间肌	脊神经后支（节段性）	颈左右各 45° ～ 50° 胸腰部左右各 20° ～ 30° 合并 50°±
	肩胛提肌	肩胛背神经	
旋转	胸锁乳突肌　斜方肌上部	副神经	颈左右各 60° ～ 70° 腰左右各 35° ～ 40°
	斜角肌	颈丛肌支	
	夹肌　髂肋肌　脊柱固有的回旋肌	脊神经后支（节段性）	
	腹内斜肌　腹外斜肌	下 6 位肋间神经	
	髂腰肌	腰丛的肌支	
环转	上述肌的复合运动		左右各 360°

（王玉兰　周星娟）

第八章 上 肢

第一节 概 述

一、境界与分区

上肢分为肩部与自由上肢两部。肩部与颈、胸以及背部相连；自由上肢悬垂于躯干的两侧，又分为臂部、肘部、前臂部、腕部和手部。

二、结构概况

肩部包括肩带骨和肩带肌，肩关节归入其内。自由上肢以自由上肢骨为中轴，自由上肢肌分群、分层配布于骨的周围，肌腱跨越关节附着于骨面。肌外依次包被深筋膜、浅筋膜和皮肤。包绕自由上肢肌各群的深筋膜与骨共同围成骨筋膜鞘（骨筋膜室），鞘内尚有血管神经等经行。肩下和臂上部与胸侧壁之间围成腋窝，内有上肢的大血管神经干和淋巴结群。

分布到上肢的动脉主要来自锁骨下动脉，静脉回流入锁骨下静脉，最大的淋巴结群为腋淋巴结群，其输出管最后汇成锁骨下干。分布到上肢皮肤和上肢肌的躯体神经主要来自臂丛；支配上肢皮肤内汗腺、立毛肌和小血管的内脏运动神经主要来自上胸段以上交感干的分支。

第二节 表面解剖

一、体表标志

（一）骨性标志

1. 与肩胛骨和锁骨相关的 **肩胛骨**位于胸背部的外上方，所在区域称**肩胛区**。身体直立、两上肢自然下垂时，**肩胛骨下角**平对第 7 肋或肋间隙，**肩胛骨上角**平对第 2 肋。**肩胛冈**形成肩胛区内明显的斜行隆起，其内侧端约平第 3 胸椎高度，外侧端斜向外上延续为肩峰。**肩峰**形成肩部的最高点，向前内经肩锁关节连**锁骨外侧端**。**锁骨**横位于颈胸交界处的皮下，全长均可触及，其内侧端的膨隆处即**胸锁关节**。锁骨外侧半下方的凹窝称**锁骨下窝**，在此处向后稍用力按压，可扪及深方的**喙突**（图 8-1）。

2. 与肱骨相关的 掌心向前，上肢自然下垂，**肱骨大结节**位于肩峰的外下方，构成肩部外侧的明显隆起。**肱骨小结节**位于肩峰的前下方，扪之微隆起。外展上臂使三角肌收缩，肌在肱骨体外侧的止点即**三角肌粗隆**所在。**肱骨内、外上髁**是位于肘关节内、外侧骨性突起，屈肘时扪之明显（图 8-1）。

3. 与桡、尺骨相关的 **鹰嘴**在屈肘时形成肘后的显著突起，并与肱骨内、外上髁形成等腰三角形；伸肘时三者位于同一直线上，肘关节脱臼时上述位置关系改变。伸肘时，鹰嘴外侧与肱骨外上髁下方之间的凹陷称**肘后窝**，深方为肱桡关节。前臂作旋前和旋后运动时，此处可触及**桡骨头**的运动。伸肘时鹰嘴与肱骨内上髁之间的凹陷对应于深方的**尺神经沟**，尺神经沟与周围的韧带共同围成**肘管**，内有尺神经经行。**桡骨茎突**为位于腕关节桡侧的突起；**尺骨茎突**为位于腕关节尺侧明显骨性突起，略偏背侧。在尺骨鹰嘴和尺骨茎突的连线上可触及到的骨嵴为**尺骨体后缘（背侧缘）**，可作为前臂屈肌群与伸肌群的内侧分界标志。

4. 与手骨相关的　在手掌面，桡骨茎突内侧下方的骨性隆起为**手舟骨**，尺骨茎突前下方的骨性隆起为**豌豆骨**。在两隆起之间向后按压触及的凹陷为**腕骨沟**。在手背面，各掌、指骨以及掌指关节和指间关节均易触及（图 8-1）。

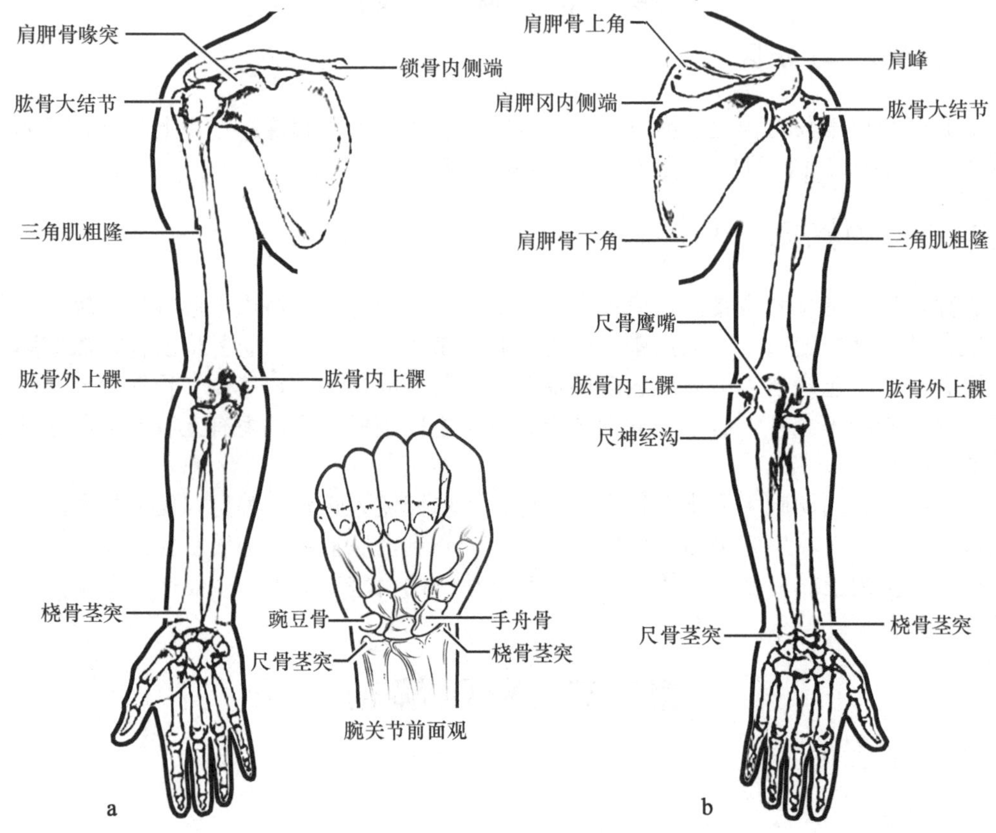

图 8-1　上肢的骨性标志（a：前面观；b：后面观）

（二）肌性标志

1. 肩胛区的　相当于肩胛骨所在区。肩胛冈上方的**冈上肌**被斜方肌覆盖；肩胛冈下方依次有**冈下肌**和**小圆肌**，肩胛骨下角及其上方有**大圆肌**，自肩胛骨下角向外上伸延（图 8-2）。

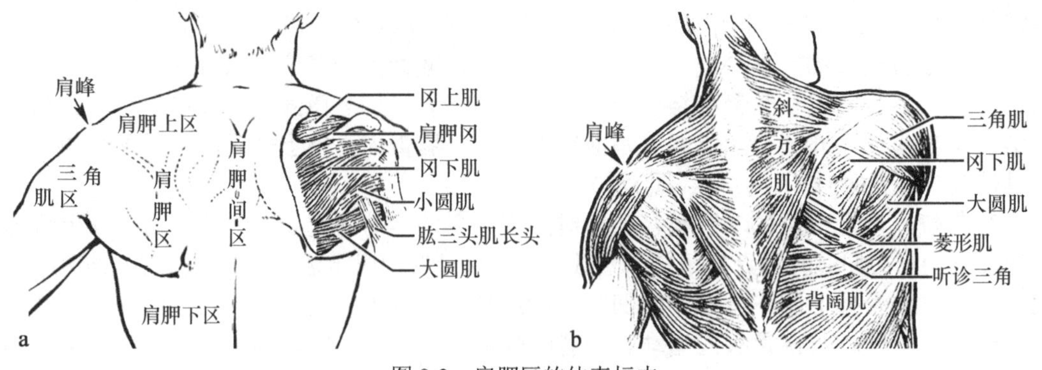

图 8-2　肩胛区的体表标志

2. 肩部的 **三角肌**的前部、外侧部和后部分别从三面包绕肩关节，其所占区域又称**三角肌区**。三角肌下端略显凹陷处即三角肌止点，与肱骨体的三角肌粗隆对应。三角肌后部包被了冈下诸肌在肱骨上的止点；三角肌前缘与胸大肌上缘之间为**三角肌胸大肌间沟**，此沟上端较宽，恰位于锁骨下窝处（图 8-2，图 8-4）。

上肢稍外展时，游离的胸大肌下缘顶起的皮肤隆起称**腋前襞**；游离的背阔肌下缘顶起的皮肤隆起称**腋后襞**，两襞的上端分别连于肱骨上段的前后，下端连于胸侧壁（图 8-3b）。

3. 臂部的 相当于肱骨体周围的结构。以三角肌粗隆与肱骨外上髁的连线为外侧界，以腋后襞与肱骨内上髁的连线为内侧界，分为臂前区和臂后区。

（1）臂前区：**肱二头肌腹**形成臂前区的纵向隆起，其两侧的浅沟分别称**肱二头肌内侧沟**和**外侧沟**，可作为臂前血管神经的定位标志（图 8-3，图 8-4）。

（2）臂后区：**肱三头肌腹**形成臂后区的纵向隆起，伸肩时在肌腹的上方可触及三角肌的后缘（图 8-4c）。

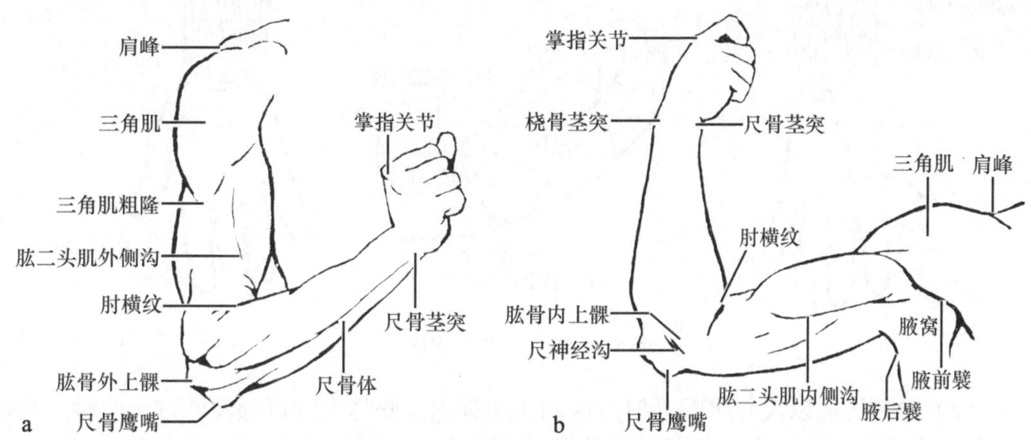

图 8-3 上肢的体表标志

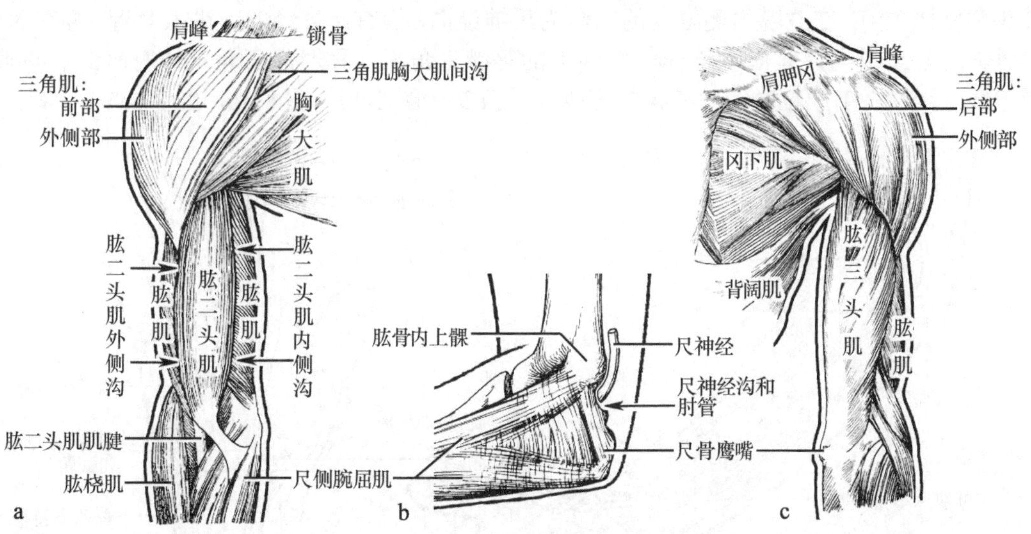

图 8-4 三角肌区和臂部肌性标志

4. 肘部的 相当于肘关节周围的结构。以肱骨内、外上髁为界，分为肘前区和肘后区。

（1）肘前区：肘关节前方的浅凹称**肘窝**，**肱二头肌腱**在肘窝正中，屈肘时触之坚硬，可作为肘窝内血管神经的定位标志（图 8-4a，图 8-5a）。肘窝处的横行皮肤皱纹称**肘横纹**，其两端与肱骨内、外上髁基本对应（图 8-3b）。

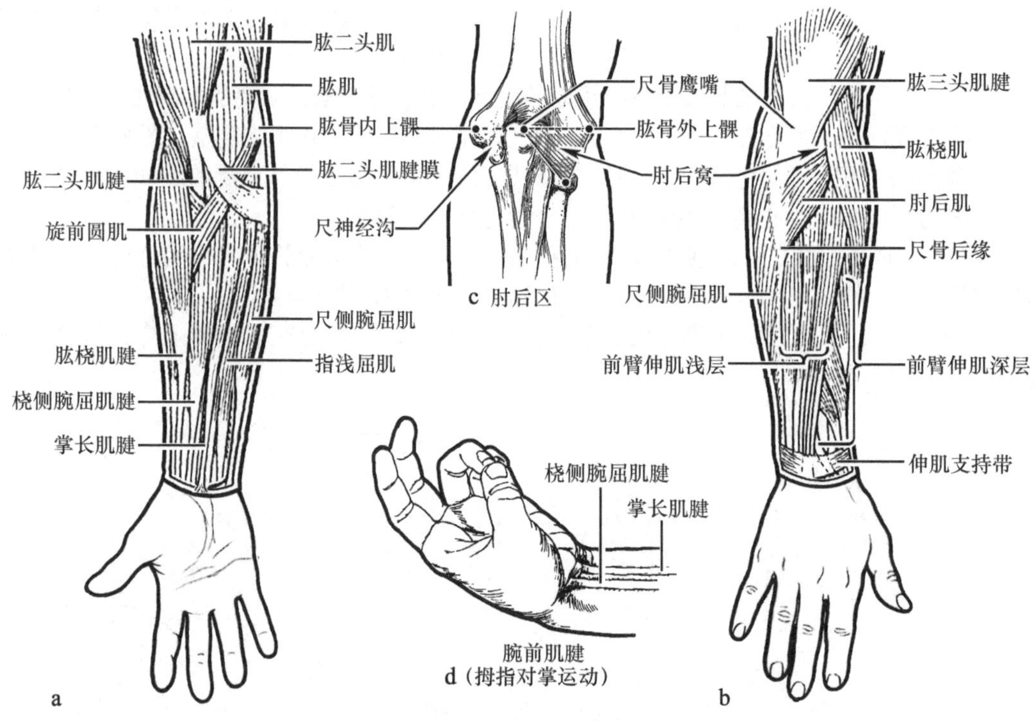

图 8-5 前臂肌和体表标志

（2）肘后区：以尺骨鹰嘴为肘后区的正中标志，鹰嘴上方可触及肱三头肌腱，鹰嘴向下延续为尺骨体，鹰嘴内侧的肌性膨隆主要为前臂屈肌群的起始端，鹰嘴外侧的肌性膨隆主要为前臂伸肌群的起始端。伸肘时，在鹰嘴外侧触及的浅凹为**肘后窝**，深方有桡骨头和肱桡关节；在鹰嘴内侧触及的凹窝为**尺神经沟**，内有尺神经向下进入肘管。屈肘时，肱骨内、外上髁与尺骨鹰嘴连成一底向上的等腰三角形，称**肘后三角**，伸肘时此三点连成一线。当肘关节脱位时，此三角的等腰关系改变（图 8-4b，图 8-5c，图 8-6a）。

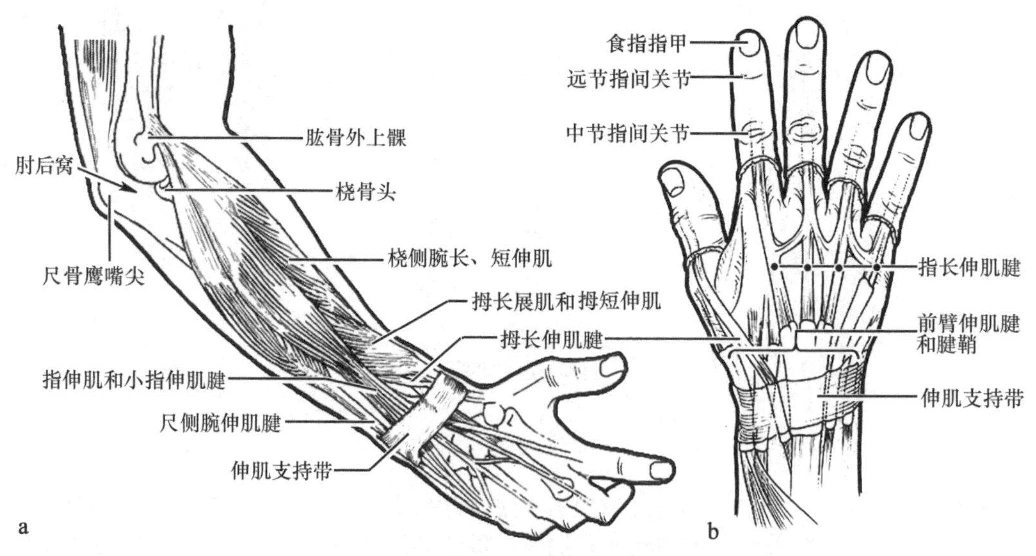

图 8-6 前臂伸肌腱和伸肌支持带

5. 前臂部的 相当于桡、尺骨体周围的结构。以肱骨外上髁与桡骨茎突的连线为外侧界，以肱骨内上髁与尺骨茎突的连线为内侧界，分为前臂前区和前臂后区。

（1）前臂前区：主要为前臂屈肌群所在。肱骨外上髁与桡骨茎突的连线可作为**肱桡肌**的体表定位；肱骨内上髁与尺骨茎突的连线可作为**尺侧腕屈肌**的体表定位。前臂屈肌的肌腹主要集中在前臂上半，向下逐渐延续为长肌腱，屈腕时在近腕处可触及数条隆起的屈肌腱（图 8-5）。

（2）前臂后区：尺骨鹰嘴尖与尺骨茎突的连线可作为尺骨后缘（背侧缘）的标志线，其内侧为尺侧腕屈肌、外侧为前臂伸肌群的尺侧腕伸肌（图 8-5b，图 8-6a）。

6. 腕部的 相当于腕关节周围的结构，以桡骨茎突和尺骨茎突为标志，分为腕前区和腕后区。

（1）腕前区：有 2 ～ 3 条横行的皮肤皱纹称**腕横纹**，2 条者分别称**腕近（侧）纹**和**腕远（侧）纹**，3 条者中间的称**腕中间纹**。腕近纹的两端约与桡骨茎突和尺骨茎突对应；腕远纹桡侧触及的骨性隆起为手舟骨、尺侧的骨性隆起为豌豆骨。屈腕时腕前出现 2 ～ 3 条纵行的腱隆起，近中线者隆起明显为**掌长肌腱**，其桡侧为**桡侧腕屈肌腱**，尺侧为**尺侧腕屈肌**，后者的远端可扪及豌豆骨（图 8-5d，图 8-7）。

（2）腕后区：在桡骨茎突与尺骨茎突的连线之间，通行前臂后伸肌群的全部长肌腱，因肌腱被宽厚的伸肌支持带约束，故伸腕时多无明显的腱隆起（图 8-6，图 8-8）。

当伸展拇指时，紧邻桡骨茎突的后下方显现一凹窝称**解剖学鼻烟窝**，又称“**鼻烟壶**”，窝的桡侧为拇长展肌腱和拇短伸肌腱，尺侧为拇长伸肌腱（图 8-8）。

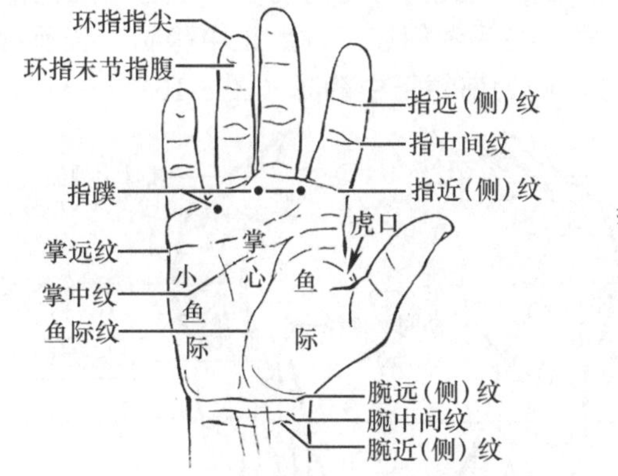

图 8-7 腕和手掌侧面的表面解剖

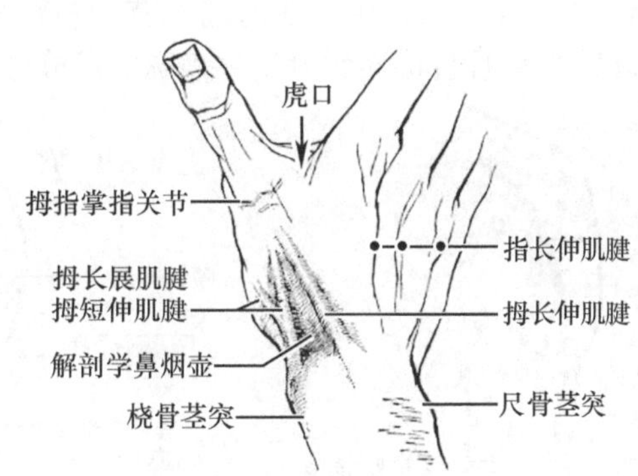

图 8-8 腕和手背侧面的表面解剖

7. 手部的 即手骨及手关节周围的结构。以手的内侧缘和外侧缘为界，分为手掌侧面和手背侧面。

（1）手掌侧面：腕、掌骨的对应区域称**手掌**，其上、下界分别为**腕远纹**与各**指近侧纹**。手掌中心的浅凹称**掌心**，屈曲掌指关节时更明显。第 2 ～ 5 掌指关节与相邻指根间的软组织区称**指蹼**，第 1 ～ 2 指间则常称**虎口**。拇指侧由手肌外侧群肌形成的肌隆起称**（大）鱼际**，小指侧的由手肌内侧群形成的称**小鱼际**。各指的远端称**指尖**，近端称**指根**，相邻指间称**指间隙**。

大多数人的手掌有 3 条较深且恒定的掌纹：①**鱼际纹**又称桡侧纵纹，为环绕大鱼际内侧的弧形纹，从大、小鱼际间弯至虎口处。②**掌远纹**约与第 2 ～ 5 掌指关节相对应，多从第 2 指蹼处延伸到手掌的尺侧缘。若掌远纹与鱼际纹在虎口处相连，此种掌纹俗称“**通贯手**”。③**掌中纹**最短，其变化稍多，外侧端可连鱼际纹，向内侧的伸延段与掌远纹基本平行。

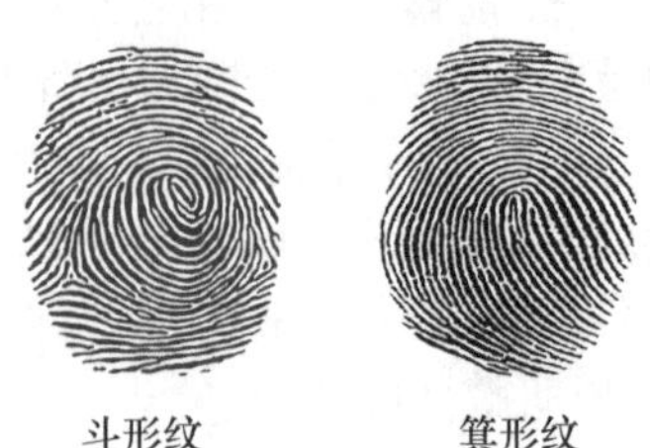

图 8-9　常见的指纹类型

各手指的掌侧面有恒定的**手指纹**，是与掌指关节和指间关节对应的数条近乎平行的细皮纹，分别称**指近侧纹**、**指中间纹**和**指远侧纹**，拇指只有近和远侧纹。各指纹间稍隆起区称**指腹**（俗称**指肚**），末节指腹的皮肤纹理即法医学的**指纹**，是特有的个体标记且终生不变。指纹的分类较复杂，最常见的有斗形纹和箕形纹等（图 8-7，图 8-9）。

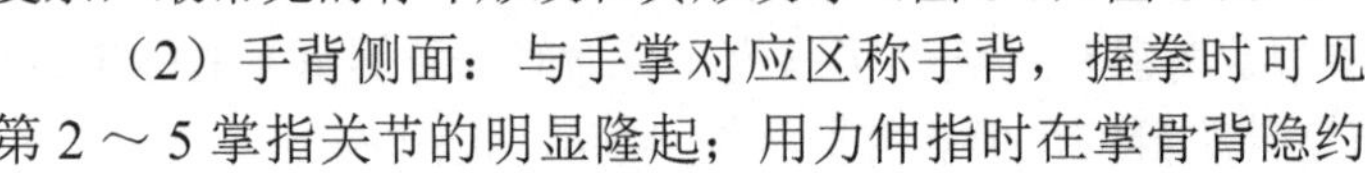

（2）手背侧面：与手掌对应区称手背，握拳时可见第 2 ～ 5 掌指关节的明显隆起；用力伸指时在掌骨背隐约可见第 2 ～ 5 **指长伸肌腱**，外伸拇指可见**拇长伸肌腱**。各掌骨间隙处稍隆起为骨间肌所在，指蹼和虎口与手掌的位置对应（图 8-7，图 8-8）。

各指的背面称**指背**，近指尖的远节指背处有指甲。伸指时近节指间关节处有数条明显的皮肤皱纹，远节指间关节的细而不明显（图 8-6b）。

二、体表投影

（一）浅静脉和皮神经

1. 浅静脉　上肢浅静脉在穿入深筋膜之前，在男性和较瘦弱者容易直接观察到。**手背静脉网**为上肢浅静脉主干的起点，在前臂处静脉汇合形式多样，在肘前区的两侧逐渐汇成 2 条较粗的主干上行。在臂前区，**头静脉**多沿肱二头肌外侧沟进入胸大肌三角肌间沟，然后在锁骨下窝处穿入深筋膜内；**贵要静脉**多沿肱二头肌内侧沟的下半上行，在沟的下 1/3 或 1/2 处穿入深筋膜。在肘前区有一较粗短干将两者相连，称**肘正中静脉**。若前臂正中出现较粗直且直接连到肘正中静脉的浅静脉，则为**前臂正中静脉**（图 8-10a）。

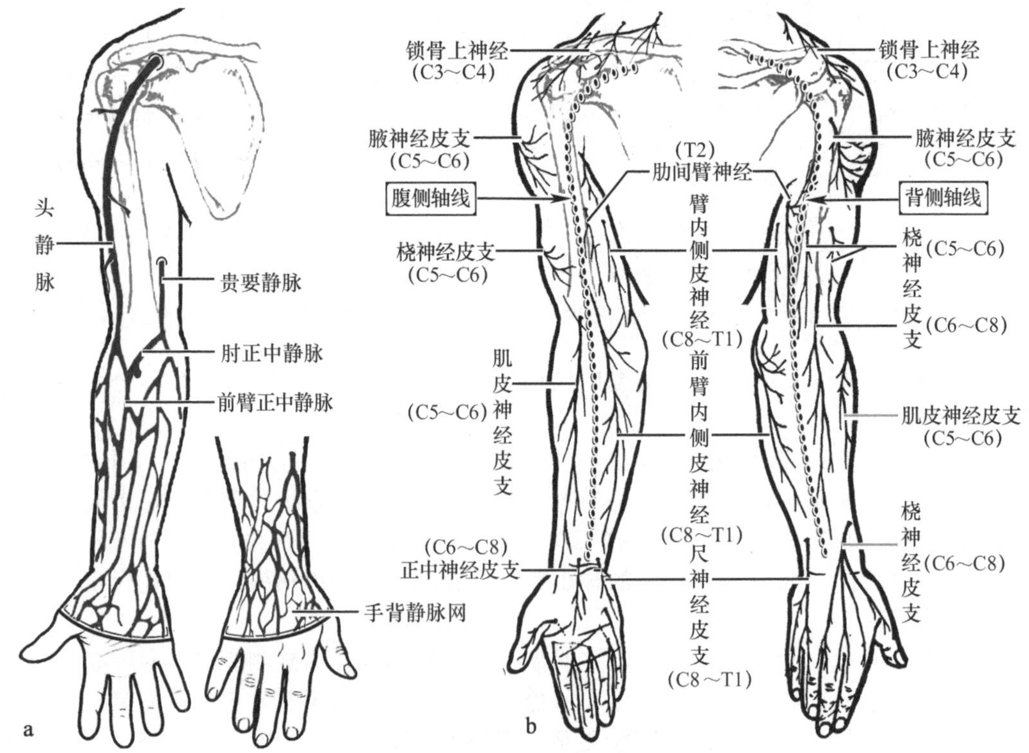

图 8-10　上肢的浅静脉（a）和皮神经（b）

2. 皮神经 因胚胎发育中上肢的芽式生长（肢芽），形成上肢皮神经的特殊分布形式：肢芽发育中的上肢腹侧轴线和背侧轴线大致与上肢的前正中线和后正中线相对应，故两轴线间的面积差别不明显。以两轴线为界，可见脊神经的节段性感觉分布顺序为肩部→桡侧→拇指→小指→尺侧→腋窝。从图 8-10b 可见：上肢桡侧半的皮支主要来自臂丛的上半，尺侧半的皮支主要来自臂丛的下半，其分布规律如下：肩部为第 3、4 颈髓分布；臂、前臂和手的桡侧半皮肤依次为第 5、6、7 颈髓分布；手、前臂和臂的尺侧半皮肤依次由第 8 颈髓、第 1、2 胸髓分布（图 8-10b）。

（二）深层的血管神经束

腋动脉及其分支（与同名静脉及其属支）多紧密伴随臂丛分支经行，形成上肢的血管神经束，但上肢最大的正中神经在前臂无大血管干伴行（图 8-11，图 8-12）。

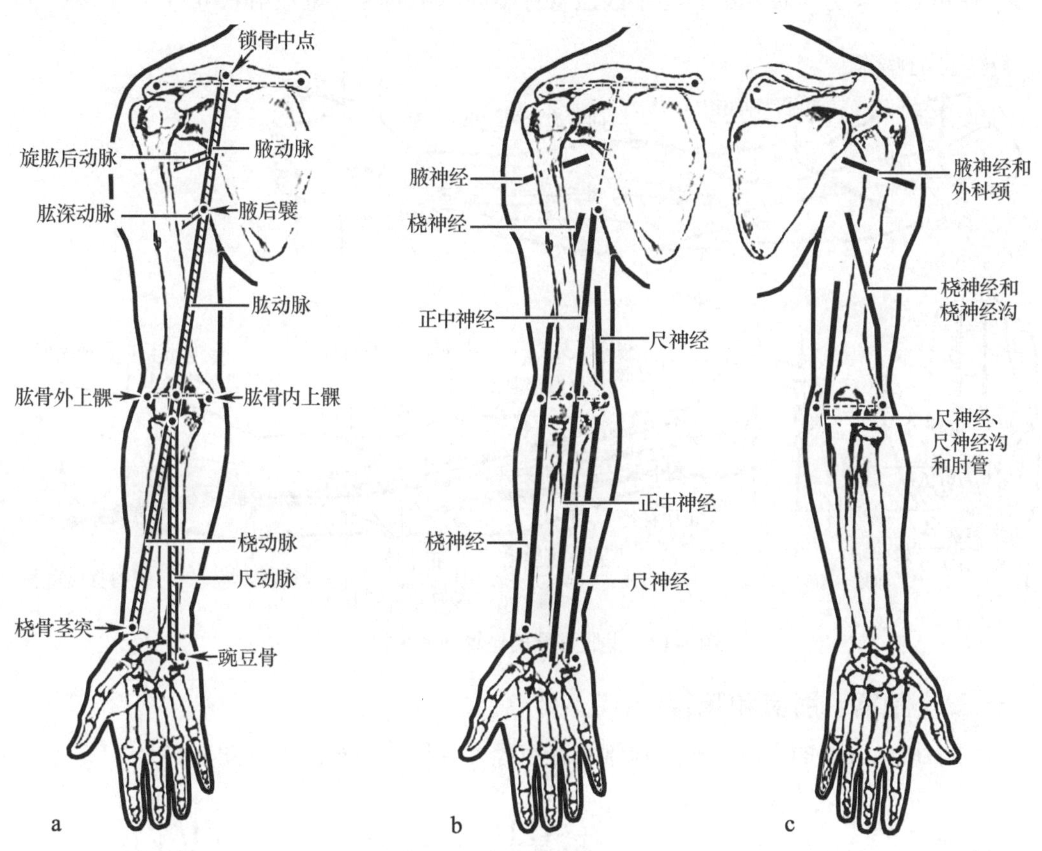

图 8-11 上肢动脉主干（a）和神经主干（b，c）投影简图

1. 腋动脉与臂丛 上点在锁骨中点，下点在肱骨内、外上髁连线中点稍下方，此两点间连线在腋后襞以上的为**腋动脉**的投影线。**腋静脉**和**臂丛**与腋动脉紧密伴行，在腋窝内共同组成**腋血管神经束**。

2. 肱动脉与正中神经 上述两点连线的腋后襞以下为**肱动脉**的投影线，与肱静脉和正中神经紧密伴行，组成**肱血管神经束**。此血管神经束的上半段尚有尺神经参与。

3. 肱深动脉与桡神经 **肱深动脉**在腋后襞下缘处发自肱动脉，向外下至肱骨后。自腋后襞下缘处到肱骨外上髁的连线为**桡神经**主干的体表投影。肱深动静脉的分支与桡神经在肱骨的桡神经沟内密切伴行，形成**肱深血管神经束**。

4. 旋肱后动脉与腋神经 位于肩关节下方的肱骨外科颈处，同名静脉和腋神经紧密伴行，称**旋肱后血管神经束**。

5. 正中神经 在臂部，**正中神经**的投影与肱动脉完全一致，并组成肱血管神经束。在前臂部，从肱骨内上髁与肱二头肌腱连线的中点至腕远侧纹中点的连线为正中神经在前臂的投影，此段无大血管伴行。

6. 桡动脉与桡神经浅支 自肘横纹中点远侧 2cm 处至桡骨茎突前方的连线为桡动脉的投影，自肱骨外上髁至桡骨茎突前方的连线为桡神经浅支的投影。在前臂，桡动静脉仅中段与桡神经浅支紧密伴行，形成**桡血管神经束**。

7. 尺神经与尺动脉 自肘横纹中点远侧2cm处至豌豆骨外侧的连线为尺动脉的投影，自肱骨内侧髁外侧到豌豆骨外侧的连线为尺神经的投影。尺动静脉的远侧 2/3 段与尺神经紧密伴行，形成**尺血管神经束**。

8. 掌浅弓和掌深弓 掌浅弓的最低点约平掌中间纹；掌深弓的最低点约平腕掌关节高度，距腕远纹下方 2 横指处。与手的血管弓不同，手的神经呈放射状分布。

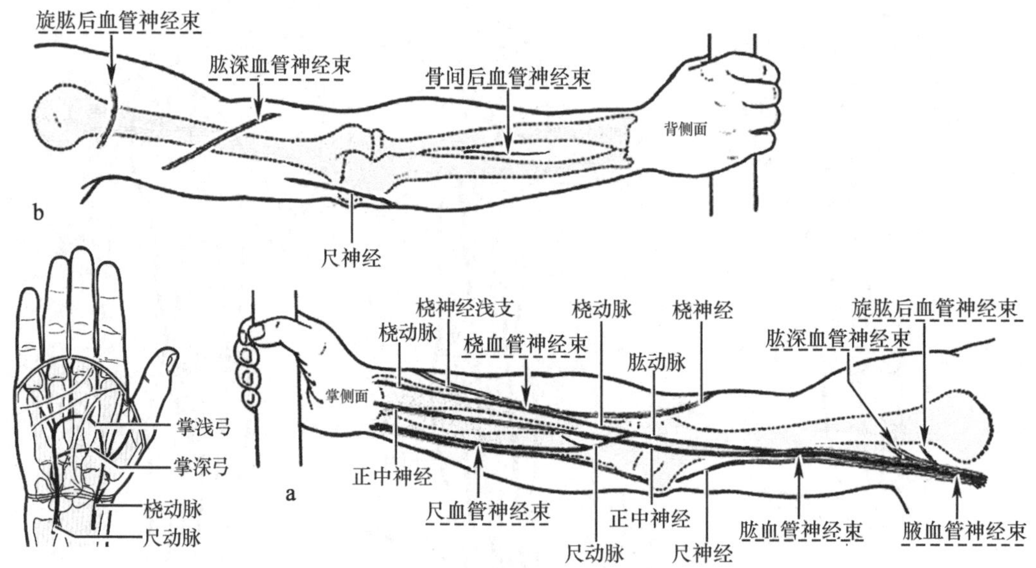

图 8-12 上肢深层的血管神经束投影

（三）腋窝、肘窝和腕管

紧邻上肢大关节的周围，有大血管神经束经行且位置相对浅表（图 8-13）。

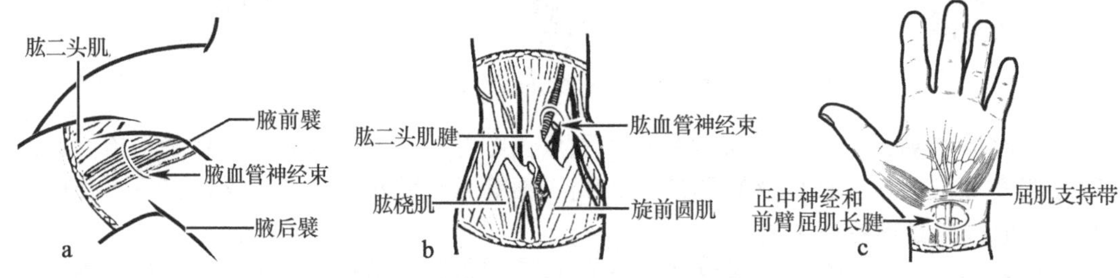

图 8-13 腋窝（a）、肘窝（b）和腕管（c）

1. 腋窝 位于肩关节下方。外展肩关节约 45° 时，肩关节下方的腋前、后襞最明显，两襞之间的凹窝即腋窝。腋窝是颈根部血管神经干延续到臂部的集中区（图 8-13a）。

2. 肘窝 位于肘关节前方。屈曲肘关节，在肘横纹中部很容易触及肱二头肌腱，腱两侧的凹窝均属肘窝。肘窝是臂部血管神经干延续到前臂的集中区（图 8-13b）。

3. 腕管 位于腕骨的前方。在腕远纹下、腕桡侧的手舟骨与尺侧的豌豆骨隆起之间，约一横指宽。腕管是前臂深层血管神经和前臂屈肌长腱至手掌的骨纤维通道（图 8-13c）。

第三节 上肢的局部解剖

一、皮肤和浅筋膜

上肢各区的皮肤薄厚不一：腋窝和肘窝处较薄，手掌的皮肤最厚。腋窝皮肤内毛囊、汗腺和皮脂腺丰富，有一种大汗腺若过度发达，则产生腋臭。手掌皮肤角化层发达，过度增厚处形成胼胝体，俗称“老茧”。手掌汗腺丰富，但无毛囊和皮脂腺。手掌侧面皮肤的神经末梢丰富，特别在末节指腹处，触觉小体最为密集。

上肢浅筋膜内有丰富的浅静脉、浅淋巴管网和皮神经，浅动脉细小且不与浅静脉伴行。浅静脉的名称及位置见体表投影，其主干主要在掌侧面浅筋膜内经行，但手背静脉网发达，而手掌几乎不见。浅淋巴管网伴浅静脉上行，随**贵要静脉**上行的淋巴管引流入肘窝上方的**肘浅淋巴结**；随**头静脉**上行的淋巴管引流入锁骨下窝处的**锁骨下淋巴结**，最后的输出管汇入锁骨下干。皮神经主要来自臂丛，各分支的名称及分布范围见本章的体表投影（图 8-10，图 8-14a）。

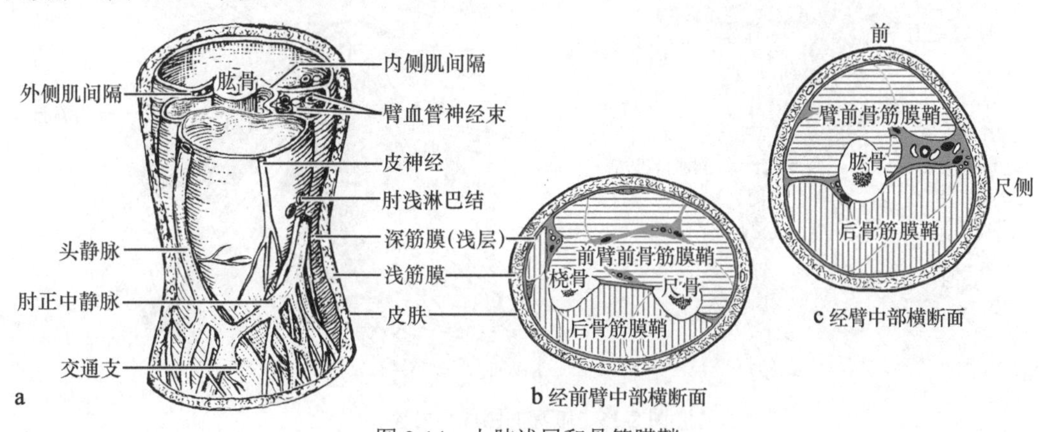

图 8-14 上肢浅层和骨筋膜鞘

二、深筋膜

上肢的深筋膜分为浅、深两层。

上肢深筋膜浅层位于浅筋膜的深方，被覆在上肢肌的表面。在肘部此层还作为肌的起止点之一；在腕部呈带状增厚形成**支持带**，约束跨越腕关节周围的长肌腱；在掌心与掌长肌腱末端融合成**掌腱膜**。

上肢深筋膜深层包绕各块肌，减小各肌独立收缩时的摩擦力。此层在肌群之间的部分增厚并附着于骨表面的骨膜，与深筋膜浅层共同围成**骨筋膜鞘**，容纳各肌群和相关血管神经，大的血管神经束主干则经行于肌间隔内（图 8-14）。

三、上肢前面

上肢前面可分为臂前区、肘前区、前臂前区、腕前区和手掌侧面，腋窝归入此处描述。

（一）腋窝

腋窝为肩关节下方的肌间裂隙，当上肢外展约 45° 形成一四棱锥体形腔隙，腋窝尖向上通颈根，腋窝底的前后界分别为腋前襞和腋后襞，附着在肱骨上端、肩胛骨前面以及胸廓侧壁的肌均参与腋窝的围成（图 8-13a，图 8-15）。位于腋窝周围的肩带肌见表 8-1-1，胸肌见表 4-1。

腋窝内有**腋动脉**、**腋静脉**、**臂丛**和**腋淋巴结群**，并有丰富的脂肪组织充填。颈根部的锁骨下血管神经束经腋窝尖延续入腋窝改称**腋血管神经束**，继续延续至臂部改称**肱血管神经束**。在腋窝内，腋血管神经束发出分支再组成较小的血管神经束达腋窝各壁，分布到相应区域。腋淋巴结群包埋在血管周围的脂肪组织内，分别引流胸前壁浅层和上肢的淋巴。

颈部的深筋膜随血管神经束延入腋窝包绕腋动脉和臂丛，形成**腋鞘**。临床行臂丛神经阻滞麻醉时，需将麻醉剂注入腋鞘内（图 1-11）。

腋淋巴结分为 5 群：胸肌淋巴结、肩胛下淋巴结、外侧淋巴结、中央淋巴结和腋尖淋巴结，最终所有输出管全部注入腋尖淋巴结，腋尖淋巴结的输出管会合成锁骨下干。腋淋巴结群是乳腺癌转移的重要检查部位。

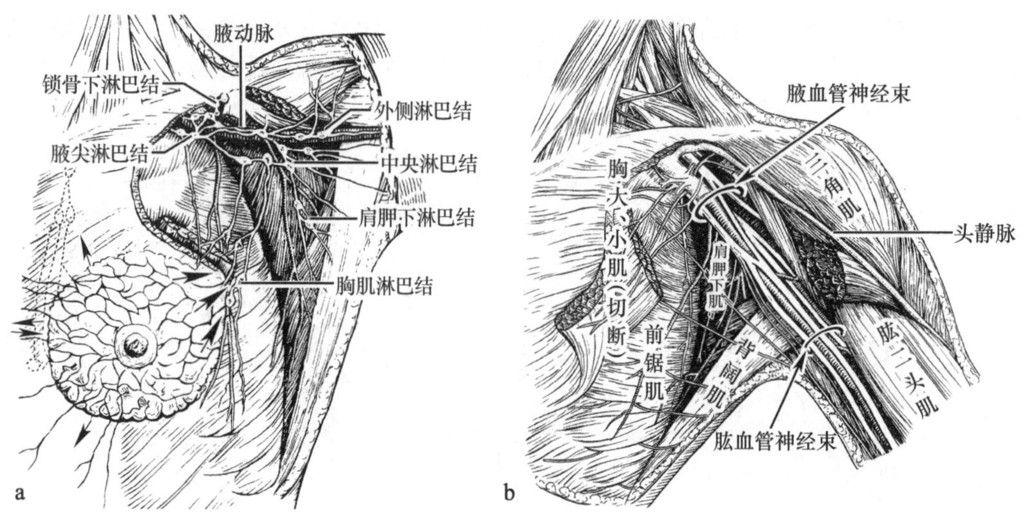

图 8-15　腋窝的围成和内容

（二）臂前区

主要为臂前骨筋膜鞘所在，鞘内容纳臂前群肌和相关血管神经。

臂肌前群又称臂屈肌群，共有 3 块肌，但分为浅、深 2 层，各肌详情见表 8-1-2。血管来自肱血管，臂丛发出的肌皮神经（C5 ～ C7）支配此肌群，主干在浅、深两层肌之间经行，末端穿出骨筋膜鞘至皮下，延续为前臂外侧皮神经（图 8-16a，图 8-17a）。

肱血管神经束位于臂内侧肌间隔内，主要由肱动、静脉和正中神经组成，其上端与腋血管神经束延续，下端进入肘窝。尺神经和臂丛的其他分支也与之同行一段距离。肱二头肌内侧沟下部、肘窝的上方是肱动脉的摸脉点和上肢动脉的常用穿刺部位。

（三）肘前区

主要为**肘窝**所在。肘窝上界为肱骨内、外上髁连线，外下界为肱桡肌，内下界为旋前圆肌（图 8-13b，图 8-16b）。

肘窝中部有**肱二头肌腱**（柱），腱的外侧有桡神经自臂后绕至肘前下行，腱的内侧有**肱动静脉**和**正中神经**（肱血管神经束）在肱二头肌内侧沟的深方下行至肘窝。肱动脉约在桡骨颈高度分为**桡动脉**和**尺动脉**，分别在桡、尺骨前下行，正中神经则在前臂中部垂直下行（图 8-16b，图 8-17b）。自此向远端，一条动脉有两条静脉紧密伴行。

肘前浅层有肘正中静脉，是临床常用的静脉穿刺部位。

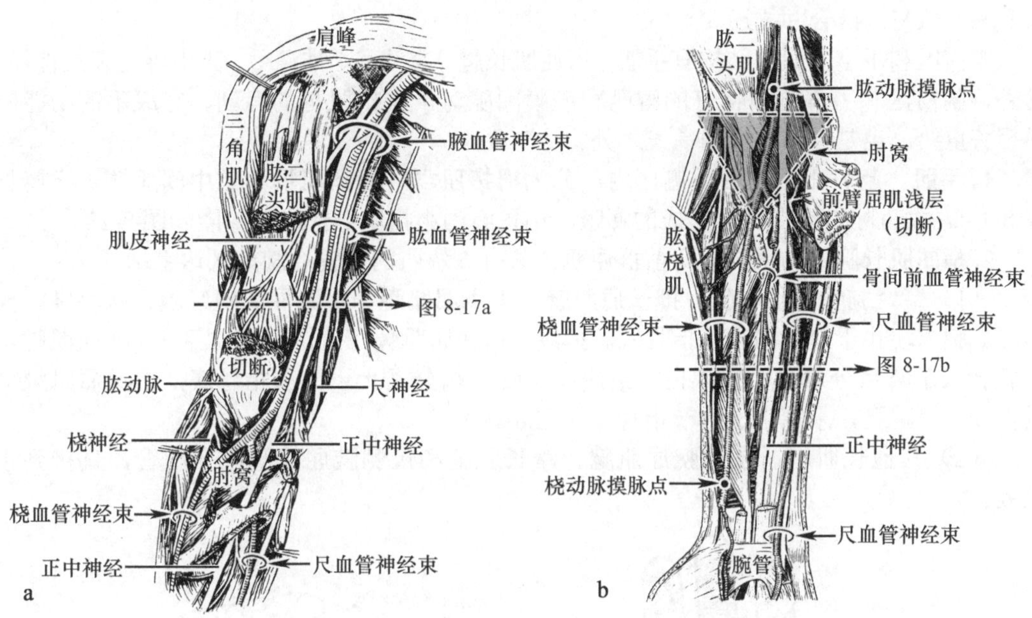

图 8-16　臂前区、肘前区和前臂前区

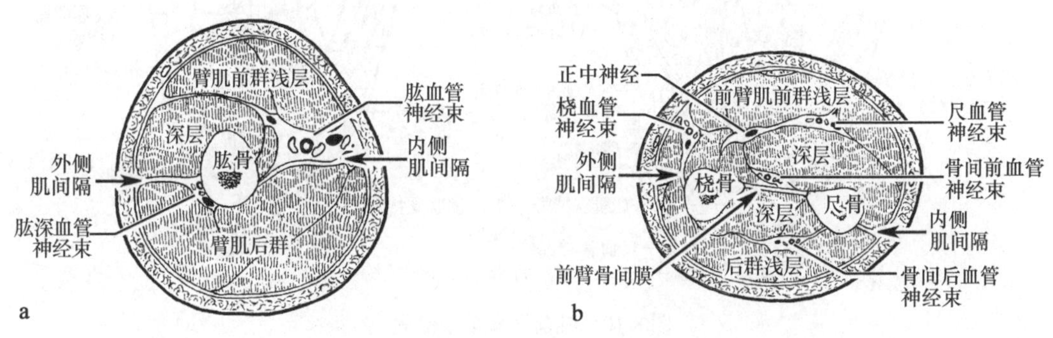

图 8-17　上肢肌群与血管神经束（a：臂中部；b：前臂中部横断面）

（四）前臂前区

主要为前臂前骨筋膜鞘所在，鞘内容纳前臂肌前群和相关血管神经（图 8-17b）。

前臂肌前群又称前臂屈肌群，共有 9 块肌分为浅、深 2 层，详情见表 8-1-3。有 3 条血管神经束和 1 条上肢最大的正中神经在肌间穿行。

1. 桡血管神经束　由桡动静脉和桡神经浅支组成。桡动脉在腕上方位于桡侧腕长屈肌的桡侧位置浅表，为桡动脉的摸脉点。

2. 尺血管神经束　由尺动、静脉和尺神经组成。尺神经穿尺神经沟和腕尺侧管进入前臂屈肌群内，与尺血管组成血管神经束下行。

3. 骨间前血管神经束　细小且位置深在，在前臂骨间膜前下行。此血管神经束的动脉来自尺动脉的分支，神经为正中神经的分支。

4. 正中神经　穿前臂屈肌起点进入浅、深肌之间下行，该神经也有小的同名血管伴行。

（五）腕前区和手掌侧面

腕前区指桡腕关节的前面，主要有穿腕管的前臂长肌腱、正中神经等经过；手掌侧面为手骨和关节的前面，有上肢最复杂的局部结构，因肌腱、血管和神经均为腕前区延续而来，故将两区合并描述。

腕前区和手掌侧面的结构有手肌、指屈肌长腱、掌浅弓、掌深弓、正中神经和尺神经。另外，腕前区和手掌侧面特有的腱鞘和筋膜间隙对于维持肌腱的运动、完成手的功能同样至关重要，也是手部病变的易发之处。

1. 手肌 起、止均在手掌侧区内，分为**拇指肌群**、**小指肌群**和**掌中间肌群**，详情见表 8-1-4。大鱼际为拇指肌群形成的膨隆，小鱼际为小指肌群形成的膨隆（图 8-18）。

2. 指屈肌长腱 均来自前臂前群屈肌，共有 6 块肌的肌腱经腕前区达手掌。

（1）穿经腕管的长肌腱：**拇长屈肌腱**、**指浅屈肌腱**和**指深屈肌腱**经腕管入手掌。拇长屈肌腱末端止于拇指的末节指骨底。指浅、指深屈肌腱在前臂前已经各分出 4 条肌腱，经腕管入手掌后分赴第 2 ～ 4 指。指浅屈肌腱末端分叉止于中节指骨底，指深屈肌腱穿过指浅屈肌腱叉，末端止于末节指骨底（图 8-19）。

（2）其他长肌腱：**桡侧腕屈肌腱**、**掌长肌腱**和**尺侧腕屈肌腱**不穿腕管，直接到止点处。

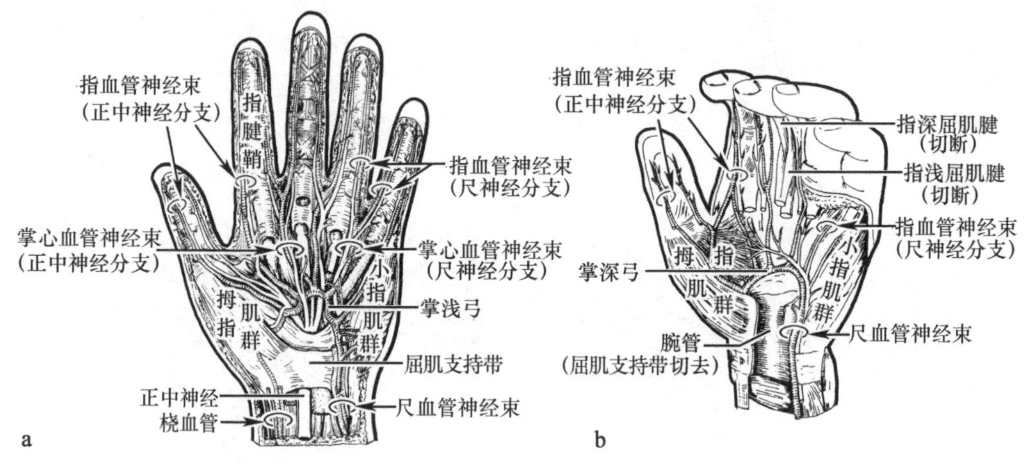

图 8-18　腕前区和手掌侧面

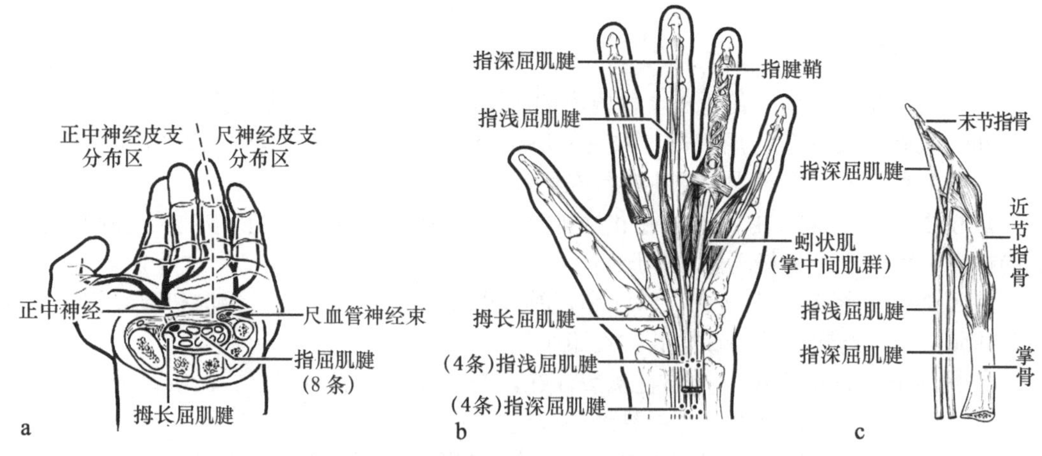

图 8-19　腕管内容（a）和指屈肌长腱（b，c）

3. 掌浅弓和掌深弓 是桡、尺动脉的终末端分支吻合而成，其体表投影见图 8-12。**掌浅弓**位于屈指长肌腱的浅面，**掌深弓**位于屈指长肌腱的深面，两弓均向远端发出分支并相吻合，与伴行神经组成**掌心血管神经束**（指掌侧血管神经束），在近指蹼处分为2支，改称**指血管神经束**，分别经行于相邻两指的相对缘（图8-18）。

4. 正中神经和尺神经 **正中神经**与屈指长肌腱共同穿腕管入手掌，皮支参与组成桡侧3个半手指的指血管神经束，肌支支配拇指肌群（拇收肌除外）和小部分掌中间肌。**尺神经**随尺血管神经束入手掌，皮支参与组成尺侧1个半手指的指血管神经束，肌支支配小指肌群、拇收肌和大部分掌中间肌（图8-18，图8-19a）。

5. 手腱鞘 穿经腕管的长肌腱被2个腱鞘包绕：**拇长屈肌腱鞘**又称**桡侧囊**，自腕前区起包绕拇长屈肌腱并随肌腱延伸到其止点处结束，在拇指骨关节前的一段改称**拇指腱鞘**。**屈肌总腱鞘**又称**尺侧囊**，自腕前区起包绕指深、浅屈肌的8条肌腱并延续入掌心处，其中小指屈肌腱周围的腱鞘随肌腱延伸到其止点处结束，在小指骨关节前的一段改称**小指腱鞘**。第2～4掌指关节与指骨关节前形成单独的第2～4**指腱鞘**，包绕相应的屈指长肌腱（图8-20a）。

6. 筋膜间隙 在掌心处，手腱鞘和肌腱的深方、掌骨和骨间肌浅面由富含脂肪的疏松结缔组织充填，是为掌心的筋膜间隙，掌深弓、尺神经等经行此内。有一深筋膜隔称**掌中隔**，连接掌腱膜和第3掌骨之间，将此间隙分为互不相通的内、外侧两部：外侧部较小，称**鱼际间隙**；内侧部较大，称**掌中间隙**（图8-20b，图8-20c）。

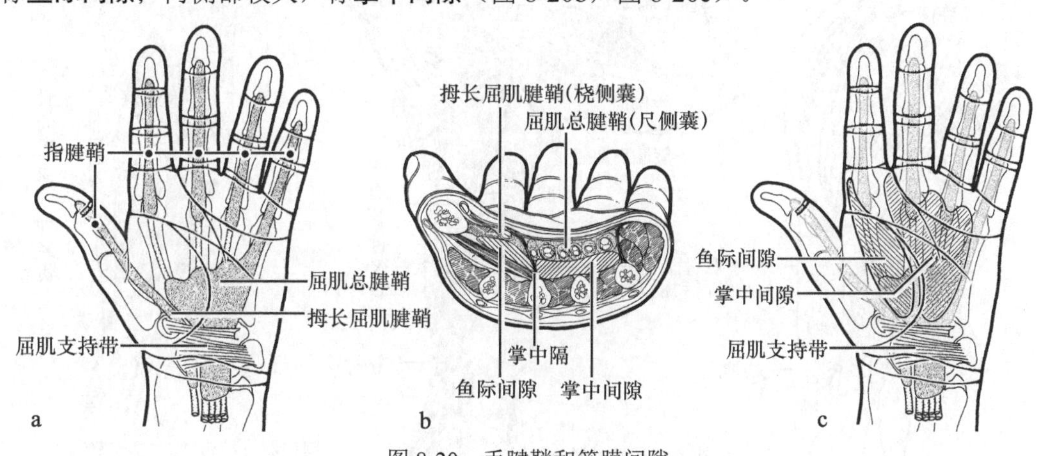

图8-20 手腱鞘和筋膜间隙

四、上肢后面

上肢后面可分为肩胛区、三角肌区、臂后区、肘后区、前臂后区、腕后区和手背侧面。

（一）肩胛区和三角肌区

肩胛区为肩胛骨和肩带肌所在部位，三角肌区即三角肌所在部位。肩胛区、三角肌区、肩关节和肩锁关节，组成惯称的肩部（图8-21a，图8-21b）。

1. 肩胛区 肩胛骨及其前、后的肩带肌位于胸背外上部，肩带肌又称上肢带肌，共有6块，分为浅、深两层，详情见表8-1。

肩胛下血管神经束位于肩胛骨前面，此血管神经束来自腋血管神经束。**肩胛上血管神经束**位于肩胛骨后面，其动脉来自锁骨下动脉的分支，神经来自臂丛。

2. 三角肌区 三角肌是最大的肩带肌，从前、外、后三面包绕肩关节，形成肩部的肌性膨隆。**旋肱后血管神经束**分布到此区，其动脉发自腋动脉的旋肱后动脉，神经发自臂丛后束的**腋神经**。此血管神经束绕肱骨外科颈后进入肌的深方。

（二）臂后区

臂后区主要为**臂后骨筋膜鞘**所在，鞘内容纳臂肌后群和相关血管神经。

臂肌后群主要为**肱三头肌**，详情见表 8-2。肱三头肌的内侧头和外侧头与肱骨的桡神经沟共同围成肱骨肌管，管内有**肱深血管神经束**穿行（图 8-21a，图 8-21b）。

（三）肘后区和前臂后区

肘后区即肘关节的后方，前臂后区主要为前臂后骨筋膜鞘所在，鞘内有前臂后群肌和相关血管神经。

1. 肘后区 **肱三头肌腱**、**肘后窝**和**尺神经沟**围绕在尺骨鹰嘴周围，详细定位见图 8-5。

2. 前臂后区 前臂肌后群又称**前臂伸肌群**，共有 10 块，可分为浅、深 2 层，详细内容见表 8-3。分布到前臂后区的血管来自尺动、静脉，神经来自**桡神经**的分支（桡神经深支）。血管神经向后穿至前臂后区浅、深肌之间，组成**骨间后血管神经束**下行分布（图 8-17b，图 8-21c）。

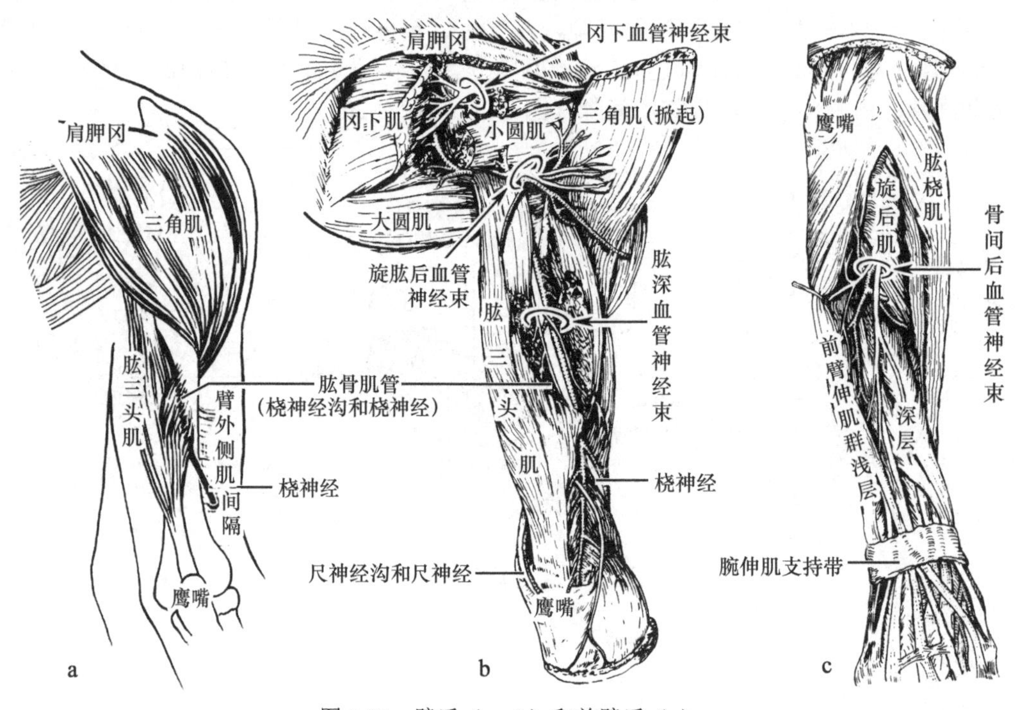

图 8-21 臂后（a，b）和前臂后（c）

（四）腕后区和手背

腕后区即桡腕关节的后方，有前臂后长肌腱经行；手背为手骨关节的背面，结构远较手掌简单。

1. 腕后区 前臂后有 9 条长肌腱在腕后区被 6 个**伸肌腱鞘**包绕，其结构功能与屈肌腱鞘相同。腕后区的深筋膜增厚形成一腱膜样的**伸肌支持带**（又称腕背侧韧带），并向深方附着在桡尺骨远端的背面，共形成 6 个骨纤维管，起到固定腱鞘和肌腱的作用（图 8-22）。

2. 手背 有 4 条长肌腱（参见表 8-3）分别止于第 1、2、3 和 5 掌骨底背面，其余长肌腱均止于相应指骨底背面，这些长肌腱与其浅面的手背深筋膜融合，形成**手背腱膜**和**指背腱膜**。充填在掌骨间隙内的骨间肌属掌中间肌群，故手背处无肌群（图 8-22b，22c）。**桡动脉**在桡骨茎突前折转后行，依次经拇长展肌腱、拇短伸肌腱和拇长伸肌腱的深方达第 1 掌骨间隙处，穿骨间肌入手掌的掌中间隙内，参与掌深弓的吻合。上述三条肌腱与桡骨茎突围成的区域称**解剖学鼻烟窝**（鼻烟壶）（图 8-8，图 8-22c）。

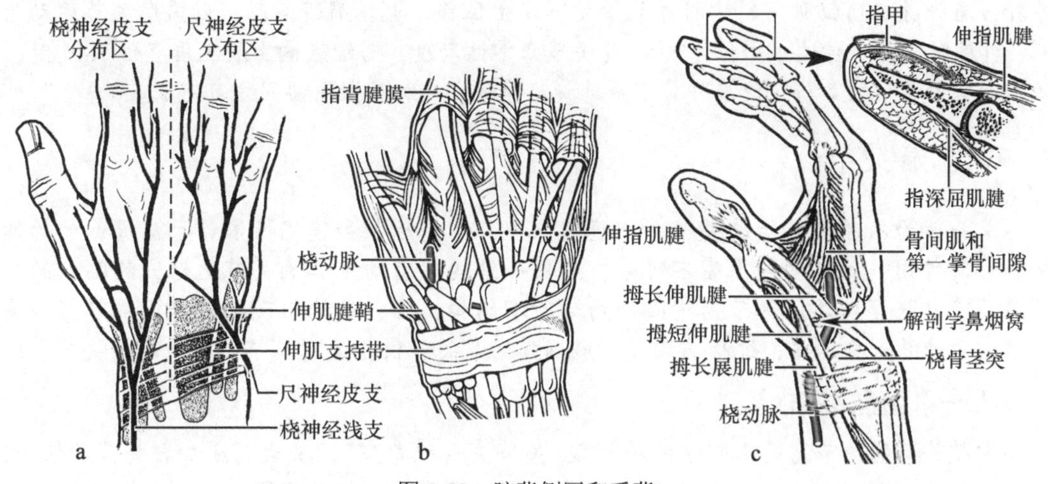

图 8-22 腕背侧区和手背

腕后区和手背的神经来自桡神经和尺神经的分支（皮支），主干经行在浅筋膜层内，分别传导桡侧半和尺侧半的感觉，但达末节指背的分布同手掌（图 8-22a）。

第四节 上肢的关节和运动

一、胸锁关节和肩锁关节

胸锁关节是上肢骨与躯干骨间连结的唯一关节，由锁骨的胸骨端与胸骨的锁切迹和第一肋软骨的上面构成，属鞍状关节。胸锁关节囊坚韧，并有胸锁前、后韧带，锁间韧带、肋锁韧带等囊外韧带加强。关节腔内有纤维软骨构成的**关节盘**，将关节腔分为外上和内下两部分，明显增加了关节的运动方式和运动幅度，使其运动接近多轴关节。

肩锁关节由锁骨的肩峰端与肩峰的关节面构成，属平面关节。肩锁关节囊松弛，但周围有喙锁韧带、喙肩韧带等增强。此小关节虽活动度微小，但同样可发生炎症、脱臼等病变（图 8-23）。

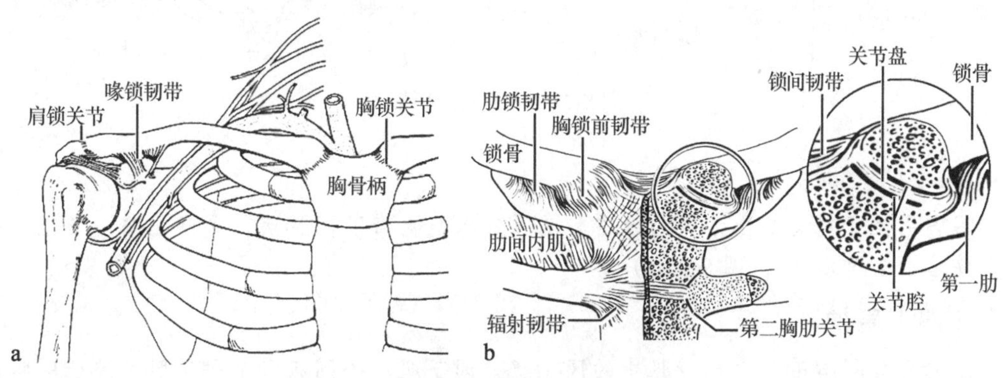

图 8-23 胸锁关节和肩锁关节

锁骨和肩胛骨以胸锁关节（肩锁关节为辅）为运动支点，在肩带肌、背浅层肌、颈浅层肌、胸浅层肌的协同作用下产生的运动，称肩带运动。此时盂肱关节（即肩关节）保持不动；当盂肱关节运动时，必须得到肩带运动的完善协同，才能完成上肢的精确定向定位动作。肩带运动主要表现为锁骨外侧端的位置变化，包括向前、后、上、下方向运动，并可绕锁骨长轴（冠状轴）作微小的旋转和环转，协助肩部完成升、降、前伸和后撤的动作。另外，肩胛骨在前锯肌、斜方肌等的带动下发生位移，也属肩带运动。以盂肱关节运动为例，外展时肱骨外伸达水平位（90°）为关节正常运动度，若继续向上展至垂直位 180° 时，必须有肩带运动的参与，使肩胛骨下角外旋、肩带上升加后撤等协同方可完成。

二、肩关节

肩关节为人体最灵活的关节，但稳定性差，其灵活性和稳定性依赖于肩周结构的健全和协同作用。因在功能上密不可分，且任一结构病变均可影响关节运动，故临床的广义肩关节包括了以盂肱关节为中心的肩部所有结构，任一结构出现病理变化都可影响肩关节的运动并产生疼痛，统称肩周炎。解剖学的肩关节仅指盂肱关节（狭义的肩关节）。

（一）盂肱关节

盂肱关节的关节窝是肩胛骨的关节盂，关节头是肱骨头，因头大窝小加之关节囊松弛，故灵活性好、稳定性差。关节盂周缘附着的环形纤维软骨环称**盂唇**，起到加深关节窝的作用，但肩关节脱臼时可伴有盂唇撕裂损伤（图 8-24b）。

（二）关节囊和韧带

肩关节囊呈短管状，两端分别附着在关节盂周缘和肱骨解剖颈，薄弱而松弛。关节囊上壁有**喙肱韧带**，前壁有**盂肱韧带**，此两者为肩关节的囊韧带。穿经关节腔的**肱二头肌长头腱**可视为肩关节的囊内韧带，关节周围的韧带（包括喙锁韧带）均可视为囊外韧带（图 8-24）。

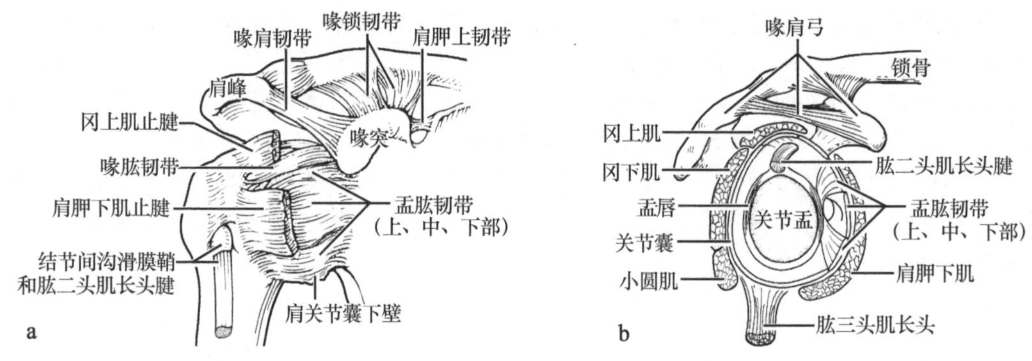

图 8-24　肩关节的韧带

（三）喙肩弓

喙肩弓位于肩关节上方，为喙突、肩峰和喙肩韧带共同构成，是防止肩关节上脱位的重要结构（图 8-24b，图 8-25b）。

（四）肩袖

肩袖又称**肌腱袖**。由肩带肌中的冈上肌、冈下肌、小圆肌和肩胛下肌的终止肌腱与肩关节囊共同构成。当上述肌腱止于肱骨上端时，围绕肩关节囊组成腱板，并分别在关节囊的前、上和后部编织入关节囊的纤维层，对于维持肩关节的稳定性、保持灵活性起到重要作用。其中冈上肌的肌腱编入关节囊上部，冈下肌和小圆肌的肌腱编入关节囊后部，肩胛下肌的肌腱编入关节囊前部（图 8-24，图 8-25）。

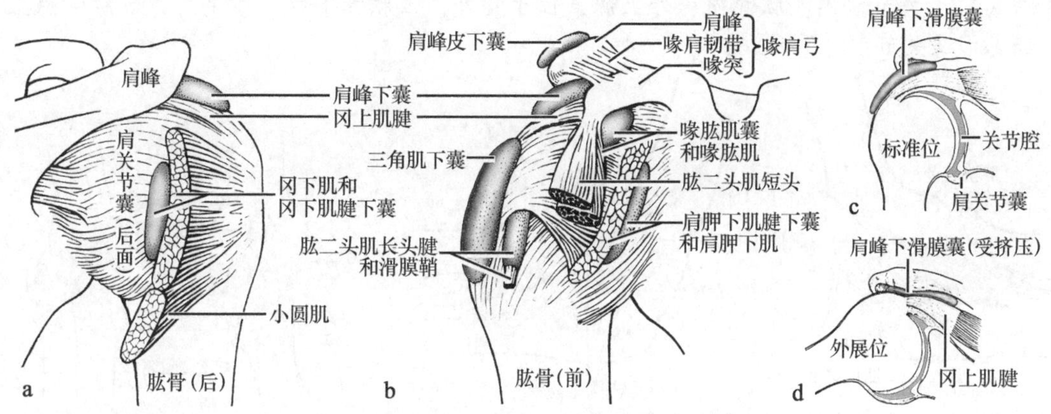

图 8-25 肩袖的组成和肩关节周围滑膜囊

除肩袖及肌的保护之外，背阔肌和大圆肌的肌腱经关节下方、胸大肌的肌腱经关节的前方终止于肱骨上端，肱三头肌的长头起于肩关节的下方，三角肌在最外层从前、后和外侧三面包被肩周结构。在昏迷和麻醉的病人，切忌用力提拉上肢，因肌张力减低，易造成肩关节脱臼。虽有众多保护结构，但肩关节囊下壁相对松弛薄弱，所以是肩关节脱位好发之处。

（五）滑膜囊

肩关节周围有数个大小不等的滑膜囊，位于关节囊与肌腱、肌或邻近骨面之间，部分滑膜与肩关节腔相通。**肩峰下滑膜囊**常与三角肌下囊合并，故为人体最大的滑膜囊，虽与关节腔不相通，但是易受肩部病变牵连（图 8-25）。滑膜囊的无菌性炎症是肩周炎常见病因。

肩关节是典型的球窝关节，是人体最灵活的关节，可做屈、伸、收、展、旋转和环转运动，运动相关肌和关节活动度分别见表 8-1-2 和表 8-2-2。

肩关节周围肌肉、韧带、肌腱、滑囊、关节囊等软组织损伤、退变而引起的关节囊和关节周围软组织的一种慢性无菌性炎症，统称肩周炎。

三、肘关节

肘关节为复关节，同一关节囊内包裹 3 个单关节，共用一个关节腔。因各关节的运动轴互相制约，故常将肘关节整体归类为屈戌关节。

（一）肘关节的各单关节

肱骨下端、桡骨和尺骨上端的 6 个关节面，构成 3 个单关节。

1. 肱尺关节 由肱骨滑车与尺骨滑车切迹构成，属滑车关节，能在冠状轴上完成屈伸动作，是肘关节的主体部分。

2. 肱桡关节 由肱骨小头与桡骨头关节凹构成，属球窝关节，理论上属多轴关节，但受肱尺关节的制约。此关节与肱尺关节为联动关节，共同完成屈伸动作。

3. 桡尺近侧关节 由桡骨头环状关节面与尺骨的桡切迹构成，属车轴关节，能在垂直轴上旋转。此关节与肱桡关节和前臂的桡尺远侧关节为联动关节，共同完成前臂的旋前和旋后动作。

（二）肘关节囊和韧带

肘关节囊附着在关节面附近的骨面上，除各关节面外，肱骨下端的冠突窝、鹰嘴窝和桡窝位于关节囊内。肱骨内、外上髁虽位于囊外，但肱骨下端骨质扁薄，故肱骨髁上骨折易涉及关节囊（图 8-26c）。

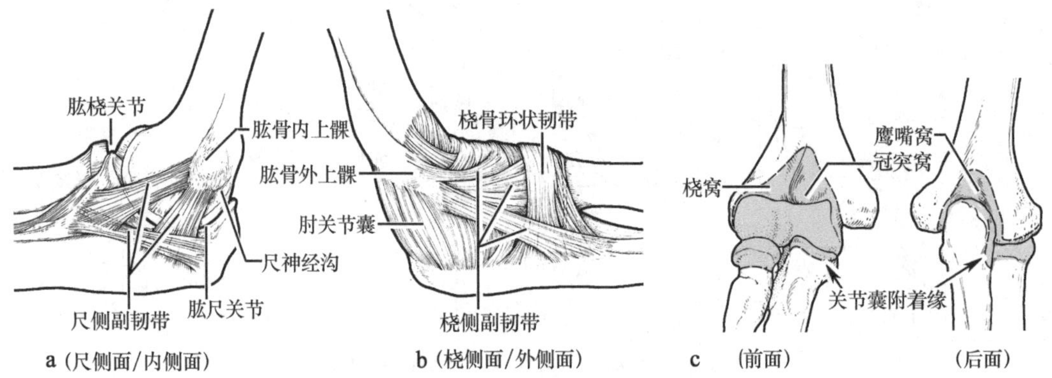

图 8-26　肘关节的关节囊和韧带

肘关节囊前后松弛薄弱，外力时受尺骨鹰嘴的支点作用，易发生后脱位。关节囊两侧有腱质强厚的囊韧带，分别是**尺侧副韧带和桡侧副韧带**（图 8-26a，图 8-26b）。**桡骨环状韧带**围绕在桡骨头周缘，两端附着在尺骨的桡切迹前、后缘。成人的桡骨环状韧带呈漏斗状，4岁以下儿童的桡骨头发育不完善，桡骨颈不明显，桡骨环状韧带呈短管状，当肘关节伸直位时牵拉前臂，易造成桡骨头半脱位。随着年龄增长，桡骨头和环状韧带逐渐发育呈漏斗状，故关节稳固性增加（图 8-27）。

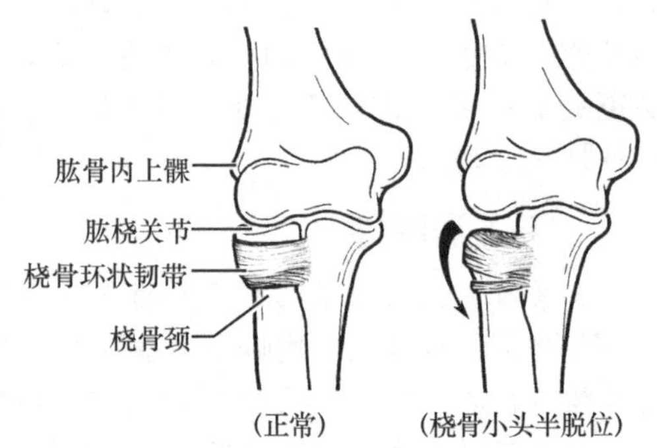

图 8-27　桡骨小头半脱位

肱骨内、外上髁及其周围骨面是前臂肌的主要起点，尺骨鹰嘴、尺骨粗隆和桡骨粗隆是臂肌的主要止点，这些肌腱或肌跨越肘关节，其功能与肩周肌和肩袖相同。但用力不当易引起病变，前臂伸肌起点处肌腱发炎又称“网球肘”，即肱骨外上髁炎。

（三）滑膜囊和脂肪垫

肘关节周围主要的滑膜囊主要有**鹰嘴皮下囊、肱三头肌腱下囊和肱二头肌桡骨囊**。鹰嘴皮下囊位置浅表，若经常受外力撞击而引起发炎称鹰嘴皮下滑囊炎（图 8-28a）。

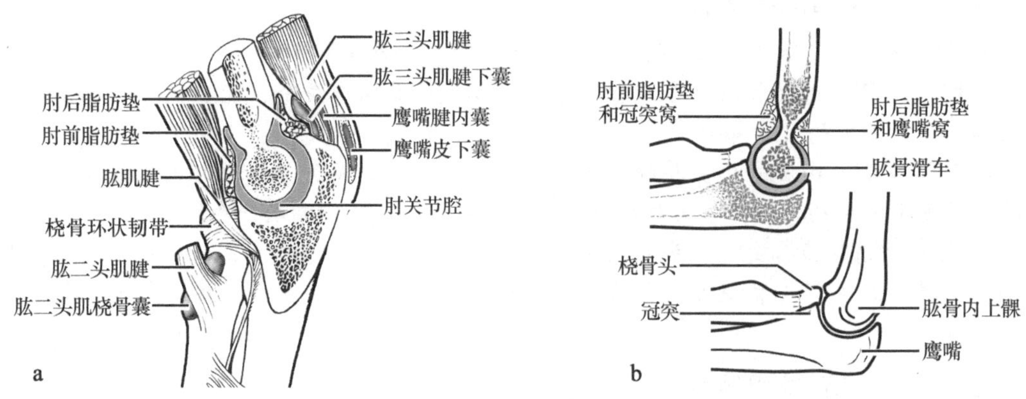

图 8-28　肘关节的滑膜囊和脂肪垫

肘前脂肪垫和**肘后脂肪垫**是位于关节囊外、与桡窝、冠突窝以及鹰嘴窝对应处充填的脂肪组织，在肘屈、伸运动时起到缓冲压力的作用。此脂肪垫在肘关节腔病变损伤的影像学诊断上具有重要意义（图 8-28）。

肘关节可做屈、伸、旋前和旋后运动，但旋转运动需有桡尺远侧关节的参与（见后）。运动肘关节的肌包括臂肌和前臂肌，详情见表 8-1-3；关节的运动方式和活动度见表 8-2-3。

【附】肘管、肘外侧三角和桡尺远侧关节

1. 肘管 尺侧腕屈肌的肱（骨）头起于肱骨内上髁，尺（骨）头起于尺骨鹰嘴内侧缘，两头之间架有弓状韧带，肌腱、韧带与肘关节的骨面共同围成骨纤维管，可视为尺神经沟的延续，称肘管。尺神经进入肘管内经行，并有尺侧上副动、静脉伴行，若因肘部病变而使尺神经在此部位受挤压，称之为“肘管综合征”（图 8-29）。

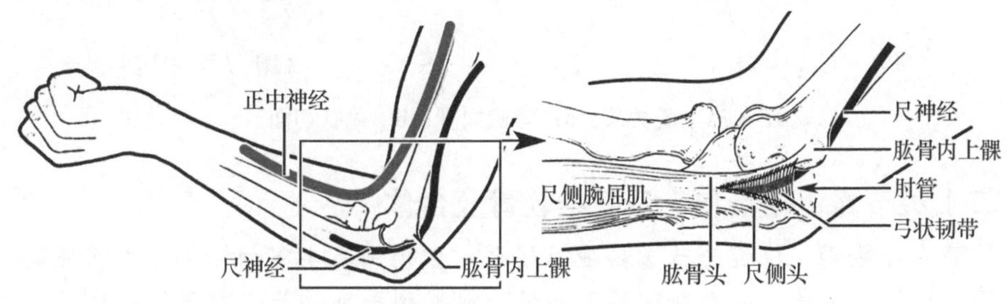

图 8-29 肘管和尺神经

2. 肘外侧三角 屈肘约 90° 时，尺骨鹰嘴尖端、肱骨外上髁与桡骨头三点连成一尖向远端的三角形，此区域称肘外侧三角，为临床肘关节穿刺处（图 8-30）。

肘后窝（伸肘后面观）与肘外侧三角（屈肘外侧面观）的位置基本重叠（图 8-5c）。

另外，肱骨外上髁是前臂伸肌的主要起点，当前臂伸肌用力不当可导致起点处肌腱发炎疼痛，称肱骨外上髁炎，俗称“网球肘”（图 8-6a，图 8-30）。

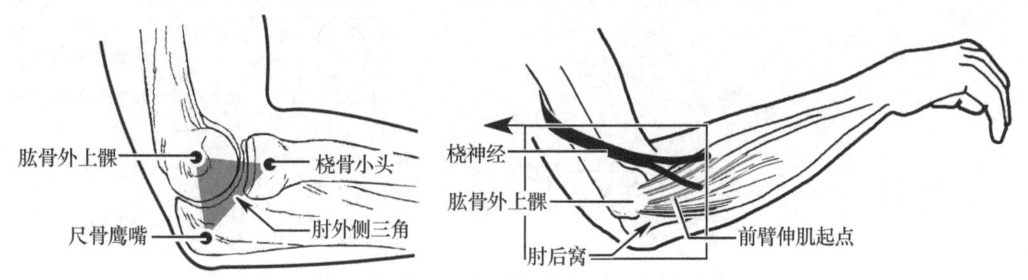

图 8-30 肘外侧三角和肘后窝

四、桡腕关节

桡腕关节简称腕关节，是由多块骨构成的单关节。因结构和功能上的密切联系，临床的广义“腕关节”还包括腕骨间关节、腕掌关节（拇指腕掌关节除外）以及桡尺远侧关节在内。

（一）桡腕关节面

桡骨下端的腕关节面和尺骨下方的三角纤维软骨共同构成关节窝，手舟骨、月骨和三角骨的近侧关节面构成关节头。手舟骨和月骨的桡侧大半与腕关节面相关节，构成**桡**

腕关节的外侧大部，也是力学传递的主部；三角骨和月骨的尺侧小半与三角纤维软骨相关节，构成桡腕关节的内侧小部，其力学传递功能小但周围结构复杂（图 8-31）。

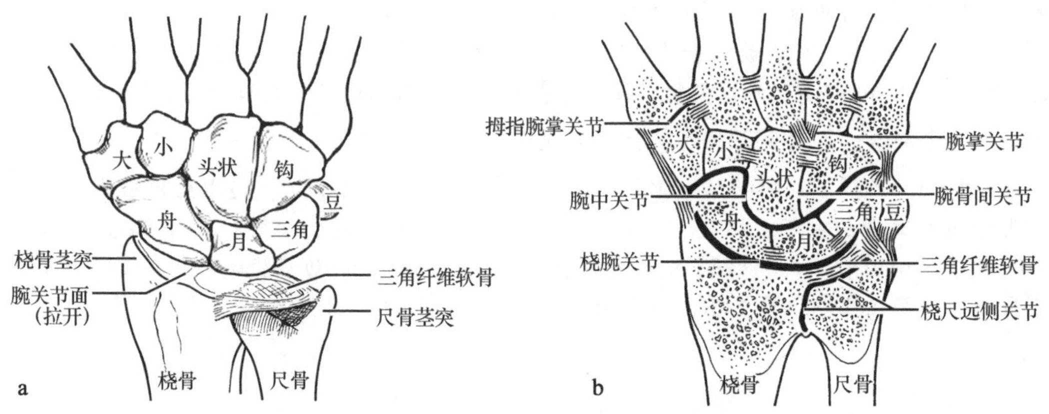

图 8-31　腕关节（a：背侧面观；b：冠状切面）

（二）关节囊、韧带和三角纤维软骨复合体

1. 关节囊和韧带　桡腕关节囊松弛而薄弱，但周围有丰富的韧带（腕掌侧韧带、腕背侧韧带、尺侧副韧带、桡侧副韧带）加强。前臂到手部的长肌腱同样对桡腕关节起到重要保护作用（图 8-18，图 8-22）。

2. 三角纤维软骨复合体　位于尺骨头下方的三角纤维软骨呈双凹形，其上面与尺骨小头相关节，构成桡尺远侧关节；下面与三角骨和月骨相关节，构成桡腕关节的内侧半。该软骨与其周围的数条韧带和肌腱共同组成“三角纤维软骨复合体 TFCC”，具有维持腕关节尺侧稳定性等重要功能，在腕部用力不当时损伤，是产生慢性腕痛的主要病因（图 8-31，图 8-32）。

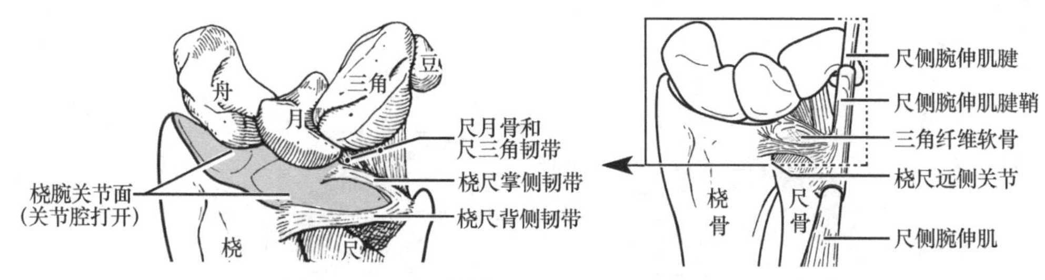

图 8-32　三角纤维软骨复合体（背侧面观）

桡腕关节属椭圆关节，可做屈、伸、收、展和环转运动。运动桡腕关节的肌为前臂肌群的长肌，详情见表 8-1-4；关节的活动度见表 8-2-4。

【附】桡尺远侧关节

桡尺远侧关节的关节头是尺骨头的环状关节面和尺骨头下面，关节窝是桡骨尺切迹和三角纤维软骨上面，在冠状切面上可见其关节腔呈“L”形。此关节紧邻桡腕关节的内侧部，周围有韧带增强（图 8-31b）。

前臂的旋前、旋后动作是桡尺远侧关节、桡尺近侧关节关节和肱桡关节沿前臂旋转轴联合运动而得以完成（图 8-33）。

五、拇指腕掌关节

拇指腕掌关节为大多角骨与第1掌骨底构成，属鞍状关节，为人类及灵长目所特有，其灵活性远大第2～4腕掌关节（平面关节）。由于第1掌骨向掌侧旋转近90°，致使拇指的背侧面朝向外侧，腹侧面朝向内侧（图8-34）。

拇指腕掌关节可做屈、伸、收、展、环转和对掌运动。对掌运动即拇指的末节掌面与其他四指的末节掌面相接触，是人类握持工具、完成精细动作所不可缺少的重要运动，故拇指病变或手外伤治疗时尽量恢复和保留拇指的功能（图8-35）。

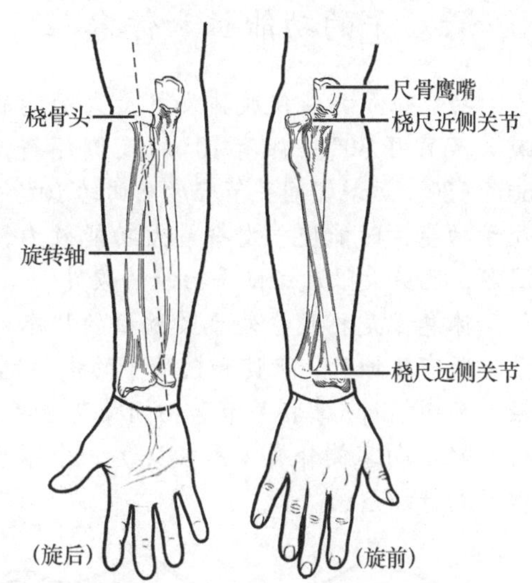

图8-33 前臂的旋前与旋后

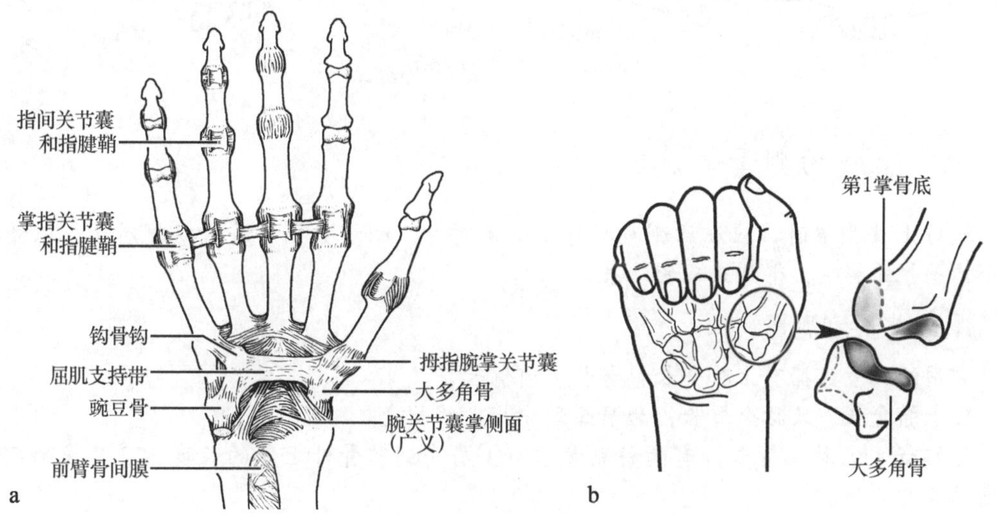

图8-34 手的关节（掌侧面）

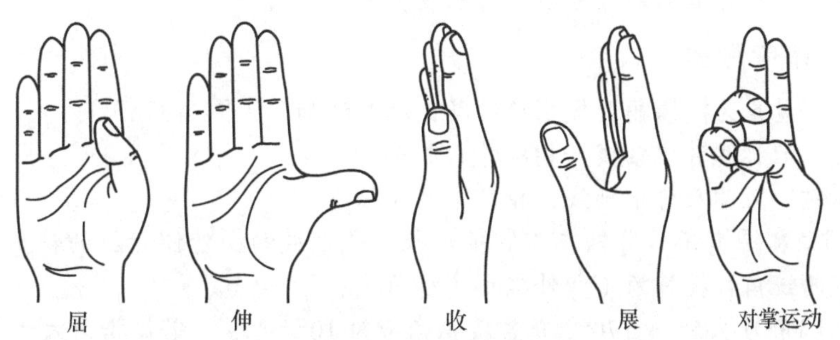

图8-35 拇指腕掌关节的运动

六、手的功能位和休息位

功能位是指能使肢体发挥最大功能的位置姿势。**手功能位**是手处于握持姿势，此时腕关节背屈30°并伴有10°的尺侧倾斜，掌指关节屈曲30°～45°，近侧指间关节屈曲60°～80°，远端指间关节轻度屈曲约10°～15°，手指分开，拇指处于外展对掌位（图8-36）。处于功能位时能使手发挥最大功能效力，故手部外伤等，注意需将手保持在功能位进行固定，已最大限度保证手功能的恢复。

休息位是指肢体处于最放松的状态。**手休息位**即手处于自然静止状态的姿势，此时手部所有屈伸肌、肌腱和韧带等的张力都处于平衡状态。此时腕关节背伸10°～15°并半轻度尺侧倾斜，掌指关节和指间关节呈半屈曲位，从示指到小指，越向尺侧屈曲程度越大，拇指轻度向掌侧外展（图8-36）。手休息位的改变不单局限在手部或前臂的病变，或可牵涉到神经系统。

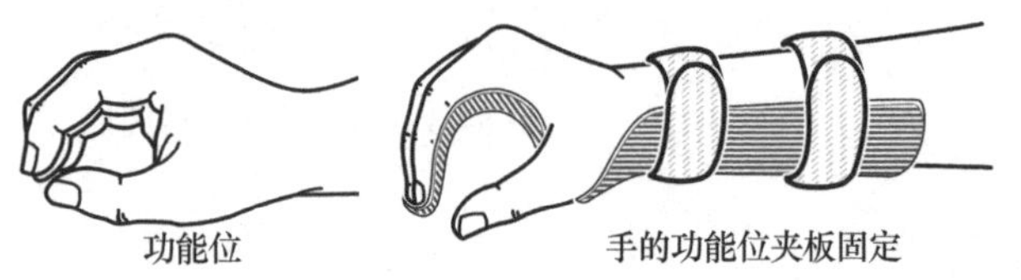

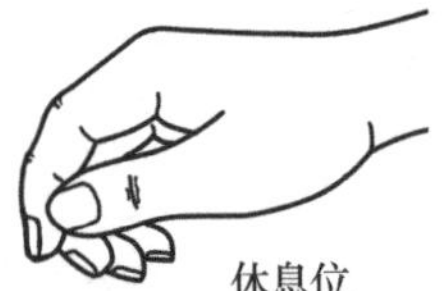

图8-36　手的功能位和休息位

七、上肢的测量

进行上肢测量时，应注意测量姿势要双侧对称，测量数据要进行双侧对比，以便排除个体差异的影响，得到正确的结果。

（一）长度测量

常用的测量数据有上肢全长、臂长和前臂长。

1. 上肢全长　又称全臂长，为肩峰到中指尖的长度。

2. 臂长　又称上臂长，有两种测量法：①肩峰到肱骨外上髁的长度；②肩峰到尺骨鹰嘴的长度。

3. 前臂长　有三种测量法：①肱骨外上髁到桡骨茎突的长度；②肱骨内上髁到尺骨茎突的长度；③尺骨鹰嘴到尺骨茎突的长度。

（二）角度测量

常用的测量角为**提携角**，提携角的具体测量法如下（图8-37a）：

1. 臂轴　又称肱骨中轴线，指肱骨的长轴。

2. 前臂轴　又称尺骨中轴线，指尺骨的长轴。

3. 外翻角和提携角　臂轴与前臂轴延长线所形成的向外侧开放的钝角称外翻角，所形成的向下的锐角称提携角（即外翻角的补角）。

正常外翻角为165°～170°，正常提携角应为10°～15°。若提携角大于20°称肘外翻，0°-10°为直肘，0°到–10°为肘内翻。肘内、外翻均可影响上肢的正常功能（图8-37）。

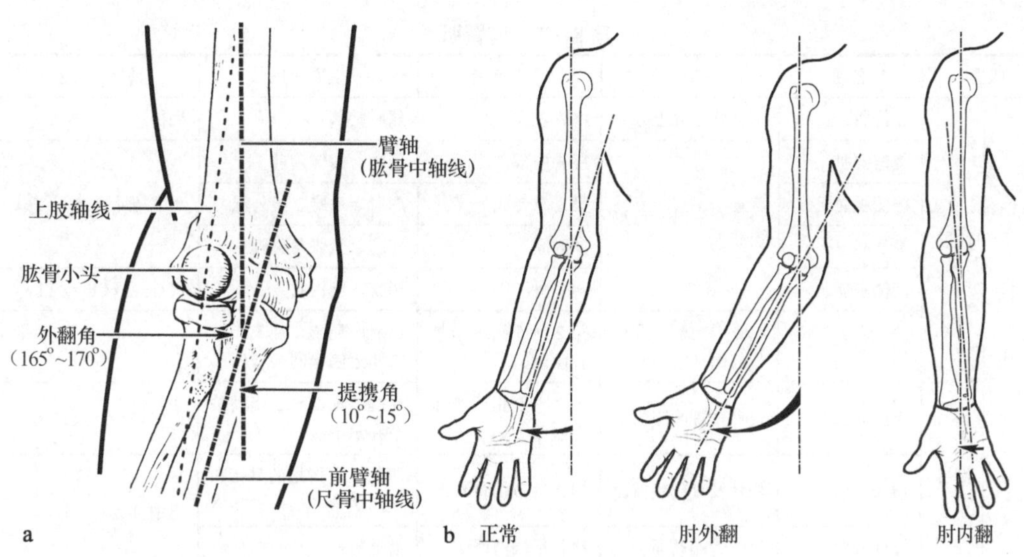

图 8-37 上肢提携角和上肢轴线

（三）上肢轴线

除臂轴和前臂轴之外，上肢轴线为经肱骨头中点到肱骨小头中点再到桡骨头中点的连线。上述轴线或角度的精确测量有时需在 X 线片上进行（图 8-37a）。

表 8-1 上肢肌

表 8-1-1 肩带肌

肌群	名称	起点	止点	主要作用	神经支配
浅层	三角肌	锁骨外侧 1/3 段、肩峰、肩胛冈	肱骨三角肌粗隆	肩关节外展、前屈或后伸	腋神经（C5 ～ C7）
深层	冈上肌	冈上窝	肱骨大结节上份	肩关节外展	肩胛上神经（C5 ～ C6）
	冈下肌	冈下窝	肱骨大结节中份	肩关节外旋	
	小圆肌	冈下窝下部	肱骨大结节下份		腋神经（C5 ～ C7）
	大圆肌	肩胛骨下角背面	肱骨小结节嵴	肩关节后伸、内收及内旋	肩胛下神经（C5 ～ C6）
	肩胛下肌	肩胛下窝	肱骨小结节	肩关节内收、内旋	

表 8-1-2 臂肌

肌群	名称	起点	止点	主要作用	神经支配
前群	肱二头肌	长头：肩胛骨盂上结节 短头：肩胛骨喙突	桡骨粗隆	屈肘关节、前臂旋后	肌皮神经（C5 ～ C7）
	喙肱肌	肩胛骨喙突	肱骨中部内侧	肩关节屈、内收	
	肱肌	肱骨下半前面	尺骨粗隆	屈肘关节	
后群	肱三头肌	长头：盂下结节 内侧头：桡神经沟内下方骨面 外侧头：桡神经沟外上方骨面	尺骨鹰嘴	伸肘关节、助肩关节伸及内收（长头）	桡神经（C5 ～ T1）
	肘肌	肱骨外上髁	尺骨鹰嘴的外侧面	协助肱三头肌伸肘、外展尺骨	桡神经

表 8-1-3 前臂肌

<table>
<tr><th colspan="2">肌群</th><th>名称</th><th>起点</th><th>止点</th><th>主要作用</th><th>神经功能</th></tr>
<tr><td rowspan="9">前群</td><td rowspan="6">浅层</td><td>肱桡肌</td><td>肱骨外上髁上方</td><td>桡骨茎突</td><td>屈肘关节</td><td>桡神经</td></tr>
<tr><td>旋前圆肌</td><td rowspan="4">肱骨内上髁、前臂深筋膜</td><td>桡骨中部外侧面</td><td>屈肘、前臂旋前</td><td rowspan="3">正中神经（C5～T1）</td></tr>
<tr><td>桡侧腕屈肌</td><td>第 2 掌骨底</td><td>屈肘、屈腕、腕外展</td></tr>
<tr><td>掌长肌</td><td>掌腱膜</td><td>屈腕、紧张掌腱膜</td></tr>
<tr><td>尺侧腕屈肌</td><td>豌豆骨</td><td>屈腕、腕内收</td><td>尺神经（C8～T1）</td></tr>
<tr><td>指浅屈肌</td><td>肱骨内上髁、尺桡骨前面</td><td>第 2～5 指中节指骨两侧</td><td>屈肘、屈腕，屈掌指关节和近侧指间关节</td><td>正中神经</td></tr>
<tr><td rowspan="3">深层</td><td>指深屈肌</td><td>尺骨及骨间膜前面</td><td>第 2～5 指远节指骨底</td><td>屈腕、屈 2～5 指间关节和掌指关节</td><td>正中神经，尺神经</td></tr>
<tr><td>拇长屈肌</td><td>桡骨及骨间膜前面</td><td>拇指远节指骨底</td><td>屈腕、屈拇指的掌指和指间关节</td><td rowspan="2">正中神经</td></tr>
<tr><td>旋前方肌</td><td>尺骨远端前面</td><td>桡骨远端前面</td><td>前臂旋前</td></tr>
<tr><td rowspan="10">后群</td><td rowspan="5">浅层</td><td>桡侧腕长伸肌</td><td rowspan="5">肱骨外上髁</td><td>第 2 掌骨底</td><td rowspan="2">伸腕、腕外展</td><td rowspan="10">桡神经（C5～T1）</td></tr>
<tr><td>桡侧腕短伸肌</td><td>第 3 掌骨底</td></tr>
<tr><td>指伸肌</td><td>第 2～5 指中节和远节指骨底背面（指背腱膜）</td><td>伸肘、伸腕，伸指</td></tr>
<tr><td>小指伸肌</td><td>小指中节和远节指骨底背面</td><td>伸小指</td></tr>
<tr><td>尺侧腕伸肌</td><td>第 5 掌骨底背面</td><td>伸腕、腕内收</td></tr>
<tr><td rowspan="5">深层</td><td>旋后肌</td><td>肱骨外上髁、尺骨上端</td><td>桡骨上端前面</td><td>前臂旋后</td></tr>
<tr><td>拇长展肌</td><td rowspan="4">尺桡骨背面、骨间膜背面</td><td>第 1 掌骨底</td><td>拇指外展</td></tr>
<tr><td>拇短伸肌</td><td>拇指近节指骨底</td><td rowspan="2">伸拇指</td></tr>
<tr><td>拇长伸肌</td><td>拇指远节指骨底</td></tr>
<tr><td>示指伸肌</td><td>示指指背腱膜</td><td>伸示指</td></tr>
</table>

表 8-1-4 手肌

<table>
<tr><th>肌群</th><th>名称</th><th>起点</th><th>止点</th><th>主要作用</th><th>神经支配</th></tr>
<tr><td rowspan="4">外侧群</td><td>拇短展肌</td><td>屈肌支持带、舟骨</td><td rowspan="2">拇指近节指骨底</td><td>外展拇指</td><td rowspan="3">正中神经（C6～C7）</td></tr>
<tr><td>拇短屈肌</td><td rowspan="2">屈肌支持带、大多角骨</td><td>屈拇指近节指骨</td></tr>
<tr><td>拇对掌肌</td><td>第 1 掌骨</td><td>拇指对掌</td></tr>
<tr><td>拇收肌</td><td>屈肌支持带、头状骨和第 3 掌骨</td><td>拇指近节指骨</td><td>内收拇指、屈拇指近节指骨</td><td>尺神经（C8～T1）</td></tr>
<tr><td rowspan="3">内侧群</td><td>小指展肌</td><td>屈肌支持带、豌豆骨</td><td rowspan="2">小指近节指骨底</td><td>外展小指</td><td rowspan="3">尺神经</td></tr>
<tr><td>小指短屈肌</td><td rowspan="2">屈肌支持带、钩骨</td><td>屈小指</td></tr>
<tr><td>小指对掌肌</td><td>第 5 掌骨内侧</td><td>小指对掌</td></tr>
</table>

续表

肌群	名称	起点	止点	主要作用	神经支配
中间群	蚓状肌	指深屈肌腱桡侧	第2～5指的指背腱膜	屈掌指关节，伸指间关节	正中神经，尺神经
	骨间掌侧肌	第2掌骨的内侧和第4、5掌骨的外侧面	第2、4、5指近节指骨底和指背腱膜	第2、4、5指内收，屈掌指伸指间关节	尺神经
	骨间背侧肌	第1～5掌骨对缘	第2～4指近节指骨和指背腱膜	第2、4、5指外展，屈掌指关节，伸指间关节	

表 8-2 上肢的运动

表 8-2-1 肩带的运动

运动方向	主肌 辅肌	神经支配	关节运动度参考值
升/肩带上提	肩胛提肌，菱形肌	肩胛背神经	0°～60°
	斜方肌上部	副神经	
降/肩带下降	胸大肌、胸小肌下部	胸前神经	0°～60°
	斜方肌下部	副神经	
	锁骨下肌	锁骨下神经	
	背阔肌	胸背神经	
	前锯肌	胸长神经	
前伸/肩带向前	前锯肌	胸长神经	0°～30°
	胸小肌 胸大肌	胸前神经	
后撤/肩带向后	背阔肌	胸背神经	0°～20°
	菱形肌	肩胛背神经	
	斜方肌中部	副神经	
肩胛骨下角外旋/上回旋	斜方肌上部 斜方肌下部	副神经	
	前锯肌	胸长神经	
肩胛骨下角内旋/下回旋	菱形肌下部	肩胛背神经	
	胸小肌	胸前神经	

表 8-2-2 肩关节的运动

运动方向	主肌 辅肌	神经支配	关节运动度参考值
前屈	喙肱肌肱二头肌	肌皮神经	80°～90°（向前平举） 180°（完全竖直上举）
	胸大肌锁骨部	胸前神经	
	三角肌前部	腋神经	
后伸	三角肌后部	腋神经	40°～50°
	背阔肌	胸背神经	
	大圆肌	肩胛下神经	
外展	三角肌	腋神经	80°～90°（向外侧平举）
	冈上肌	肩胛上神经	

续表

运动方向	主肌　辅肌	神经支配	关节运动度参考值
内收	胸大肌	胸前神经	20° ～ 40°
	背阔肌	胸背神经	
	大圆肌	肩胛下神经	
	肱三头肌　冈下肌	桡神经	
	三角肌前部　小圆肌		
内旋	肩胛下肌　大圆肌	肩胛下神经	70° ～ 90°
	背阔肌	胸背神经	
	胸大肌	胸前神经	
外旋	冈下肌	肩胛上神经	40° ～ 50°
	小圆肌	腋神经	
	三角肌后部		

表 8-2-3　肘关节的运动

运动方向	主肌　辅肌	神经支配	关节运动度参考值
前屈	肱二头肌肱肌	肌皮神经	135° ～ 150°
	肱桡肌	桡神经	
	旋前圆肌	正中神经	
后伸	肱三头肌	桡神经	0° ～ 15°
旋前	旋前圆肌　旋前方肌　桡侧腕屈肌	正中神经	80° ～ 90°
旋后	旋后肌　肱桡肌　桡侧腕长、短伸肌	桡神经	80° ～ 90°
	肱二头肌	肌皮神经	

表 8-2-4　桡腕关节的运动

运动方向	主肌　辅肌	神经支配	关节运动度参考值
屈 / 掌屈	桡侧腕屈肌　掌长肌　拇长屈肌 指浅屈肌　指深屈肌桡侧半	正中神经	50° ～ 60°
	尺侧腕屈肌　指深屈肌尺侧半	尺神经	
伸 / 背伸	尺侧腕伸肌　桡侧腕、长短伸肌 全部指伸肌	桡神经	30° ～ 60°
收 / 尺侧偏	尺侧腕伸肌	桡神经	30° ～ 40°
	尺侧腕屈肌	尺神经	
展 / 桡侧偏	桡侧腕长短伸肌	桡神经	25° ～ 30°
	桡侧腕屈肌	正中神经	

表 8-2-5 手指各关节的运动

<table>
<tr><th colspan="2">运动方向</th><th>主肌 辅肌</th><th>神经支配</th><th>关节运动度参考值</th></tr>
<tr><td rowspan="6">拇指</td><td rowspan="2">屈</td><td>拇长屈肌</td><td>正中神经</td><td rowspan="2">掌指 0°～30°</td></tr>
<tr><td>拇短屈肌</td><td>正中神经 尺神经</td></tr>
<tr><td>伸</td><td>拇长、短伸肌</td><td>桡神经</td><td>掌指 0°～20°</td></tr>
<tr><td>收</td><td>拇收肌</td><td>尺神经</td><td rowspan="2">腕掌 0°～60°</td></tr>
<tr><td>展</td><td>拇短展肌</td><td>正中神经</td></tr>
<tr><td>对掌</td><td>拇对掌肌</td><td>正中神经</td><td></td></tr>
<tr><td rowspan="5">第 2～5
掌指关节</td><td rowspan="2">屈</td><td>指深屈肌桡侧半 指浅屈肌
第 1、2 蚓状肌</td><td>正中神经</td><td rowspan="2">0°～90°</td></tr>
<tr><td>指深屈肌尺侧半 小指短屈肌
骨间肌 第 3、4 蚓状肌</td><td>尺神经</td></tr>
<tr><td>伸</td><td>指伸肌</td><td>桡神经</td><td>0°～20°</td></tr>
<tr><td>收</td><td>骨间掌侧肌</td><td>尺神经</td><td></td></tr>
<tr><td>展</td><td>骨间背侧肌 小指展肌</td><td>尺神经</td><td></td></tr>
<tr><td rowspan="5">第 2～5
指间关节</td><td rowspan="2">屈</td><td>指浅屈肌 指深屈肌桡侧半</td><td>正中神经</td><td rowspan="5">近指间 0°～100°
远指间 0°～80°</td></tr>
<tr><td>小指短屈肌 指深屈肌尺侧半</td><td>尺神经</td></tr>
<tr><td rowspan="3">伸</td><td>指伸肌
示指和小指伸肌</td><td>桡神经</td></tr>
<tr><td>骨间肌 第 3、4 蚓状肌</td><td>尺神经</td></tr>
<tr><td>第 1、2 蚓状肌</td><td>正中神经</td></tr>
</table>

（于佳田 刘洪梅）

第九章 下 肢

第一节 概 述

一、境界与分区

下肢分为髋部与自由下肢两部。髋部后面称臀区（部），与腹部、腰背部、骶尾部以及会阴相连；自由下肢并立于躯干的下端，又分为股部、膝部、小腿部、踝部和足部。

二、结构概况

髋部包括髋骨和髋肌，髋关节归入其内。自由下肢以自由下肢骨为中轴，自由下肢肌分群、分层配布于骨的周围，肌腱跨越关节附着于骨面。肌外依次包被深筋膜、浅筋膜和皮肤。包绕各肌群的深筋膜与骨共同围成骨筋膜鞘，鞘内尚有血管神经等经行。

分布到下肢的动脉主要来自髂外动脉，静脉回流入髂外静脉，最大的淋巴结群为腹股沟淋巴结。分布到下肢皮肤和下肢肌的躯体神经主要来自腰丛和骶丛；支配下肢皮肤内汗腺、立毛肌和小血管的内脏运动神经主要来自腰骶部交感干的分支。

第二节 表面解剖

一、体表标志

（一）骨性标志

1. 与髋骨相关的 主要有髂嵴、髂前上棘耻骨结节、耻骨弓和坐骨结节。详情见第六章内的相关描述（图 9-1）。

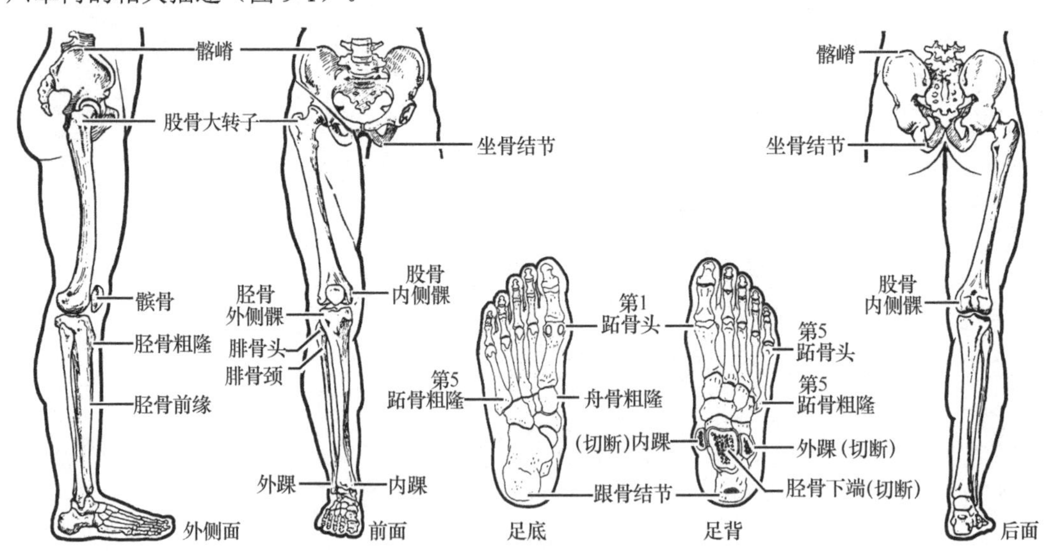

图 9-1 下肢的骨性标志

2. 与股骨和髌骨相关的 **股骨大转子**为髋部向外侧最突出之处的骨性隆起，约平耻骨联合的高度，其上缘处为转子尖。**股骨内、外侧髁**是膝关节内、外侧偏上方的隆起。**髌骨**位于膝关节的前方，屈膝时形成膝关节前的明显骨性隆起。

3. 与胫骨和腓骨相关的 **胫骨内、外侧髁**为膝关节内、外侧偏下方的隆起。胫骨粗隆为髌韧带止点处的骨性隆起，屈膝时位于髌骨下缘下不足2横指处，沿此隆起向下可触及胫骨前缘的全长。胫骨前缘的内侧可触及**胫骨前面**，此面仅有皮肤和筋膜覆盖。胫骨外侧髁后下方的隆起为**腓骨头**，头下稍凹处为**腓骨颈**。**内踝**和**外踝**是位于踝关节两侧的明显骨性隆起，外踝稍低于内踝。

4. 与足骨相关的 **跟骨结节**形成足跟，为足底后的着地点。**第1跖骨头**和**舟骨粗隆**均位于足内侧缘，前者为足底前内侧的着地点，后者形成内踝前下方的微隆起。**第5跖骨头**和**第5跖骨粗隆**均位于足外侧缘，前者为足底前外侧的着地点，后者在足外侧缘中点稍偏后处。在足背面，**第1～5跖骨**和**趾骨**、**跖趾关节**和**趾间关节**均可触及（图9-1）。

（二）肌性标志

1. 臀区的 **臀大肌**形成臀区的膨隆，其外上方与髂嵴前半之间为**臀中肌**所在区。直立时臀大肌下缘处出现一弧形的皮肤浅沟称**臀沟**（又称股沟或臀襞），是臀区与股后的表面分界，也是下肢长度测量的定位标志之一。**臀裂**为两侧臀部内侧缘之间在中线处的深裂，下端与臀沟延续（图9-2、图9-3）。

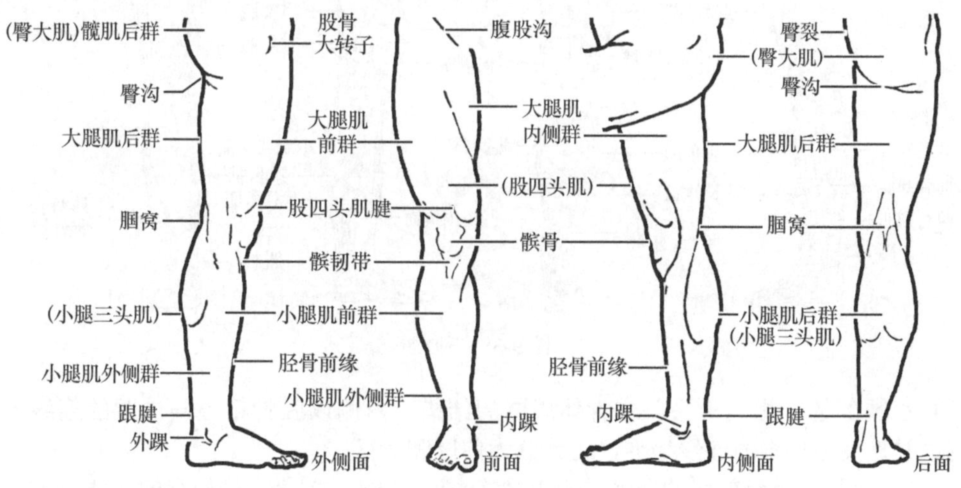

图9-2 下肢的肌性标志

2. 股部的 相当于股骨体的周围结构。以髂前上棘与股骨内侧髁的连线为前界、坐骨结节与股骨外侧髁的连线为外侧界、坐骨结节与股骨内侧髁的连线为内侧界，将其分为股前区、股后区和股内侧区。

（1）股前区：**股四头肌**形成股前和股外侧的肌性隆起，其下端与髌骨上缘之间有**股四头肌腱**。髂前上棘与膝关节内侧缘之间的连线可作为**缝匠肌**的定位标志，也是股前区与股内侧区的分界线。髂前上棘与髌骨之间的连线可作为**股直肌**的定位标志，其外侧有**股外侧肌**、内侧的下半有**股内侧肌**。髂前上棘与膝关节外侧缘之间的连线可作为**阔筋膜张肌**和**髂胫束**的定位标志，髂胫束的深方仍为股外侧肌。

（2）股后区：坐骨结节与膝关节外侧缘的连线可作为**股二头肌**的定位标志，也是股前区与股后区的分界线。坐骨结节与膝关节内侧缘的连线可作为**半腱肌**和**半膜肌**的定位标志，也是股后区与股内侧区的分界线。三肌上段均被臀大肌遮盖，故股后区的上界是

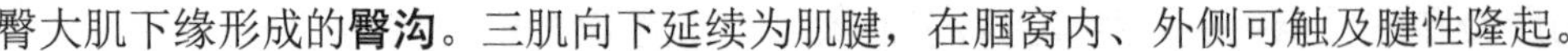

臀大肌下缘形成的**臀沟**。三肌向下延续为肌腱，在腘窝内、外侧可触及腱性隆起。

（3）股内侧区：耻骨结节与膝关节内侧缘的连线可作为**股薄肌**的定位标志，紧邻股薄肌外的是**长收肌**，两者共同形成股内侧缘的膨隆，其上端与会阴部交界处的浅沟称**股沟**。其余股内侧肌在腹股沟韧带内侧半的下方略显凹陷，称**股三角**。约在腹股沟韧带外侧半的下方有**髂腰肌**，用力后伸髋关节时，髂腰肌略显隆起。

3. 膝部的 指膝关节周围的结构，以股骨和胫骨的内、外侧髁连线为界，分为膝前区和膝后区。

（1）膝前区：髌骨的上缘连**股四头肌腱**，下端与胫骨粗隆之间有**髌韧带**。屈膝时在髌韧带的两侧扪之微凹，中医穴位称之为“膝眼”，外侧膝眼又称犊鼻穴。髌骨两侧的软组织区微凹，分别称**内侧髌旁沟**和**外侧髌旁沟**，丰腴者不明显。

（2）膝后区：中央的软组织区有明显凹陷处称腘窝。腘窝上内侧的腱隆起为**半腱肌**和**半膜肌的肌腱**，下端终止在胫骨内侧髁；上外侧的腱隆起为**股二头肌腱**，下端终止在腓骨头。腘窝下界微膨隆，为腓肠肌的内、外侧头。

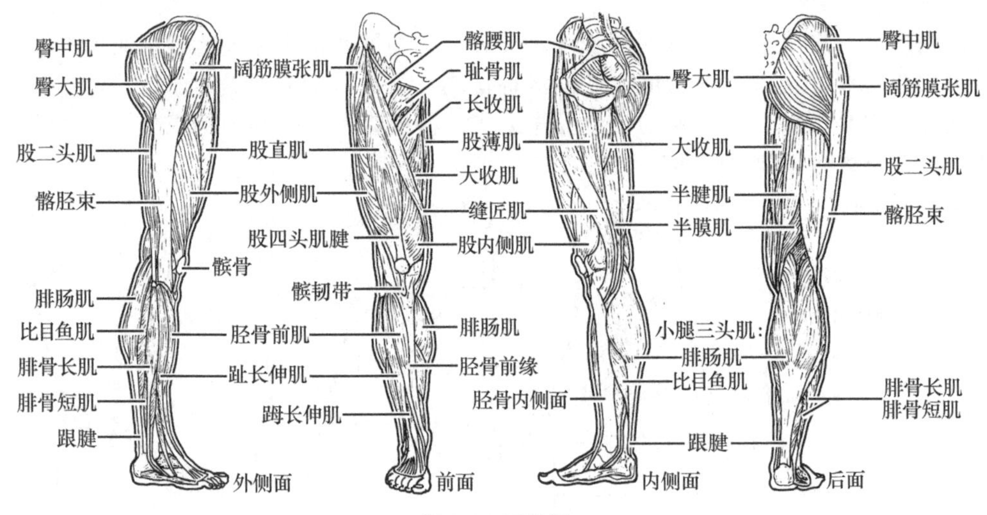

图 9-3 下肢肌

4. 小腿部的 相当于胫、腓骨体周围的结构。内侧以胫骨粗隆与内踝的连线为界、外侧以腓骨头与外踝的连线为界，将其分为前区和后区。

（1）前区：**胫骨前肌**的肌腹紧贴胫骨前缘的外侧，桡骨头与外踝的连线深方有**腓骨肌**（腓骨长肌和腓骨短肌）的肌腹，两者之间有**𧿹长伸肌**和**趾长伸肌**的肌腹。在踝关节上方，各肌腹多已延续为细长的肌腱。

（2）后区：小腿三头肌的肌腹形成小腿内、外侧缘和小腿后的肌性膨隆，向下延续的跟腱形成明显的腱性隆起。

5. 踝部的 踝关节的周围结构。以内、外踝为界，分为踝前区和踝后区。

（1）踝前区：小腿前群肌的 3 条长肌腱经踝前达足背。**胫骨前肌腱**和**𧿹长伸肌腱**偏于踝前内侧，**趾长伸肌腱**偏外侧，背屈踝关节并伸各趾时可见明显的腱性隆起。

（2）踝后区：粗大的跟腱隆起位居踝后中部，其两侧与内、外踝之间的浅凹分别称内侧踝后沟和外侧踝后沟（简称踝沟）。小腿外侧群肌的**腓骨长肌腱**和**腓骨短肌腱**经外侧踝后沟达足部，两肌腱均紧贴外踝后（外踝沟）下行。小腿后群深层肌的**胫骨后肌腱**、**趾长屈肌腱**、**𧿹长屈肌腱**经内侧踝后沟达足部，其中前者紧贴内踝后下行，后两者位居其后。

6. 足部的　指足骨及足关节周围的结构，以足的内、外侧缘为界，分为足背和足底。

（1）足背：与小腿前面和踝前区相延续，膨隆向上，前低后高。前部的各趾背面微隆向上，末节趾背有趾甲。除踇趾之外，各趾间关节背面的趾横纹不明显。各趾根部与跖趾关节相对应，趾蹼以及趾间隙处的结构与手的位置结构基本相同。伸趾时可扪及各**伸趾肌腱**，其中以**踇长伸肌腱**隆起显著，**胫骨前肌腱**仅达足内侧缘的中部。

（2）足底：足底外侧部圆隆，站立时全掌着地，足底内侧缘明显向上凹陷，形成足内侧弓。足前部的膨隆与跖趾关节的位置基本对应，其内侧部为第 1 跖骨头处着力点，外侧部为第 5 跖骨头处着力点。足后部的膨隆与跟骨结节对应，即跟骨结节处着力点。足底中部微凹陷称**足心**，用力屈曲各趾时，足心的最凹处为中医的涌泉穴。各足趾向上弯曲，仅以末节指趾腹着地。趾蹼和趾间隙与足背的对应（图 9-4、图 9-5）。

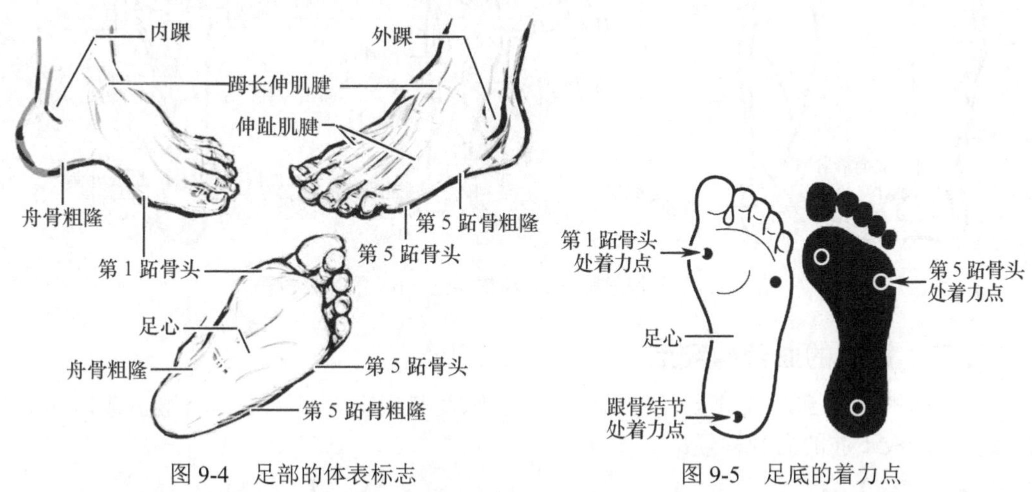

图 9-4　足部的体表标志　　　　图 9-5　足底的着力点

二、体表投影

（一）浅静脉和皮神经

1. 浅静脉　在足背和踝部的下肢浅静脉可直接观察到，小腿及以上部位在正常时不易观察到（图 9-6a）。

（1）足背静脉弓：由**足背静脉网**在足背皮下会合成的主干，横位于跖趾关节的后方，弓的两端向后会合成 2 条主干上行。

（2）小隐静脉：经外踝后和跟腱外侧达小腿后正中线处上行，上端在腘窝处穿入深层。

（3）大隐静脉：在踝部经内踝前至小腿内侧缘上行，在膝部经股骨内侧髁后转至大腿内侧区上行。耻骨结节外下方约 2 横指处，是大隐静脉穿入深层、注入深静脉的部位。

2. 皮神经　下肢发育特点和皮神经分布规律与上肢类似，但下肢的腹侧轴线和背侧轴线均位于下肢后面，故两轴线间的面积大小差别显著。以两轴线为界，可见脊神经节段性感觉分布顺序为臀上外侧区和腹股沟→下肢前面、内侧缘和外侧缘→足背踇指侧→足背小指侧和足底→下肢后正中区→臀中、下区。简而言之：除下肢后部中线两侧（腹侧轴线与背侧轴线之间）与足底为骶丛的皮支分布外，其余皮支均来自腰丛（图 9-6b）。

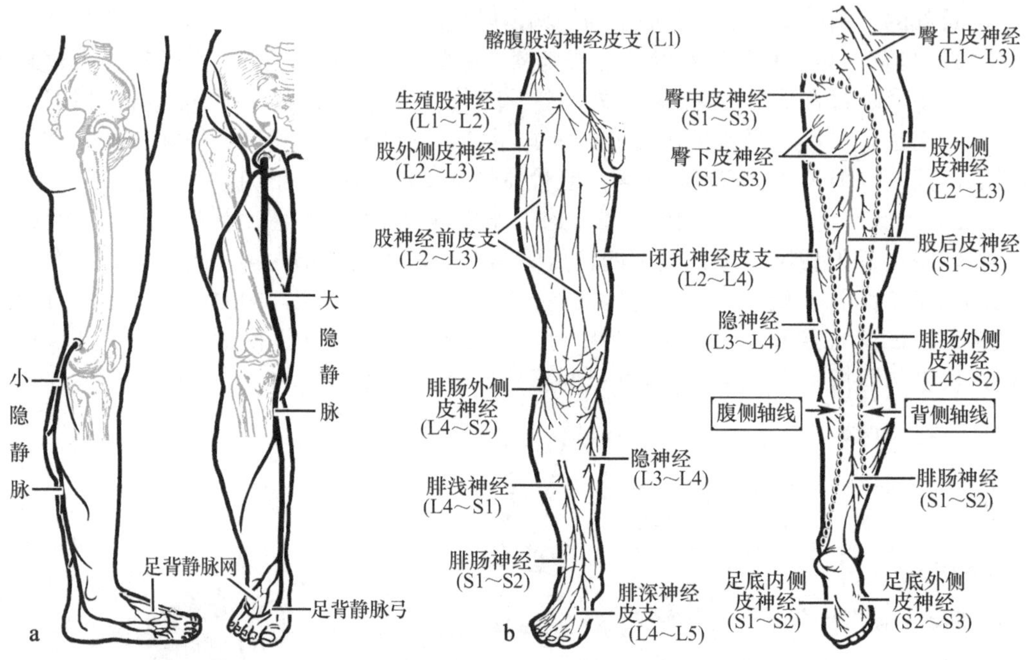

图 9-6　下肢浅静脉（a）和皮神经（b）的体表投影

（二）深层的血管神经束

股动脉的延续部及其分支（包括同名深静脉及其属支）多紧密伴随腰丛或骶丛的分支经行，形成下肢的血管神经束（图 9-7）。

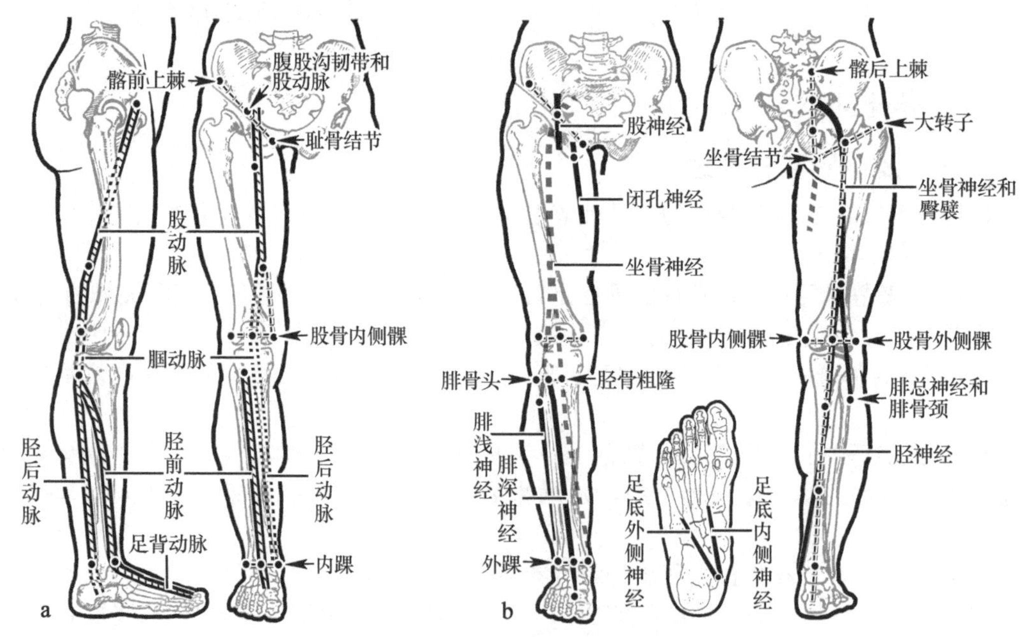

图 9-7　下肢深层血管神经投影

1. 股动脉与股神经　在股前、内侧区，**股动脉**投影的上点在腹股沟韧带中点稍内侧，下点在股骨内上髁的上缘（股骨收肌结节），此两点间连线的上 2/3 段为股动脉的投影线。向下股动脉转至股后区下行。**股神经主干**投影在腹股沟韧带中点处、位于股动脉的外侧，在腹股沟韧带下约 2 横指（3cm）处即分为数支，仅隐神经（股神经的最大皮支）继续伴股动脉下行。与股动脉紧密伴行的是**股静脉**和**隐神经**，形成**股血管神经束**（图 9-7，图 9-8a）。

2. 坐骨神经 在臀区和股后区，**坐骨神经**（主干）投影的上点为髂后上棘与坐骨结节连线的中上 1/3 处；中点为坐骨结节与股骨大转子连线的中点稍内侧；下点为股骨内、外侧髁连线的中点处。将此 3 点相连，股后上 2/3 段以上为坐骨神经的投影，下 1/3 段为胫神经的投影（图 9-7b）。坐骨神经为人体最粗大的神经，但伴行的同名血管细小。

3. 腘动脉与胫神经 在膝后区，**腘动脉**投影几乎在股骨内、外侧髁连线中点的垂直线上。在腘窝内，腘动、静脉与胫神经紧密伴行，形成**腘血管神经束**（图 9-7，图 9-8b）。

4. 胫后动脉与胫神经 在小腿后，约平腓骨颈高度，腘动脉延续为**胫后动脉**，与**胫后静脉**和**胫神经**紧密伴行，形成**胫后血管神经束**。下行转至足底后，分成**足底内侧血管神经束**和**足底外侧血管神经束**（图 9-7，图 9-8b）。

在膝后和小腿后，**胫神经**投影的上点为股骨内、外侧髁连线中点，中点为小腿后正中线上 1/3 处，下点转至跟腱与内踝连线的中点处。在下点处胫神经转至足底，分为**足底内侧神经**和**足底外侧神经**（图 9-7b）。

5. 胫前动脉与腓深神经 在小腿前，**胫前动脉**投影的上点为腓骨头与胫骨粗隆连线的中点，下点为内、外踝前面连线的中点。胫前静脉和**腓深神经**与动脉紧密伴行，形成**胫前血管神经束**（图 9-7a）。

在股后、膝后和小腿后外侧区，**腓总神经**投影的上点即坐骨神经投影的末端处，下点为腓骨头下方（腓骨颈）（图 9-7b）。

6. 足背动脉 **足背动脉**投影的后点即胫前动脉投影的下点，前点在第 1、2 跖骨底之间。足背静脉与动脉紧密伴行，但与神经伴行不紧密（图 9-7a）。

7. 足底动脉与足底神经 足底动脉投影的后点即胫后动脉投影的下点，**足底内侧动脉**的前点在第 1、2 跖骨底之间，**足底外侧动脉**的前点在第 4、5 跖骨底之间。同名静脉和神经紧密伴行，分别形成**足底内侧血管神经束**和**足底外侧血管神经束**。

（三）股三角、腘窝和踝管

三者分别紧邻下肢三大关节，并有大血管神经束经行且位置相对浅表（图 9-8）。

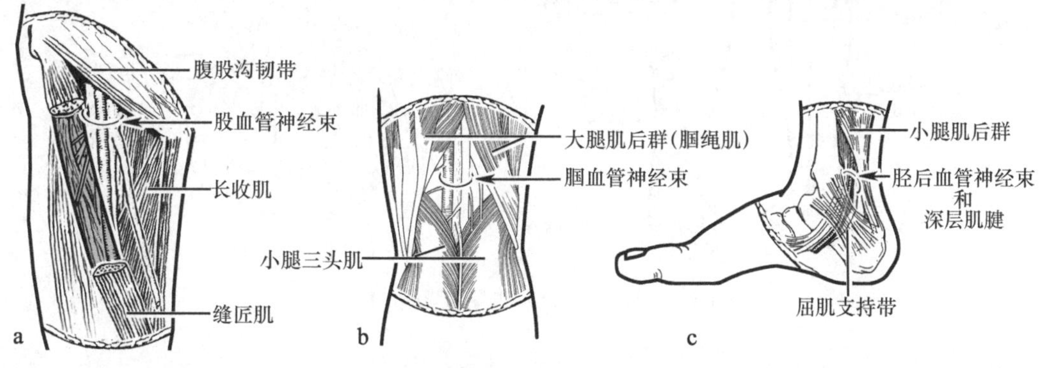

图 9-8 股三角（a）、腘窝（b）和踝管（c）

1. 股三角 位于大腿前内侧、上端达髋关节的前方，当髋关节外展、外旋并稍屈曲时，显示为腹股沟下方的浅凹。股三角是腹腔血管神经干延续到股前的集中区，也是大隐静脉注入深静脉之处（图 9-8a）。

2. 腘窝 位于膝关节后方，当膝关节半屈位时，显示为明显的凹窝。腘窝使大腿血管神经干延续到小腿的集中区，也是小隐静脉注入深静脉之处（图 9-8b）。

3. 踝管 位于踝关节的内后方、内踝和跟骨结节之间。踝管是小腿后血管神经干和小腿后群深层肌腱至足底的骨纤维通道（图 9-8c）。

第三节 下肢的局部解剖

一、皮肤和浅筋膜

下肢各区的皮肤薄厚不一：股前内侧区和腘窝处较薄，臀区较厚，足底的皮肤最厚。与手掌皮肤特点相同，足底皮肤角化层发达，过度增厚形成胼胝（俗称老茧），汗腺丰富，但无毛囊和皮脂腺。

下肢浅筋膜内有丰富的浅静脉、浅淋巴管网和皮神经，但浅动脉细小且很少与浅静脉紧密伴行。浅静脉的名称和位置见体表投影，浅淋巴管网伴浅静脉分布，随**大隐静脉**上行的淋巴管引流入腹股沟区的**腹股沟浅淋巴结群**，随**小隐静脉**上行的淋巴管引流入腘窝内的腘淋巴结，最后的输出管全部引流入腹股沟淋巴结群。皮神经来自腰丛和骶丛，各分支的名称及分布范围见本章的体表投影（图 9-6，图 9-9a）。

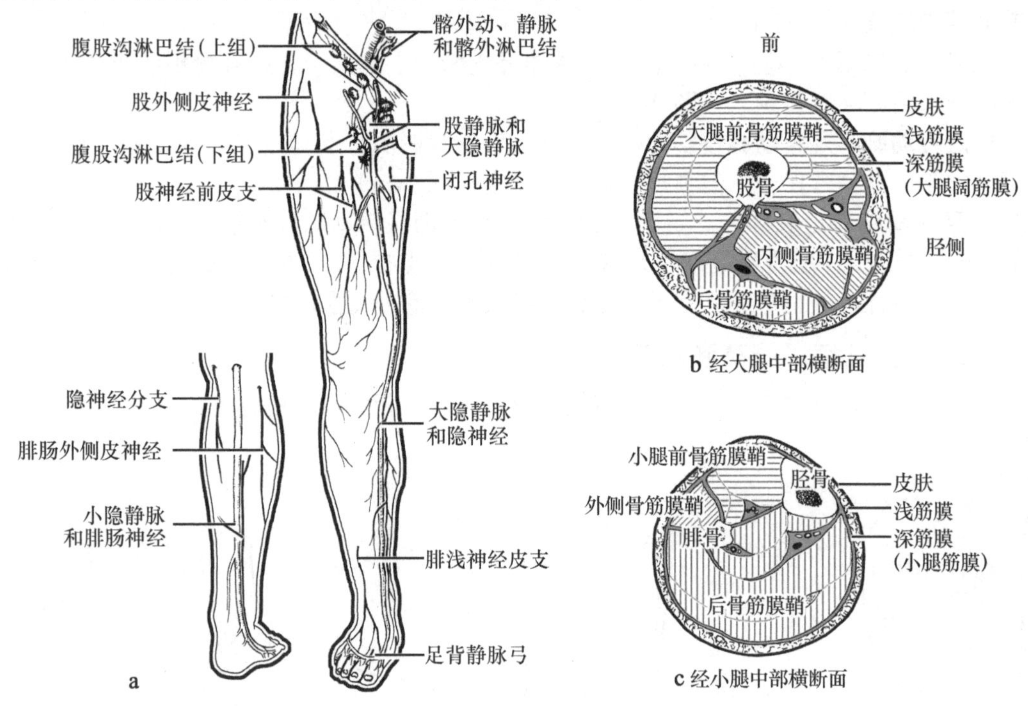

图 9-9 下肢浅层（a）和骨筋膜鞘（b，c）

二、深筋膜

下肢深筋膜较上肢发达，但分布形式与上肢相同，也分为浅、深两层。

下肢深筋膜浅层位于浅筋膜的深方，被覆在下肢肌表面。在臀部，此层明显增厚称**臀筋膜**，在股部明显厚且致密称**大腿阔筋膜**，特别在大腿外侧缘处呈纵行带状增厚称**髂胫束**，作为阔筋膜张肌的终止腱膜。此层在膝部也是其他肌的起止点之一；在踝部呈带状增厚形成**支持带**；在足底与足底浅层肌腱融合成**足底腱膜**。

下肢深筋膜深层包绕各块肌，位于肌群之间的深筋膜增厚并附着于骨表面的骨膜，与深筋膜浅层共同围成**骨筋膜鞘**，容纳各肌群和相关血管神经，大的血管神经束主干经行于肌间隔内（图 9-9b，图 9-9c）。

三、下肢前面

下肢前面分为股前内侧区、膝前区、小腿前外侧区、踝前区和足背（图 9-10a）。

（一）股前内侧区

为**股前骨筋膜鞘和股内侧骨筋膜鞘**所在，鞘内分别容纳股前群肌、股内侧群肌和相关血管神经（图 9-9b，图 9-12a）。

股前群肌包括股四头肌和缝匠肌。股四头肌是屈髋、伸膝的主肌，也是股部最大的肌。**股内侧群肌**又称大腿内收肌群，5 块肌分为浅、深两层，大收肌是内收髋关节的主肌。各肌详情见表 9-1-2。另外，髋肌前群的髂腰肌终止在股骨上端，也是屈髋的主肌，详情见表 9-1-1（图 9-10a，图 9-12a）。

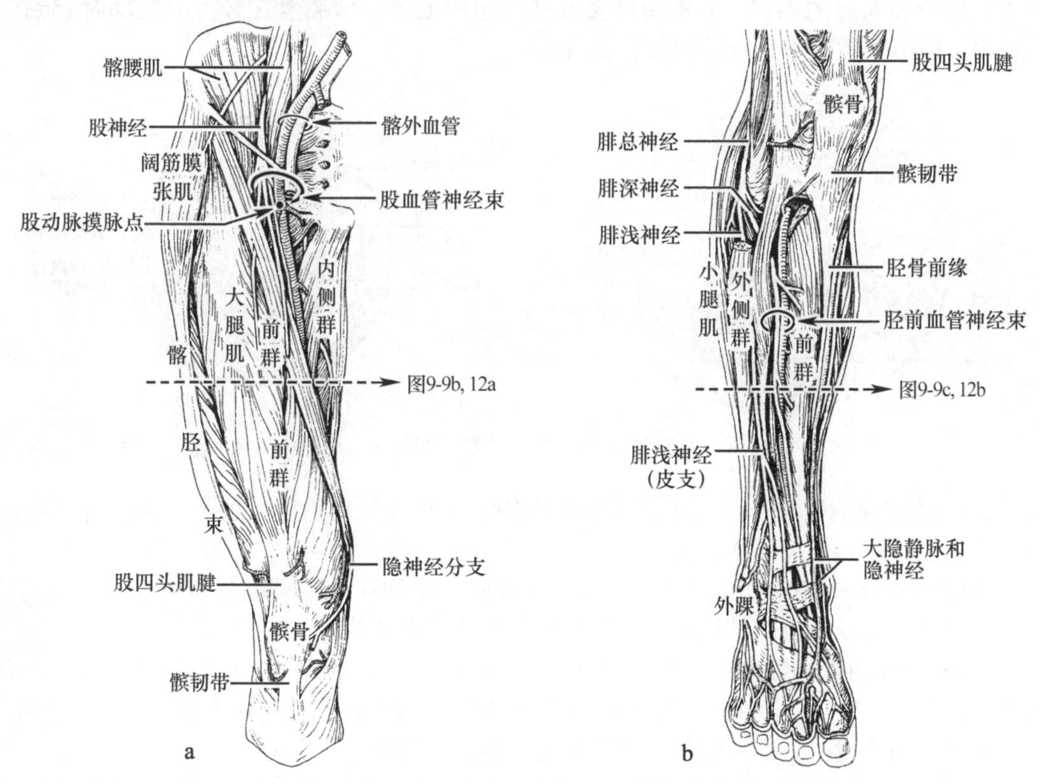

图 9-10 股前内侧区、膝前区、小腿前外侧区、踝前区和足背

1. 股血管神经束 由股动静脉和股神经组成，主干在腹股沟韧带下的股前区下行，股神经很快分为数支，最长的一条隐神经伴股血管达膝上部。在腹股沟韧带内侧半下方的股三角内，股动静脉位置均浅表，临床用作股血管穿刺或股动脉的摸脉点（图 9-8a，图 9-11a）。

2. 闭孔血管神经束 由闭孔动静脉和闭孔神经组成，主干在盆腔侧壁形成，穿闭膜管出盆腔降入股内侧骨筋膜鞘内，分布到内收肌群。此血管神经束起始段在盆腔内

（图 6-4c），若受盆腔脏器病变的影响，可表现为下肢内收功能障碍，造成临床误诊或漏诊。

3. 股深血管束 由股深动、静脉组成。股深动脉是股动脉的最大分支，约在股骨颈高度发自股动脉，在股内侧肌的内侧下行，发出丰富的分支分布到整个股部，还发出营养髋关节的重要分支（图 9-11）。

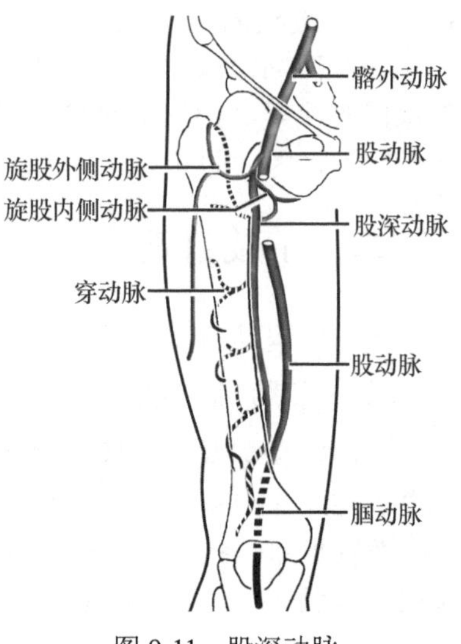

图 9-11 股深动脉

（二）膝前区和小腿前外侧区

膝前区指膝关节前的髌骨及其周围区域，髌骨前面位于皮下、位置浅表。小腿前外侧区指胫骨前缘到小腿外侧缘之间的区域，胫骨前缘和胫骨内侧面的浅层筋膜紧贴骨膜，位置浅表（图 9-10）。

1. 膝前区 皮肤较薄，浅筋膜薄而疏松、移动度大。髌骨上连股四头肌腱，下连髌韧带，两侧有大腿肌的终止腱膜以及小腿肌的起始腱膜覆盖。数个滑膜囊位于骨、韧带和肌腱的周围，有的滑膜囊与膝关节腔通连。滑膜囊在膝关节运动时起到保护作用，但滑膜囊病变也会影响关节的运动。

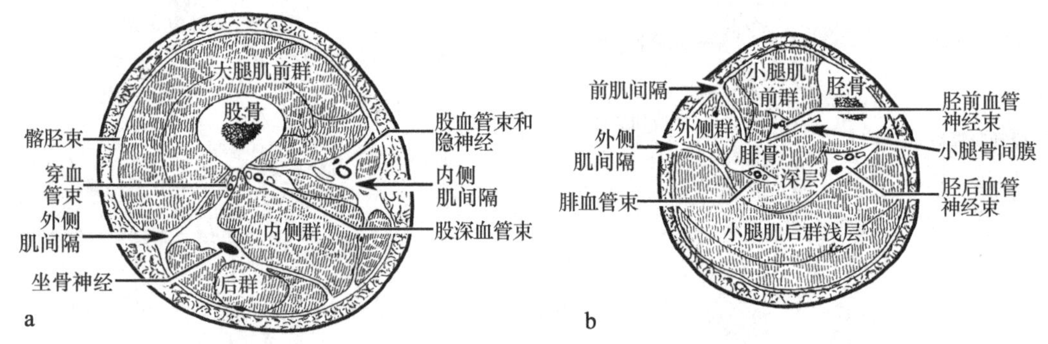

图 9-12 下肢肌群和血管神经束（a：大腿中部；b：小腿中部横断面）

2. 小腿前外侧区 主要为小腿前骨筋膜鞘和小腿外侧骨筋膜鞘所在，鞘内容纳相应的血管神经（图 9-9c，图 9-12b）。

小腿肌前群紧邻胫骨前缘外侧，共有 3 块肌；**小腿肌外侧群**贴附腓骨表面，共有 2 块肌。两群肌均以长腱跨越踝关节止于足骨，详情见表 9-1-3。

（1）胫前血管神经束：由胫前血管和腓深神经组成，前者来自腘窝的腘动静脉，后者为腓总神经（来自坐骨神经）的分支。该血管神经束在小腿前骨筋膜鞘的上半位置深在，向下位置逐渐表浅，下行到踝前，延续为足背血管神经束。

（2）腓浅神经：发自腓总神经，在小腿外侧骨筋膜鞘内单独经行，发支支配小腿外侧群肌后穿至浅筋膜内下行。小腿外侧骨筋膜鞘内没有较大的血管，故未形成血管神经束。

（三）踝前区和足背

踝前区指内、外踝之间的前部，小腿前骨筋膜鞘内容经此区延续到足背（图 9-13）。

1. 踝前区 小腿前群肌的 3 条长腱经踝前区达足背，各长腱由**伸肌腱鞘**包绕。踝前区的深筋膜呈带状增厚，形成**伸肌上、下支持带**。胫前血管神经束经踝前达足背，改称**足背血管神经束**。在内、外踝连线中点处、踇长伸肌腱与趾长伸肌腱之间为足背动脉摸脉点。

2. 足背 与手背不同，足背有 2 块固有肌；小腿前群肌的长腱也分别止于足背和足内侧缘，详情见表 9-1-4。**足背血管神经束**主干向前延伸并发支分布到足背（图 9-13a，图 9-13b）。

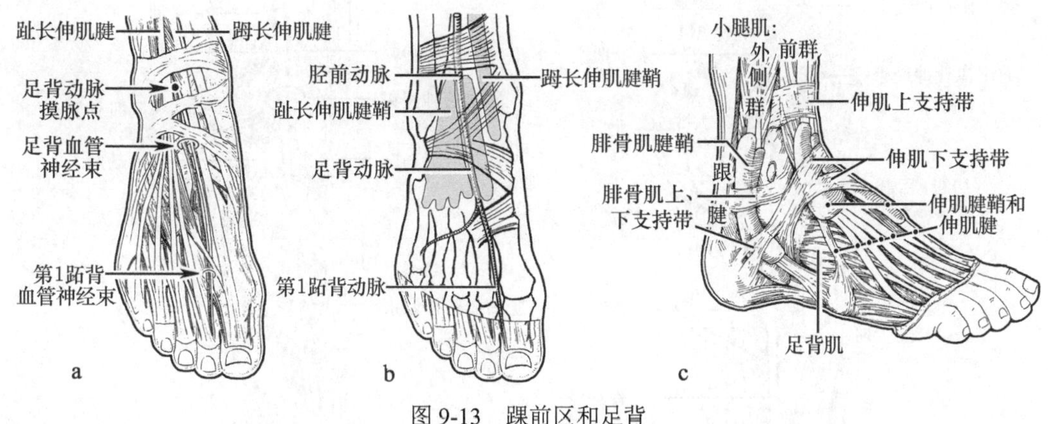

图 9-13　踝前区和足背

四、下肢后面

下肢后面分为臀区、股后区、膝后区、小腿后区、踝后区和足底。

（一）臀区

臀区即骨盆的后面，此区浅筋膜厚而致密，与臀筋膜（深筋膜浅层）以及臀大肌结合紧密。臀部的肌为**髋肌后群**，可分为浅、中、深 3 层，详情见表 9-1-1。

臀区的血管神经束来自盆腔内的髂内血管和骶丛神经，穿经梨状肌上、下孔到达臀大肌深方，但臀区外上 1/4 象限处血管神经位置相对较深且离坐骨神经较远，故为臀肌注射的安全区（图 9-14，图 9-15a）。

1. 臀上血管神经束　穿梨状肌上孔，分布到臀区深层。

2. 臀下血管神经束　穿梨状肌下孔，分布到臀大肌与中层结构之间。

3. 坐骨神经　穿梨状肌下孔出骨盆，下行入股后骨筋膜鞘内，该神经也有细小的同名血管伴行。直立位时，臀大肌的下缘形成的横行皮肤皱褶即臀沟，坐骨神经触压点在臀沟内（图 9-14）。

穿梨状肌下孔的还有阴部内血管神经束和股后皮神经，前者进入会阴部，后者分布到股部皮肤。

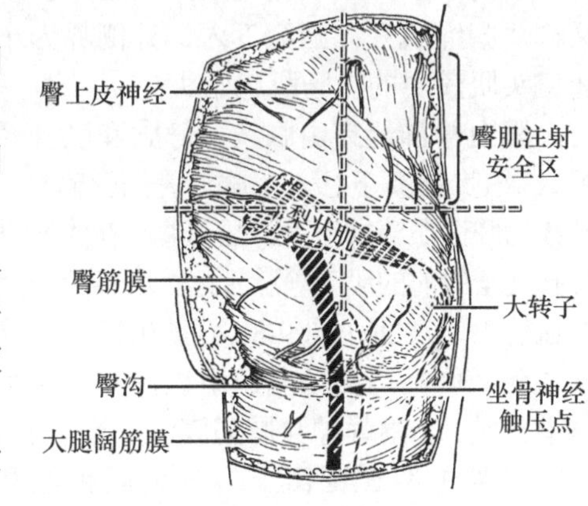

图 9-14　臀区浅层

（二）股后区和膝后区

股后区即股后骨筋膜鞘所在，鞘内容纳股后群肌和坐骨神经；膝后区有股后群肌的终止腱和小腿后群肌的起始头，围成的凹窝即腘窝，内有经股前延续而来的大血管以及股后下行的坐骨神经分支。股后区的大腿阔筋膜延续到腘窝改称腘筋膜。

1. 股后区　**股后群肌**共 3 块，其上端被臀大肌所覆盖，下端的终止腱在膝后区围成腘窝上界，详情见表 9-1-2。

坐骨神经出梨状肌下孔后下行入股后骨筋膜鞘，在股后肌的深方下行，但无大血管伴行。位于股后骨筋膜鞘内的血管主要是发自股深血管束的**穿血管束**（图 9-12a，图 9-15a）。

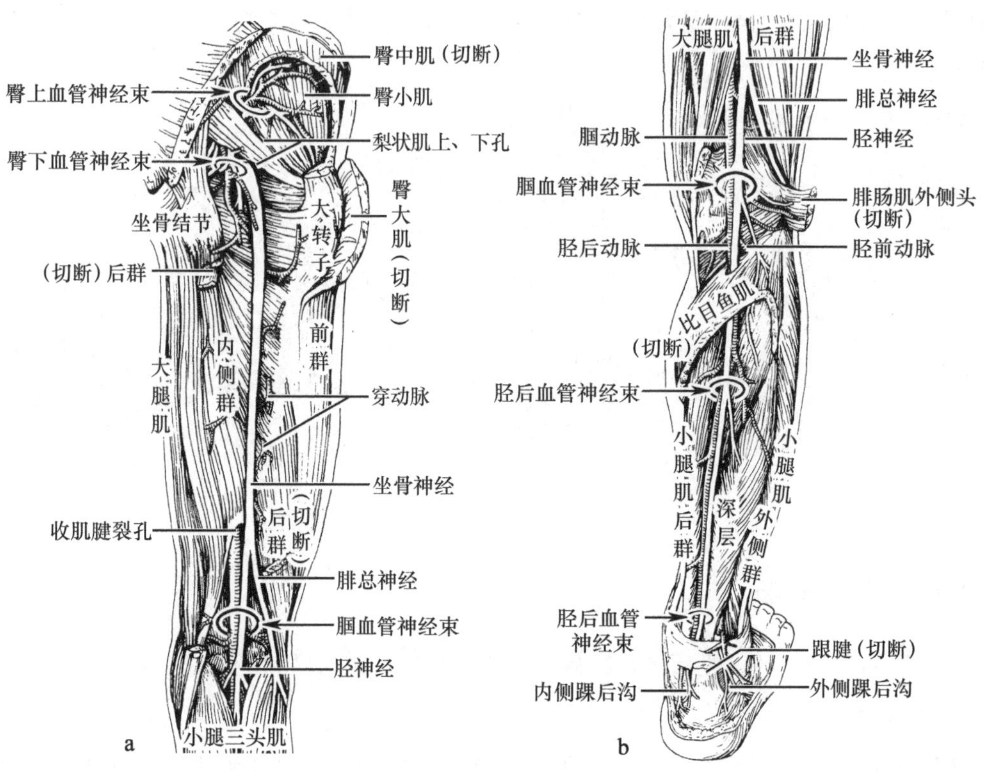

图 9-15　下肢后面

2. 膝后区　**腘窝**的上内、外侧界有股后群肌的 3 条终止肌腱围成，故股后群肌又称“腘绳肌”；腘窝下内、外侧界为小腿三头肌浅层的腓肠肌起始头。

腘血管神经束由腘动、静脉和胫神经组成，纵贯腘窝下行入小腿后骨筋膜鞘内，延续为胫后血管神经束。腘动静脉在收肌腱裂孔处与股前的股动静脉延续，胫神经伴随在血管束的浅面（图 9-8b，图 9-15）。除此之外，腘窝内充填脂肪组织，并有数个**腘淋巴结**，小隐静脉穿腘筋膜注入腘静脉。

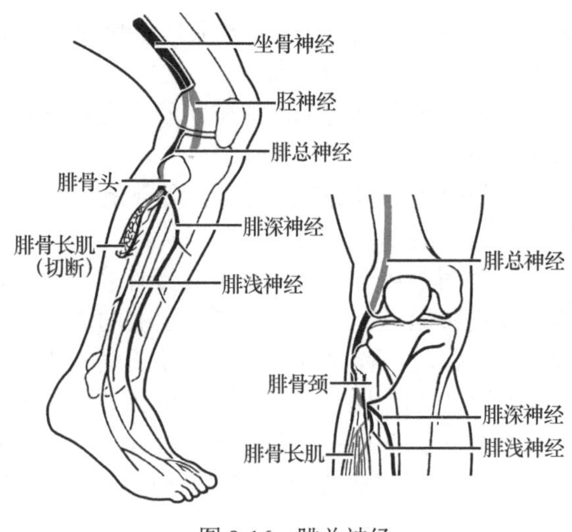

图 9-16　腓总神经

坐骨神经在腘窝上方分为胫神经和腓总神经，胫神经的下行位置较深，而腓总神经在膝后区的位置较浅表，特别在绕腓骨颈处仅位于深筋膜下，在腓骨颈骨折或外伤时易受损而导致小腿肌功能障碍（图 9-15，图 9-16）。

（三）小腿后区和踝后区

小腿后区即小腿后骨筋膜鞘所在，鞘内容纳小腿后群肌、胫后血管神经束和腓血管束；踝后区内、外踝之间的后方，有小腿外侧群肌的长肌腱、小腿后群肌的长肌腱和胫后血管神经束向足底的延续，并有踝管存在。

1. 小腿后区　小腿后群肌共有 5 块，分为深、浅两层，详情见表 9-1-3。腘血管下行出腘窝随即分为前、后两支，胫前血管向前进入小腿前骨筋膜鞘，胫后血管继续伴行胫神经下行，组成**胫后血管神经束**进入**小腿后骨筋膜鞘**后，在小腿后群肌的浅、深层之间下行。**腓血管束**为胫后血管的最大分支，沿腓骨后方下行，没有神经伴行（图 9-12b，图 9-15b）。

2. 踝后区　以后正中隆起的**跟腱**作为定位标志。跟腱与踝关节之间有脂肪垫充填，称**跟上脂肪垫**。跟腱内侧的内踝后沟内经行小腿后群深层肌的 3 条长肌腱和胫后血管神经束，折转向前进入踝管内。跟腱外侧的外踝后沟内经行小腿外侧群肌的 2 条长肌腱，折转向前进入足外侧缘和足底（图 9-15b）。

踝管是踝关节内侧与屈肌支持带围成的骨筋膜鞘。小腿后群深层肌的 3 条肌腱和胫后血管神经束穿踝管达足部，肌腱的表面有腱鞘包裹（图 9-17，图 9-18）。

（四）足底

足底结构与手掌相似，主要有足底肌、小腿肌长腱和血管神经束。

1. 足底肌　起、止均在足底，分为内侧群、外侧群和中间群，详情见表 9-1-4。足底肌内侧群位于足内侧缘，外侧群位于足外侧缘（图 9-18a，图 9-18b）。

2. 小腿肌长腱　经内踝后进入踝管的小腿后群深层肌长腱分别止于足内侧缘以及各末节趾骨底；经外踝后进入足底的小腿外侧群肌长腱分别止于足外侧缘和第一跖骨底。分赴足趾的长腱多位于足底肌的深方，所有长腱都有腱鞘包绕（图 9-18c）。

3. 足底血管神经束　胫后血管神经束在踝管内分为足底内侧血管神经束和足底外侧血管神经束，分别分布到足的内、外侧部（图 9-18b）。

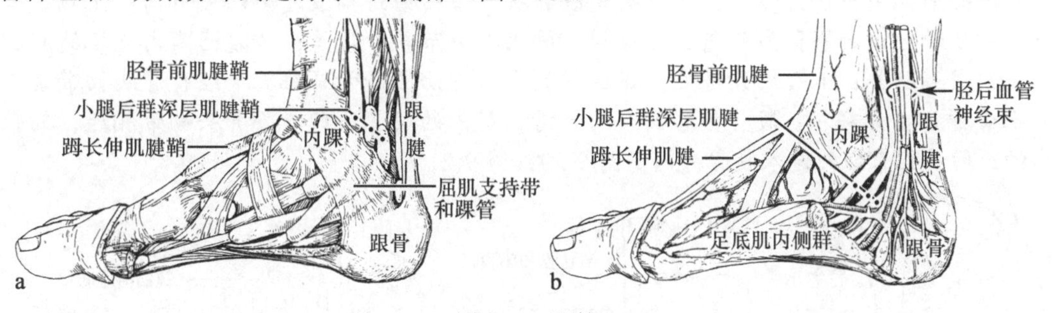

图 9-17　踝管

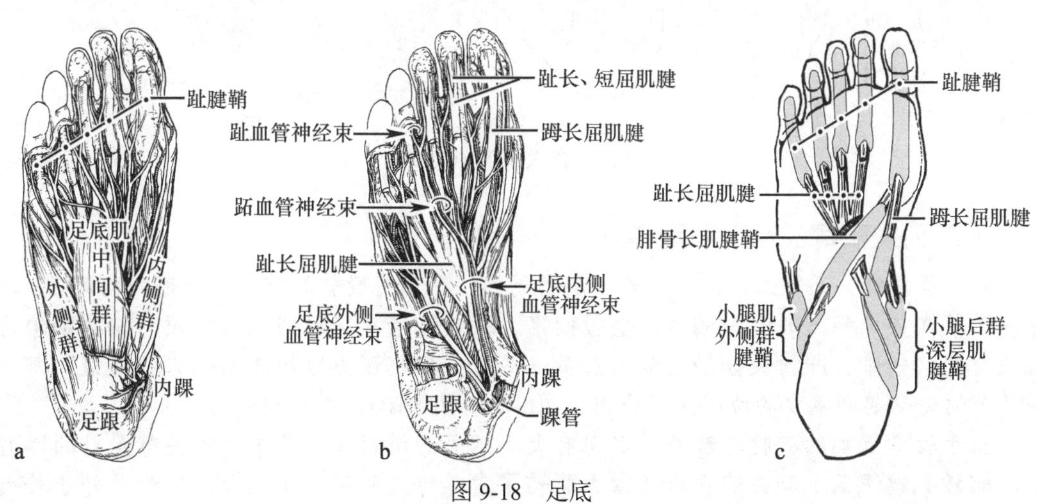

图 9-18　足底

第四节　下肢的关节和运动

一、骶髂关节

骶髂关节由骶骨耳状面和髂骨耳状面构成。骶髂关节虽属平面关节，但关节面凹凸不平，加之关节囊紧张、周围韧带丰富且强健，故稳定性好但几乎无活动度。**骶髂关节腔**为狭窄而弯曲的裂隙，儿童期骶髂关节间隙前后基本一致，随着年龄的增长，后部的关节间隙先发生变化，至老年期部分关节面可融合（图 9-19）。

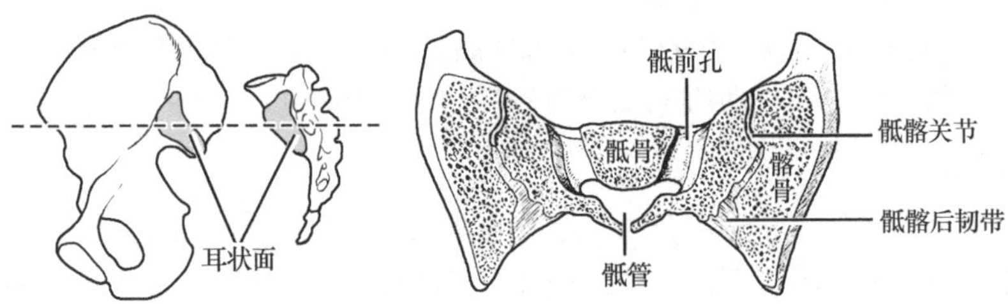

图 9-19　骶髂关节中部横断面

二、髋关节

（一）髋关节面

髋关节的关节窝是髋臼，关节头是股骨头。髋臼为结构最复杂的关节窝：①髋臼缘有纤维软骨组成的**髋臼唇**附着；②仅**月状面**上有关节软骨覆盖；③**髋臼窝**内充填的脂肪组织形成脂肪垫；④髋臼切迹处的髋臼横韧带与骨面围成骨纤维孔，经股骨头韧带经行的血管神经在此穿入。股骨头球面大而光滑，居中的股骨头凹与股骨头韧带相连，韧带内的血管神经束经此进入股骨头内（图 9-20，图 9-21）。

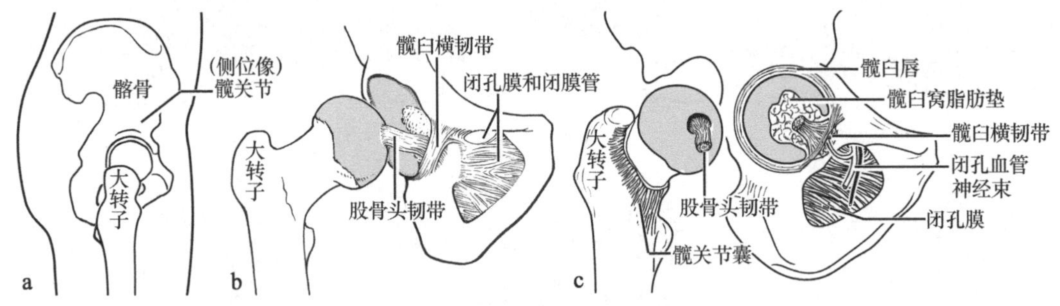

图 9-20　髋关节的辅助结构

（二）关节囊、韧带和滑膜囊

髋关节囊强韧而宽大，上端附着在髋臼周围，向下将股骨颈前部和后部的内侧 2/3 均包入关节囊内。强大的**髂股韧带**、**坐股韧带**、**耻股韧带**和环形围绕股骨颈的**轮匝带**均为髋关节的囊韧带，**股骨头韧带**为囊内韧带。另外，跨越髋关节周围的髋肌和大腿肌都对髋关节的运动起到重要的协同保护作用（图 9-3，图 9-10a，图 9-15a）。

止于股骨上端的肌腱与髋关节之间有大小不等的滑膜囊，其中位于关节囊前的**髂耻囊**（髂腰肌腱深面）和关节囊后的**臀大肌转子囊**（臀大肌深方）较大，位于大转子外侧皮下的**转子皮下囊**位置浅表（图 9-22）。

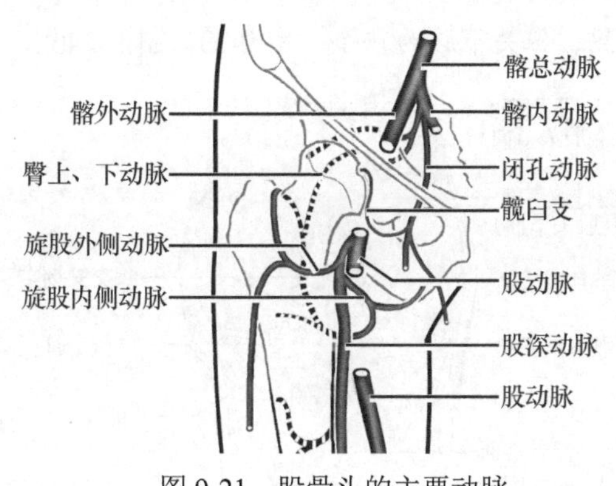

图 9-21　股骨头的主要动脉

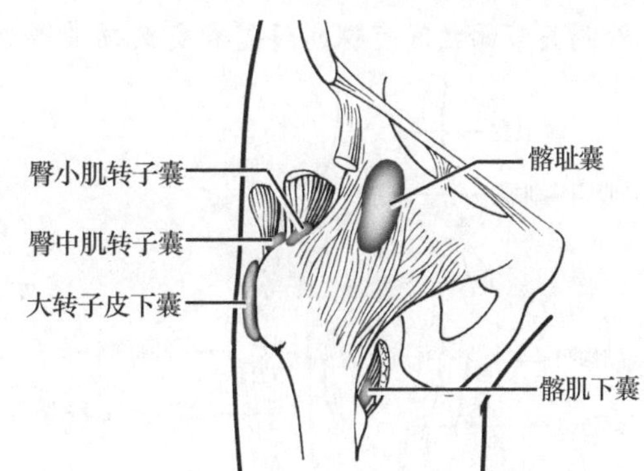

图 9-22　髋关节周围滑膜囊（前面观）

髋关节是典型的杵臼关节，虽可做屈伸、收展、环转和旋转运动，但活动度远较肩关节小，运动相关肌和关节活动度分别见表 9-1-2 和表 9-2-2。

髋关节的关节窝深、韧带完善、关节周肌强健，保证了关节良好的稳定性，如无外来暴力一般不易脱位。当关节处于屈曲加内收位时（翘二郎腿），若有重力沿股骨长轴从前向后冲击，易造成髋关节后脱位并可合并髋臼唇后部损伤；髋臼上壁骨质厚而致密，而中央处的髋臼窝骨质薄弱，若股骨上端受到从外侧向内的冲击，易造成髋关节中心脱位并常合并髋臼骨折。

股骨头的血液供应丰富，除来自闭孔动脉（髂内动脉）的分支外，股深动脉（股动脉）、臀上、下动脉（髂内动脉）的分支在髋关节周围形成髋关节动脉网。当股骨头缺血时会形成无菌性坏死，为临床常见的髋关节病变（图 9-22）。

三、膝关节

膝关节是人体最大最复杂的关节，从关节面的异形、关节囊的宽松度到多种关节辅助装置的共存，均属关节系统之首。

（一）膝关节的各单关节

膝关节实属复关节，同一关节囊内有髌股和胫股两个关节（图 9-23，图 9-24）。

1. 髌股关节　由髌骨后面的关节面和股骨髌面组成，此关节主要通过附着在髌骨上的肌腱和韧带等结构，起到稳定膝关节和传递股四头肌力的作用（图 9-23a，图 9-24a）。

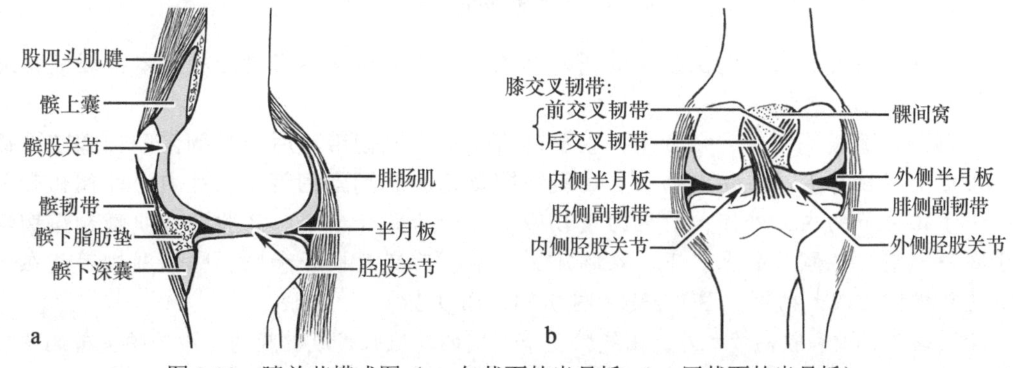

图 9-23　膝关节模式图（a：矢状面的半月板；b：冠状面的半月板）

2. 胫股关节　是完成膝关节运动的主要关节，又分为内侧胫骨关节和外侧胫骨关节。股骨内、外侧髁关节面为关节头，胫骨内、外侧髁上的关节面（又称胫骨平台）相当于关节窝。

内、外侧关节面之间有髁间隆起和交叉韧带等分隔，但关节腔为一个（图 9-23，图 9-24b）。

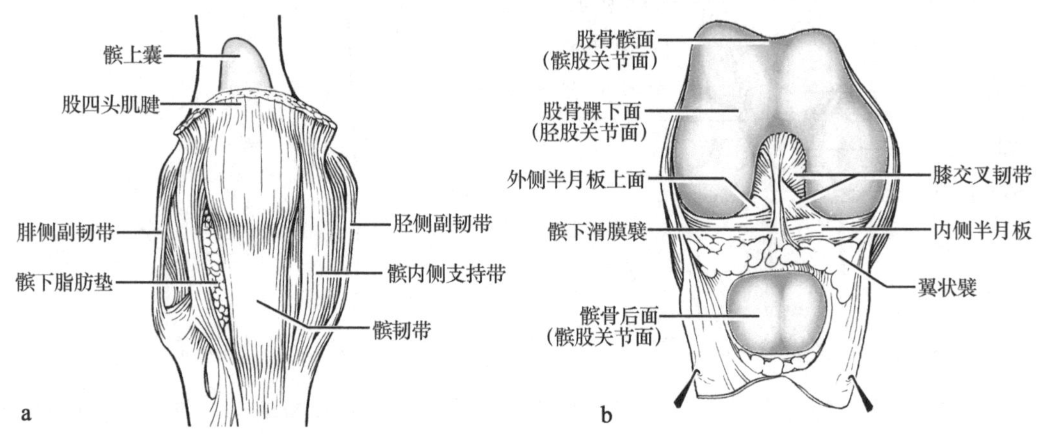

图 9-24　膝关节（a：前面观；b：屈膝后关节囊前壁切开、髌骨翻下）

（二）关节囊以及关节辅助结构

膝关节的关节囊结构独特，关节辅助结构有半月板、韧带、脂肪垫、滑膜襞和滑膜囊。

1. 半月板　胫股关节上、下面的形态并不贴合匹配，**内侧半月板**和**外侧半月板**分别衬垫在内、外侧胫股关节之间，不但将两骨面的压力和摩擦力转移到半月板，还增加了关节稳定性并提高了灵活性。半月板为外厚内薄的纤维软骨板，在断面上呈三角形，其周缘与关节囊的纤维层和胫骨平台相连，前、后端分别称前角和后角，借韧带固定在髁间隆起两侧（图 9-25）。

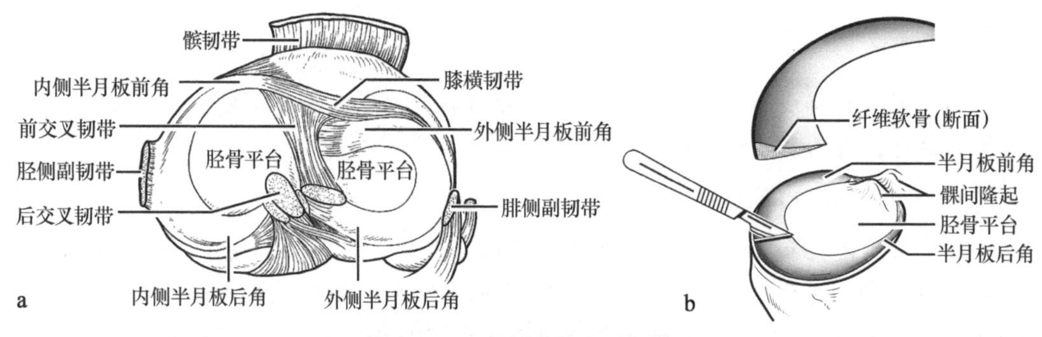

图 9-25　半月板和膝交叉韧带

半月板是膝关节病变发生频率最高的结构，容易在运动不当时受损，本身还随年龄的增加而发生退行性变。

2. 韧带　膝关节的众多韧带中，重要的有①**前交叉韧带**和**后交叉韧带**合称**膝交叉韧带**（又称十字韧带），为囊内韧带。②**胫侧副韧带**和**腓侧副韧带**（又称内、外侧韧带）分别位于膝关节的内、外侧，前者为囊韧带，后者为囊外韧带。③**股四头肌腱**和**髌韧带**位于膝关节前方、髌骨的上、下。在临床上，前、后交叉韧带和胫、腓侧副韧带是在运动中易受损伤的四大韧带（图 9-23b，图 9-24，图 9-25）。

除股四头肌腱和髌韧带之外，围绕膝关节周围的其他肌腱或腱膜均可视为膝关节的囊韧带或囊外韧带，对关节在运动中稳定性和灵活性起重要作用（图 9-3，图 9-10，图 9-15）。

3. 关节囊　膝关节囊连接股、髌和胫 3 骨，整体薄而松弛。如上所述，**膝关节囊纤维层**有众多韧带、肌腱增强，并有半月板的周缘附着。**膝关节囊滑膜层**是人体面积最大、结构最复杂的滑膜层，不但延伸入关节腔包绕了所有囊内韧带（膝交叉韧带等），在某些位置并不与纤维层紧密相贴，或突出纤维层外形成滑膜囊、或突向关节腔内形成滑膜襞。

4. 髌下脂肪垫和髌下滑膜襞　**髌下脂肪垫**又称**髌下脂体**，是位于髌骨下、髌韧带深方的脂肪组织（图 9-23a，图 9-24a）。此处的脂肪组织顶戴滑膜层向两侧突入，充填在关节腔边缘处，称**翼状襞**；滑膜层包裹少量脂肪组织向后上突至髁间窝，并与前交叉韧带表面的滑膜相延续，称**髌下滑膜襞**（图 9-24b）。这些结构病变均可导致膝关节的功能障碍和慢性疼痛。

5. 滑膜囊　膝关节周围多达十几个滑膜囊，大小不一，分别位于膝部皮下、筋膜下、肌腱下等处，其中有 5 个与关节腔相通。**髌上囊**最大，是膝关节滑膜层突入股四头肌腱与股骨之间形成，与膝关节腔相通；**腘肌囊**位于腘窝内，与膝关节腔相通，是腘窝最常见囊肿的好发部位。**髌前皮下囊**和**髌下皮下囊**位置浅表，分别位于髌骨前和髌韧带前；**髌下深囊**位于髌下脂肪垫的下方、髌韧带与胫骨之间，位置虽深但与关节腔不相通；**鹅足囊**位于三肌融合终止腱（缝匠肌、股薄肌和半腱肌）与胫骨内侧面之间，病变时易造成误诊漏诊（图 9-26）。

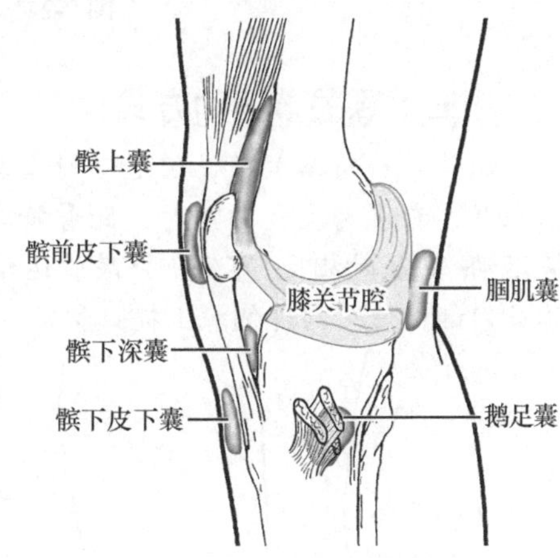

图 9-26　膝关节的滑膜囊（内侧面）

（三）膝关节运动方式

膝关节是人体最大最复杂的关节，属于滑车关节，可做屈伸运动，在半屈位时，因关节囊的松弛可做内旋和外旋以及轻微的收展动作。膝关节骨性结构虽不稳定，但关节周围和关节内有较坚强的韧带和肌肉保护，除强大直接暴力作用不会发生脱位。运动关节的相关肌有大腿肌和小腿肌，详情见表 9-1-3，关节的运动方式和关节运动度见表 9-2-3。

四、踝关节

踝关节又名**距小腿关节**，是由 3 骨组成的复关节。

（一）踝关节面

踝关节的关节窝由胫骨的下关节面、内踝关节面和腓骨的外踝关节面共同组成，关节头为距骨滑车的关节面。因踝关节窝较关节头宽阔，临床常称其为“踝穴”。

（二）关节囊、韧带和滑膜囊

踝关节囊薄而宽松，周围韧带丰富强健。临床常根据位置和功能，将解剖学的数条韧带归为一组。主要有：①**内侧韧带**又称三角韧带，包括 4 条韧带，分别将内踝与距骨、跟骨和足舟骨相连；②**外侧韧带**又称外侧副韧带，包括 3 条韧带，分别将外踝与距骨和跟骨相连；③**下胫腓韧带**又称下胫腓联合韧带，包括 3 ～ 4 条韧带，连接胫、腓骨的下端（图 9-27）。

位于踝关节周围的小腿长肌腱都具有重要保护作用，其中小腿前群肌长腱经踝前下行，小腿后群深层肌长腱经内踝后下行，小腿外侧群肌长腱经外踝后下行，所有肌腱都有腱鞘包绕。小腿后群浅层肌的跟腱在踝后止于跟骨，其止点前方与骨面之间有**跟腱囊**，后方有**跟皮下囊**。另外，内、外踝的表面都有同名皮下囊（图 9-17，图 9-18，图 9-27）。

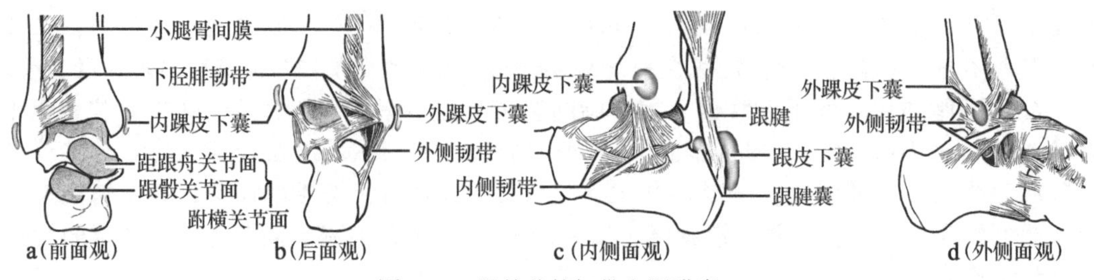

图 9-27 踝关节的韧带和滑膜囊

(三)踝关节运动方式

踝关节属滑车关节，但运动时需与距下关节以及足的其他关节联动。踝关节的运动以跖屈、背屈为主，背屈时，距骨滑车前分较宽部嵌入较窄的关节窝，关节稳固，无收展活动；跖屈时相反，可有少许展收运动，此时与足的其他关节共同运动，使足内侧缘上提，称足内翻；使足的外侧缘上提，称足外翻（图 9-28）。

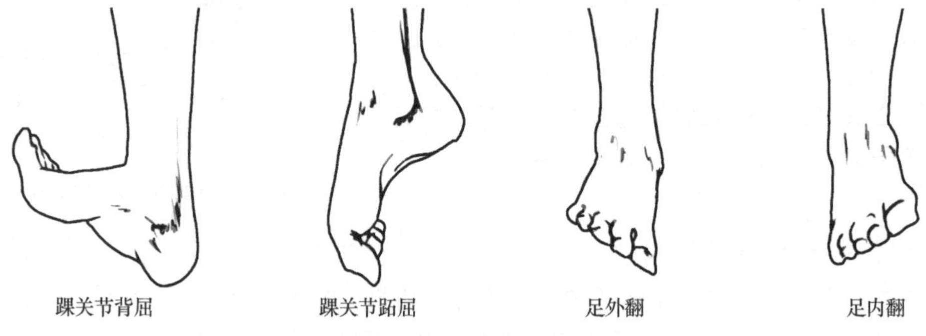

图 9-28 足关节的运动方式

踝关节扭伤是关节最常见的扭伤。踝关节腔在跖屈位稍松动，此特点决定踝关节在跖屈时比较容易发生内翻、外翻、扭伤。又因为腓骨的外踝较长，而胫骨的内踝较短，故踝关节更易发生内翻扭伤，而损伤外踝处的三角韧带。

【附】跗横关节和跗跖关节

跗横关节又名 Chopart 关节，是距跟舟关节与跟骰关节的总称，但两关节腔互不相通。

跗跖关节又名 Lisfranc 关节，由 3 块楔骨和骰骨与 5 个跖骨底构成，其中内侧楔骨与第 1 跖骨之间有单独的关节腔；其余关节的关节腔彼此相通（图 9-29）。

临床常将跗跖关节之前称前足部，跗横关节与跗跖关节之间称中足部，跗横关节之后包括踝关节即广义的踝部，或称后足部。

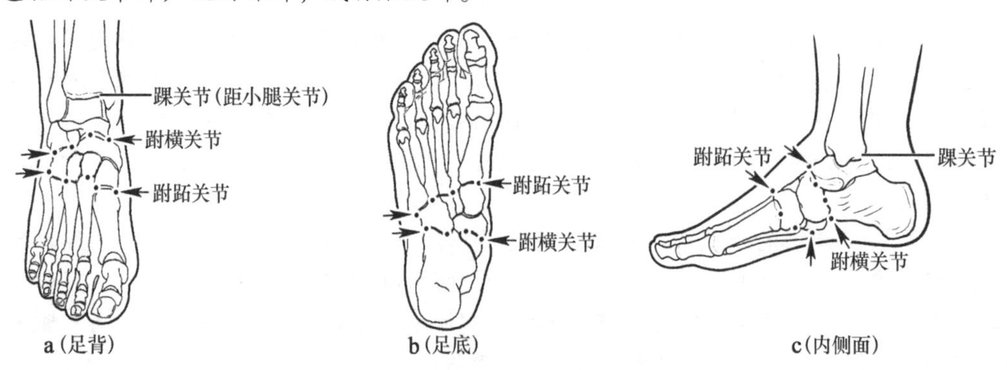

图 9-29 跗横关节和跗跖关节

五、下肢的测量

进行下肢测量时的注意点同上肢，根据需要选用体表标志进行测量或通过 X 线片进行测量。下肢测量内容和测量方法众多，此处仅简述最基本和最常用的两类。

（一）长度测量

最基本的长度测量有下肢全长、大腿长和小腿长。体表测量时，被测量人取仰卧位，骨盆前后居中固定，保持双下肢姿势对称，以骨性标志为测量点，作两点间的直线距离测量，并将双侧结果予以对比（图 9-30）。

1. 下肢全长 两种方法：下肢伸直，①髂前上棘到内踝尖的长度；②股骨大转子到外踝尖的长度。

2. 大腿长度 两种方法：①股骨大转子到股骨外上髁的长度；②股骨大转子到髌骨上缘的长度。

在 X 线片上测量时，可用股骨大转子到膝关节间隙线之间的长度。

3. 小腿长度 手法测量用腓骨小头到外踝的长度。

在 X 线片上测量时，可用膝关节间隙线到外踝的长度。

X 线测量的大腿长度与小腿长度相加得到 X 线的下肢全长。注意，此处并无足的高度，故此可理解为“狭义”的下肢长度。

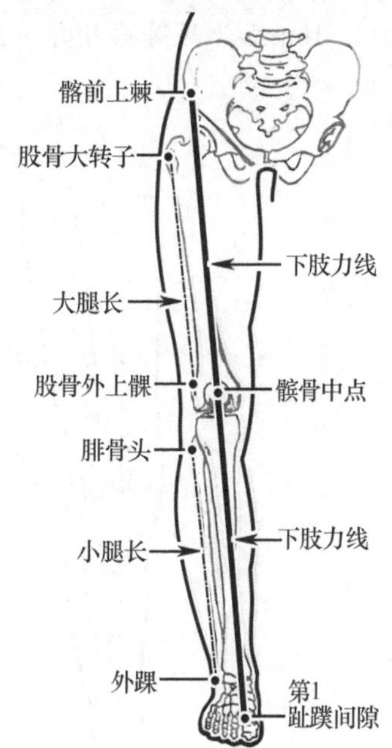

图 9-30 下肢长度的体表测量

（二）角度测量

常用的测量角有颈干角和膝外翻角。

1. 颈干角 为股骨颈长轴线与股骨体长轴线之间形成的向内开放的夹角，正常为 120° ～ 130°，平均为 127°。颈干角大于 140° 称髋外翻，颈干角小于 110° 称髋内翻。正常的颈干角能保证身体重量下传到足底，是保持髋关节正常功能的必要条件（图 9-31）。

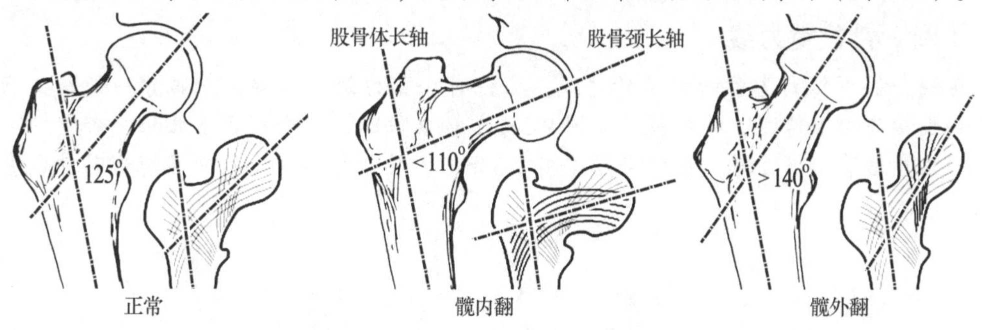

图 9-31 颈干角与髋关节畸形

当颈干角改变时，股骨上端的骨纹理在重力线的影响下也发生改变，在 X 线片上进行双侧对比可发现早期病变。

2. 膝外翻角 为股骨与胫骨在膝关节处的交角，正常约 170°。若此角大于 170° 称膝内翻，形成“O”腿。此角小于 170° 称膝外翻，形成“X”腿（图 9-32）。

（三）下肢力线

下肢力线全称下肢力学轴线或下肢机械轴线。

1. 体表标志定位测量 当踝关节处于中立位时，髂前上棘至第 1 趾蹼的连线，该线正常应通过髌骨的中点（图 9-30）。

2. X 线定位测量 直立前后位时，股骨头中心点与踝关节中心点的连线，通过膝关节的中心点，此为 X 线测量的下肢力线（图 9-32a）。膝内翻时，膝关节中心点外移，超过下肢力线 15mm 为显著膝内翻（图 9-32b）；膝外翻时，膝关节中心点内移，超过下肢力线 10mm 为显著膝外翻（图 9-32c）。

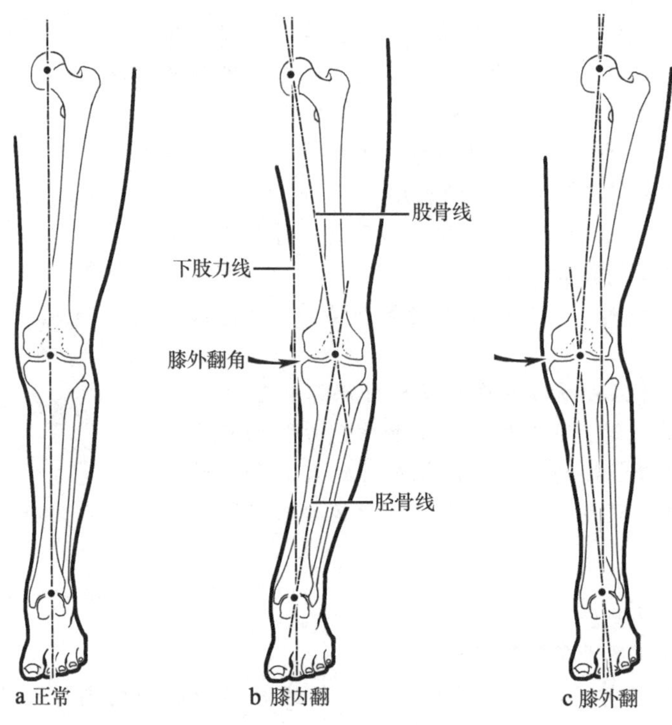

图 9-32 下肢力线和膝关节畸形

（四）骨盆重力线

是经脊柱下传到骨盆的体重传导线。立位时，重力经第 5 腰椎→骶骨→骶髂关节→髋臼→股骨头向下传递，称骶股弓（图 9-33a）；坐位时，体重经第 5 腰椎→骶骨→骶髂关节→坐骨结节向下传递，称骶坐弓（图 9-33b）。骨盆骨折或脊柱侧屈畸形时骨盆重力线改变。

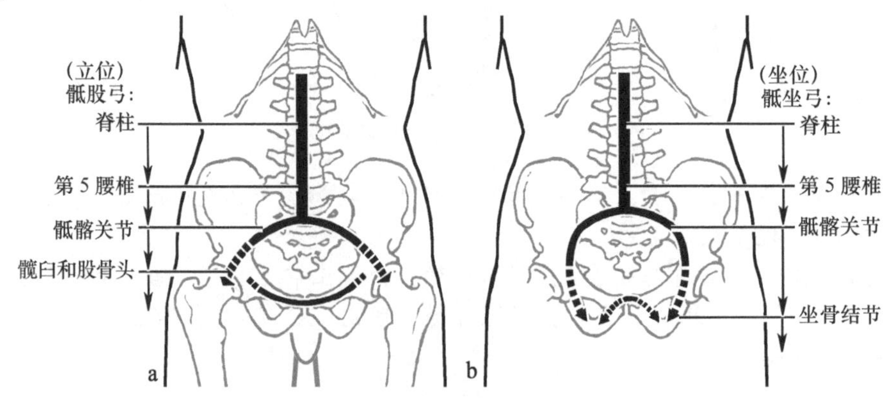

图 9-33 骨盆重力线

表 9-1 下肢肌

表 9-1-1 下肢带肌

<table>
<tr><th colspan="2">肌群</th><th colspan="2">名称</th><th>起点</th><th>止点</th><th>主要作用</th><th>神经支配</th></tr>
<tr><td colspan="2" rowspan="3">前群</td><td rowspan="2">髂腰肌</td><td>髂肌</td><td>髂窝</td><td rowspan="2">股骨小转子</td><td rowspan="2">髋关节前屈和外旋，下肢固定时，使躯干和骨盆前屈</td><td rowspan="2">腰丛神经分支</td></tr>
<tr><td>腰大肌</td><td>腰椎体侧面和横突</td></tr>
<tr><td colspan="2">阔筋膜张肌</td><td>髂前上棘</td><td>经髂胫束至胫骨外侧髁</td><td>紧张阔筋膜并屈髋关节</td><td>臀上神经（S4～L1）</td></tr>
<tr><td rowspan="7">后群</td><td>浅层</td><td colspan="2">臀大肌</td><td>髂骨翼外面和骶骨背面</td><td>臀肌粗隆及髂胫束</td><td>髋关节伸及外旋</td><td>臀下神经（S4～L2）</td></tr>
<tr><td rowspan="4">中层</td><td colspan="2">臀中肌</td><td>髂骨翼外面</td><td rowspan="2">股骨大转子</td><td>髋关节外展、内旋（前部肌束）和外旋（后部肌束）</td><td>臀上神经</td></tr>
<tr><td colspan="2">梨状肌</td><td>骶骨前面和骶前孔外侧</td><td>髋关节外展、外旋</td><td>骶丛分支</td></tr>
<tr><td colspan="2">闭孔内肌</td><td>闭孔膜内面及其周围骨面</td><td>股骨转子窝</td><td rowspan="2">髋关节外旋</td><td rowspan="2">骶丛分支</td></tr>
<tr><td colspan="2">股方肌</td><td>坐骨结节</td><td>转子间嵴</td></tr>
<tr><td rowspan="2">深层</td><td colspan="2">臀小肌</td><td>髂骨翼外面</td><td>股骨大转子前缘</td><td>髋关节外展、内旋（前部肌束）和外旋（后部肌束）</td><td>臀上神经</td></tr>
<tr><td colspan="2">闭孔外肌</td><td>闭孔膜外面及其周围骨面</td><td>股骨转子窝</td><td>髋关节外旋</td><td>闭孔神经（L2～L4）</td></tr>
</table>

表 9-1-2 大腿肌

<table>
<tr><th colspan="2">肌群</th><th>名称</th><th>起点</th><th>止点</th><th>主要作用</th><th>神经支配</th></tr>
<tr><td colspan="2" rowspan="2">前群</td><td>缝匠肌</td><td>髂前上棘</td><td>胫骨上端内侧面</td><td>屈髋关节、屈膝关节，使已屈的膝关节旋内</td><td rowspan="2">股神经（L2～L4）</td></tr>
<tr><td>股四头肌</td><td>髂前下棘、股骨粗线内外侧唇、股骨体前面</td><td>经髌骨及髌韧带止于胫骨粗隆</td><td>屈髋关节、伸膝关节</td></tr>
<tr><td rowspan="5">内侧群</td><td rowspan="3">浅层</td><td>耻骨肌</td><td rowspan="4">耻骨支、坐骨支前面</td><td>股骨耻骨肌线</td><td rowspan="5">内收、外旋髋关节</td><td rowspan="2">股神经、闭孔神经</td></tr>
<tr><td>长收肌</td><td>股骨粗线</td></tr>
<tr><td>股薄肌</td><td>胫骨上端内侧面</td><td rowspan="3">闭孔神经（L2～L4）</td></tr>
<tr><td rowspan="2">深层</td><td>短收肌</td><td>股骨粗线</td></tr>
<tr><td>大收肌</td><td>耻骨支、坐骨支、坐骨结节</td><td>股骨粗线和内上髁的收肌结节</td></tr>
<tr><td colspan="2" rowspan="3">后群</td><td>股二头肌</td><td>长头：坐骨结节
短头：股骨粗线</td><td>腓骨头</td><td>伸髋关节、屈膝关节并微外旋</td><td rowspan="3">坐骨神经（L4～S2）</td></tr>
<tr><td>半腱肌</td><td rowspan="2">坐骨结节</td><td>胫骨上端内侧面</td><td rowspan="2">伸髋关节、屈膝关节并微内旋</td></tr>
<tr><td>半膜肌</td><td>胫骨内侧髁后面</td></tr>
</table>

表 9-1-3　小腿肌

肌群		名称	起点	止点	主要作用	神经支配
前群		胫骨前肌	胫腓骨上端 骨间膜前面	内侧楔骨内侧面、第 1 跖骨底	足背屈、内翻	腓深神经 （L4 ～ S2）
		㧟长伸肌		㧟趾远节趾骨底	足背屈，伸㧟趾	
		趾长伸肌		第 2 ～ 5 趾中、远节趾骨底	伸第 2 ～ 5 趾，足背屈	
外侧群		腓骨长肌	腓骨外侧面	内侧楔骨、第 1 跖骨底	足跖屈、外翻	腓浅神经 （L4 ～ S2）
		腓骨短肌		第 5 跖骨粗隆		
后群	浅层	腓肠肌	内侧头，股骨内上髁	跟骨结节	屈膝关节，足跖屈	胫神经 （L4 ～ S3）
			外侧头，股骨外上髁			
		比目鱼肌	胫腓骨上端		足跖屈	
	深层	腘肌	股骨外侧髁的外侧份	胫骨比目鱼肌线以上骨面	屈膝，内旋小腿	
		趾长屈肌	胫腓骨后面及骨间膜	第 2 ～ 5 趾远节趾骨底	足跖屈，屈第 2 ～ 5 趾	
		胫骨后肌		足舟骨粗隆，内、中间和外侧楔骨	足跖屈、内翻	
		㧟长屈肌		㧟趾远节趾骨	屈㧟趾，足跖屈	

表 9-1-4　足肌

肌群		名称	起点	止点	主要作用	神经支配
足背肌		趾短伸肌	跟骨前端的上面和外侧面	第 2 ～ 5 近节趾骨底	伸第 2 ～ 5 趾	腓深神经（L4 ～ S2）
		㧟短伸肌		㧟趾近节趾骨底	伸㧟趾	
足底肌	内侧群	㧟展肌	跟骨、足舟骨	㧟趾近节趾骨底	外展和屈㧟趾	足底内侧神经 （S1 ～ S2）
		㧟短屈肌	内侧楔骨		屈㧟趾	
		㧟收肌	第 2、3、4 跖骨底		内收和屈㧟趾	足底外侧神经 （S2 ～ S3）
	外侧群	小趾展肌	跟骨	小趾近节趾骨底	屈和外展小趾	
		小趾短屈肌	第 5 跖骨底		屈小趾	
	中间群	趾短屈肌	跟骨	第 2 ～ 5 中节趾骨	屈第 2 ～ 5 趾	足底内侧神经
		足底方肌	跟骨	趾长屈肌腱		足底外侧神经
		蚓状肌	趾长屈肌腱	趾背腱膜	屈跖趾关节、伸趾骨间关节	足底内、外侧神经
		骨间足底肌	第 3 ～ 5 跖骨内侧半	第 3 ～ 5 近节趾骨底和趾背腱膜	内收第 3 ～ 5 趾（另同蚓状肌）	足底外侧神经
		骨间背侧肌	跖骨相对缘	第 2 ～ 4 近节趾骨底和趾背腱膜	外展第 2 ～ 4 趾（另同蚓状肌）	

表 9-2　下肢主要关节运动的肌及其神经支配

表 9-2-1　髋关节的运动

运动方向	主肌　辅肌	神经支配	关节活动度
前屈	髂腰肌	腰丛的短肌支	90°± 屈膝 125° ～ 130°
	股直肌　缝匠肌	股神经	
	耻骨肌	闭孔神经	
	阔筋膜张肌	臀上神经	

续表

运动方向	主肌 辅肌	神经支配	关节活动度
后伸	臀大肌	臀下神经	10° ～ 15°
	股二头肌 半腱肌 半膜肌	坐骨神经	
内收	长收肌 短收肌 大收肌 股薄肌 耻骨肌	闭孔神经	20° ～ 30°
外展	臀中肌 臀小肌 阔筋膜张肌	臀上神经	30° ～ 45°
旋内 / 内旋	臀中、小肌前部 阔筋膜张肌	臀上神经	40° ～ 50°
旋外 / 外旋	臀中、小肌后部	臀上神经	30° ～ 40°
	臀大肌	臀下神经	
	梨状肌 股方肌 闭孔内肌 闭孔外肌	骶丛肌支	
	髂腰肌	腰丛肌支 股神经	

表 9-2-2 膝关节的运动

运动方向	主肌 辅肌	神经支配	关节活动度
屈	缝匠肌	股神经	130° ～ 150°
	股薄肌	闭孔神经	
	股二头肌 半腱肌 半膜肌	坐骨神经	
	腓肠肌 腘肌	胫神经	
伸	股四头肌	股神经	0°，5° ～ 10°（过伸）
旋内	半腱肌 半膜肌	坐骨神经	（屈曲 90° 时 20° ～ 30°）
	腘肌 腓肠肌外侧头	胫神经	
	股薄肌	闭孔神经	
	缝匠肌	股神经	
旋外	股二头肌	坐骨神经	（屈曲 90° 时 6° ～ 8°）
	腓肠肌内侧头	胫神经	

表 9-2-3 踝关节的运动

运动方向	主肌 辅肌	神经支配	关节活动度
跖屈	小腿三头肌 趾长屈肌 蹞长屈肌 胫骨后肌	胫神经	40° ～ 50°
	腓骨长肌 腓骨短肌	腓浅神经	
背屈 / 背伸	胫骨前肌 蹞长伸肌 趾长伸肌	腓深神经	20° ～ 30°
外翻	腓骨长肌 腓骨短肌	腓浅神经	30° ～ 35°
内翻	胫骨前肌	腓深神经	30°±
	胫骨后肌 蹞长屈肌 趾长屈肌	胫神经	

（刘亚南 王玉兰）

第十章　影像解剖学

第一节　概　　述

人体影像解剖学（简称**影像解剖学**）是利用各种成像技术来研究正常人体器官和结构影像的科学，最常用的有人体X线解剖学和人体断层解剖学。

一、X线解剖学

X线解剖学是利用X线成像法来研究正常人体解剖结构的科学。

（一）X线成像

X线成像（X-ray imaging）利用X线的穿透性、感光效应、荧光效应和电离效应等物理学特点，将器官的形态结构影像呈现在荧光屏或X线胶片上。

当X线穿透人体（穿透性）后，组织密度与X线吸收量成正比，密度越高吸收量越大，吸收后剩余量越少，如骨密质；密度越低吸收量越小，如脂肪组织和含气的肺组织。组织相同时，则厚度越大吸收的X线越多。X线可使胶片感光（感光效应），胶片接受X线的量越少，显影后的颜色越白，接受X线的量越多则显影后的颜色越黑（图10-1，图10-2）。

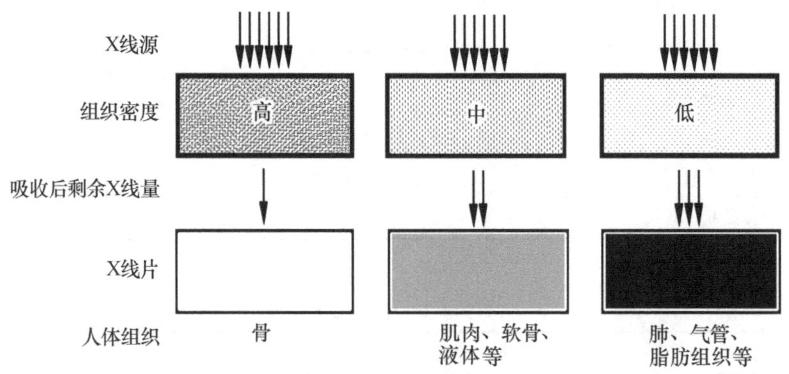

图10-1　组织密度对X线成像的作用

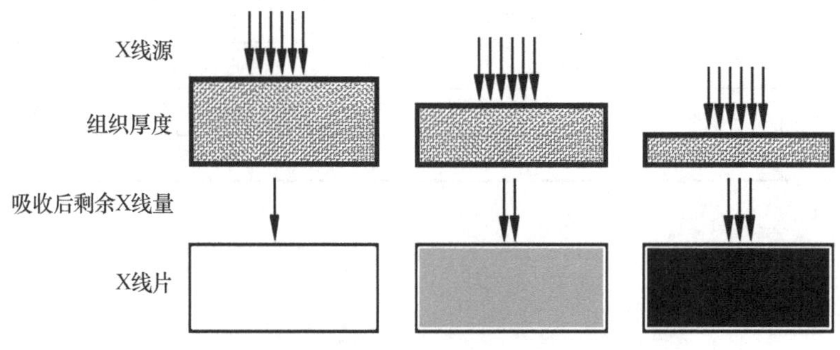

图10-2　组织厚度对X线成像的作用

若穿透人体的剩余 X 线投射到荧光屏上则为荧光成像（荧光效应），临床上称透视。

X 线图像是由从黑到白不同灰度所组成的灰阶图像，用密度的高低来描述 X 线片上灰度变化情况，描述用语为**高密度**、**等密度**和**低密度**。骨是人体密度最高的器官，所以其成像清晰。由于 X 线图像是器官组织的二维叠加像，故器官的影像表现与真实形态有差别，且难以分辨出较小的结构或病变区域（图 10-3，图 10-4）。

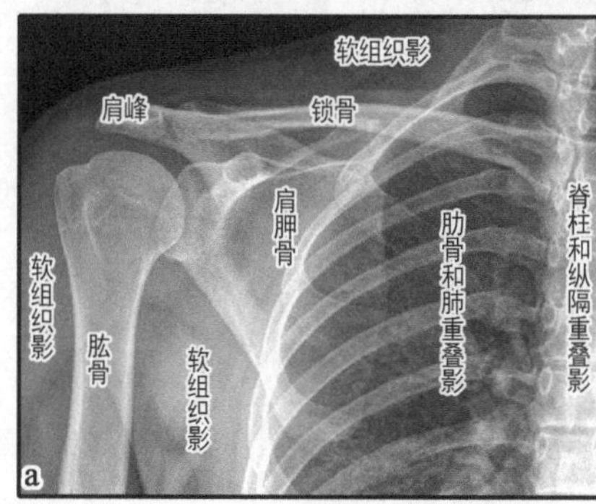

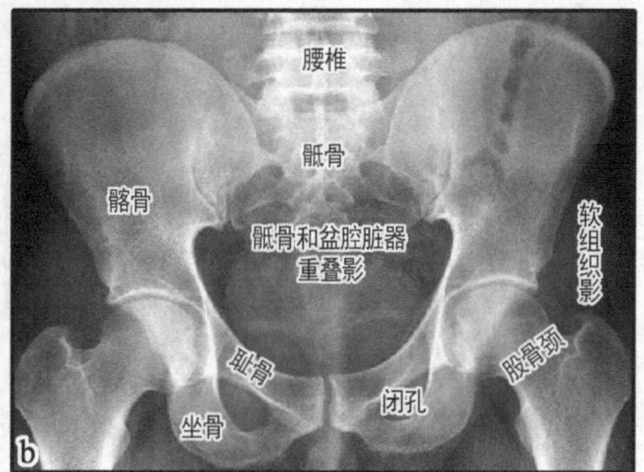

图 10-3　肩部（a）和盆部（b）的 X 线正位像

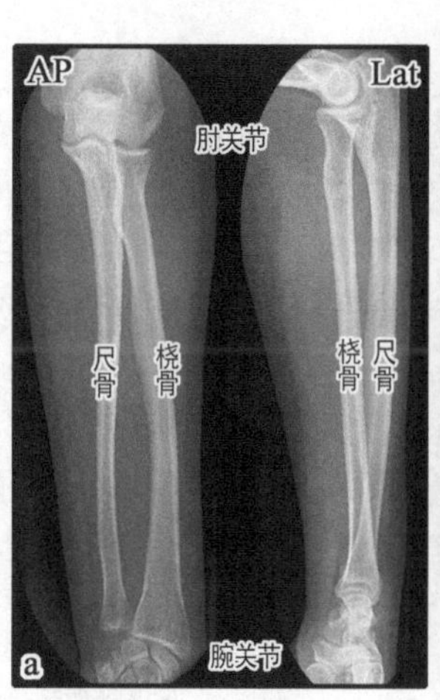

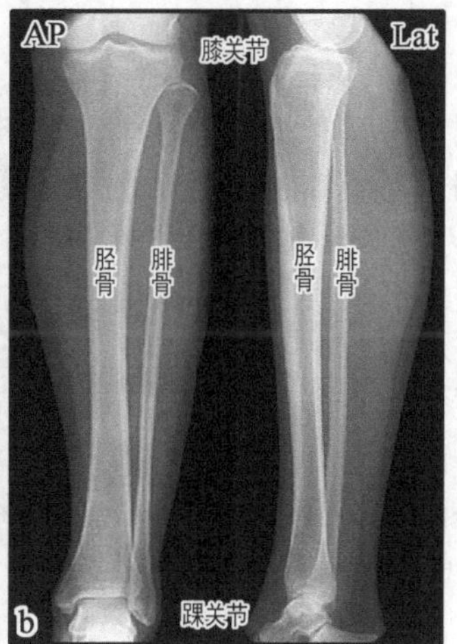

图 10-4　前臂（a）和小腿（b）的 X 线正位（AP）和侧位（Lat）像

（二）X 线摄片体位

临床 X 线摄片实际得到的图像是 X 线束穿透身体某部位的不同密度和不同厚度组织后的投影总和，是此区域内所有器官组织的叠加影像。在摄片时，为减少重点观察部位内的叠加影，并使重点观察结构尽量贴近胶片以使成像清晰，需摆放成特定的姿势，称 X 线摄片体位，简称**体位**，各种体位用专有缩写标注在 X 线片上（图 10-4）。

临床常用的摄片体位有正位、侧位和斜位，前两者为临床常规体位（图 10-5）。

1. 正位　包括**前后位**（anteroposterior，AP）和**后前位**（posteroanterior，PA）。例如：观察脊柱采用前后位（AP），观察心脏纵隔采用后前位（PA）。

2. 侧位　包括**左侧位**（left lateral，L-LAT 或 L-Lat）和**右侧位**（right lateral，R-LAT 或 R-Lat）。例如：观察脊柱的弯曲度、椎体、椎间隙和棘突的形态。

3. 斜位　包括**右前斜**（right anterior oblique，RAO）、**左前斜**（left anterior oblique，LAO）、**右后斜**（right posterior oblique，RPO）和**左后斜**（left posterior oblique，LPO），前两者

常合称前斜位，后两者合称后斜位。例如：观察主动脉弓，采用胸部左前斜位 LAO；观察腰椎左侧椎弓峡，采用腰部左后斜位 LPO，具体的倾斜角度根据需要进行调整。

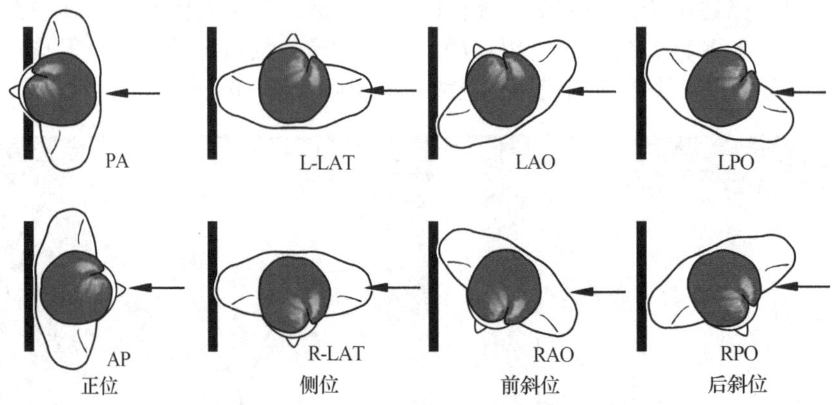

图 10-5　X 线摄片常用的投照体位

二、断面解剖学和断层解剖学

断面解剖学是在人体解剖标本断面上，研究和学习人体内部器官组织的位置形态；**断层解剖学**是利用影像学的成像技术，对活体成像后的图像进行研究和学习。不同于尸体切面的表面图像，影像断面图像是规定厚度内器官组织叠加后获得的平面图像，故称其为“层面图像”或“影像断层”。规定的厚度越薄，所获得的层面图像越接近表面图像。

断面和断层解剖学所用的标准姿势、方位术语和轴的概念与系统解剖学完全一致；面的概念在躯干和四肢与系统解剖学完全一致，但头部除外。头部结构复杂，故头部横断层面和冠状层面使用特殊的标准：头部横断面基线称听眦线（又称眦耳线），是经外耳门中点到眼外眦或眶外侧缘中点的连线，两侧听眦线相连获得的面即头部横断面。头部冠状面基线是经外耳门中点并与听眦线垂直的线，两侧相连获得头部冠状面。头部矢状面与躯干四肢的相同（图 10-6）。

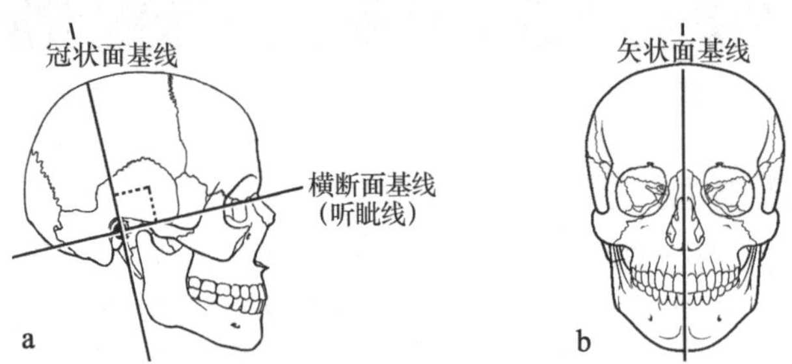

图 10-6　头部断面基线

影像断层最常用的是 **X 线计算机层体成像**（X-ray computed tomography，CT）和**磁共振成像**（magnetic resonance imaging，MRI），常直接称 CT 和 MRI，这两种也是目前在临床上应用最广泛的影像学检查方法。

（一）CT

CT 是利用 X 线束对身体检查部位进行规定厚度的扫描，经过对吸收后剩余 X 线量的接收、转换、编码和计算机图像重建等处理，最后形成 CT 图像。CT 图像也是由 X 线量转化而来的灰阶图像，描述用语仍为**高**、**等**和**低密度**。CT 图像是 X 线穿透人体特定厚度组织后形成的图像，仅反映出规定厚度（层面）内的组织密度，排除了身体组织厚度变化的干扰，特别适用于对深层器官结构的观察，其图像清晰、分辨率高。

在 CT 中使用不同的成像参数，可重点突出待观察结构：图 10-7a 的成像参数称“骨窗”，可清晰显示出骨皮质的薄厚、骨松质内骨小梁的排列：图 10-7b 的成像参数称“软组织窗”，可清晰显示出盆腔脏器的切面轮廓及其位置毗邻关系（图 10-7）。

CT 所采集的连续层面图像，经计算机进行三维重建便可获得人体三维（动画）影像。

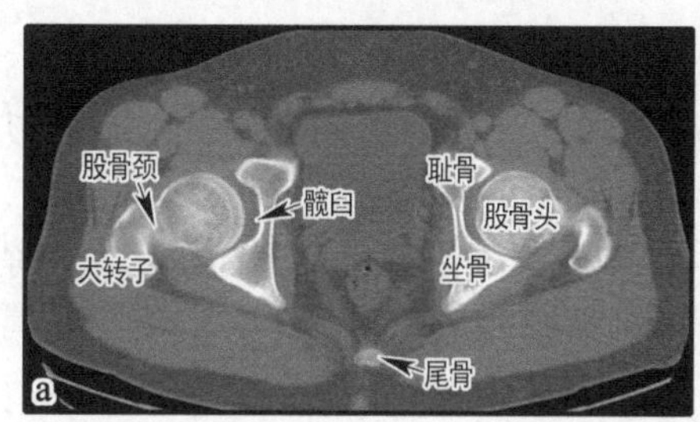

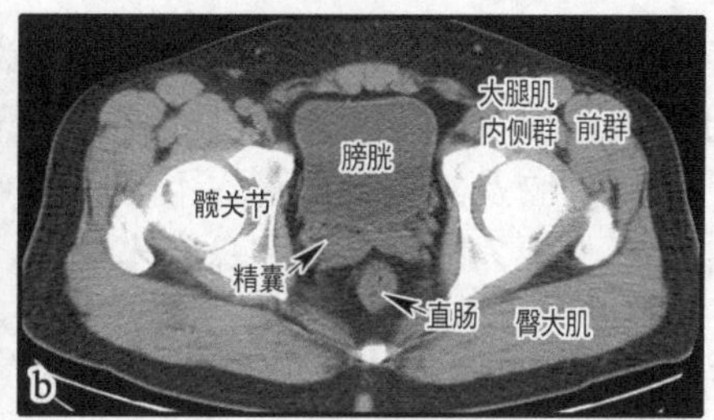

图 10-7 髋关节横断层面（CT 平扫，a：骨窗；b：软组织窗）

（二）MRI

MRI 是对静磁场中的人体施加特定的射频脉冲，使人体中的氢质子发生共振。当射频脉冲被突然终止后，氢质子发出射频信号，经过对射频信号的系列处理，最后形成 MRI 图像。MRI 过程是对人体特定厚度的组织发出的射频信号进行接收处理，故 MRI 图像反映的是该厚度组织内氢质子的磁共振情况。从人体化学成分的角度来分析，水是体内含氢质子最多的物质，组织内水的含量越高，MRI 接收到的射频信号越明显，可以简单理解为 MRI 图像反映了组织内水含量的变化，但脂肪组织特殊。MRI 图像虽然也为灰阶图像，因其成像原理与 CT 完全不同，故影像学用信号的高低来描述 MRI 图像上的灰度变化，描述用语为**高信号**、**等信号**和**低信号**等。

MRI 成像技术有几十种参数供选用，能提供丰富的影像诊断信息，并使重点诊断目标在获得的图像内达到最佳可视效果。T1 加权像（MRI T1WI）和 T2 加权像（MRI T2WI）是最常用的 MRI 成像参数，也是临床常规扫描内容。图 10-8 为颈部的正中矢状层面扫描像，在 T1 加权像内（图 10-8a），脑脊液为灰黑的低信号，椎间盘为灰色等信号；在 T2 加权像内（图 10-8b），脑脊液为白亮的高信号，椎间盘的髓核为高信号，纤维环为较低信号（图 10-8）。

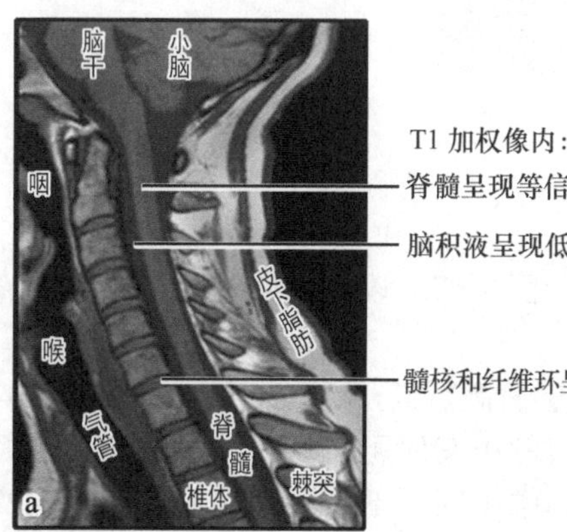

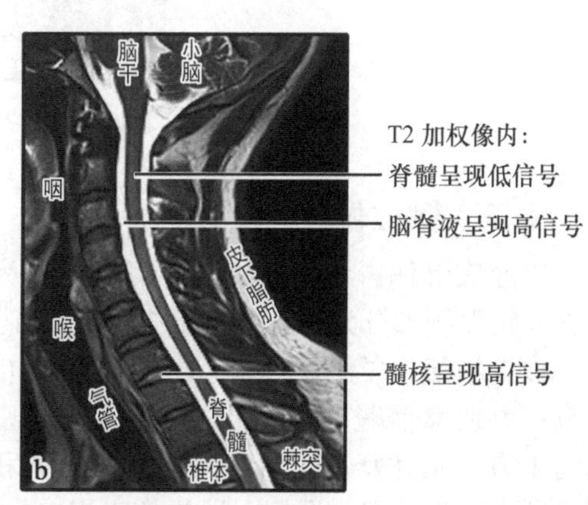

图 10-8 脊柱颈段的正中矢状层面（a：MRI T1WI；b：MRI T2WI）

第二节　人体各部的 X 线解剖

一、头部的 X 线影像

头部的 X 线平片主要显示出颅骨的叠加影像，常规体位为正位和侧位两种。

（一）正位像

以眶上缘和硬腭为界，将颅骨正位像分为上、中和下 3 部（图 10-9）。

1. 上部　主要为颅盖骨和颅腔所在。颅盖骨的内板和外板密度高，中间的板障密度稍底。颅腔内的脑及其被膜血管均不显影。

2. 中部　主要为眶、鼻腔和鼻旁窦所在，因颅底骨与面颅骨重叠，故图像复杂。

（1）眶：两眶之间的上半有额窦影，下半有鼻腔上半和筛窦影。眶下缘不清，与颞骨岩部和上颌窦影重叠。

（2）鼻腔：上半与蝶窦重叠，两侧有筛窦影；下半与鼻咽重叠，两侧有上颌窦影。鼻腔顶有筛板和额窦影，鼻腔底的骨腭和中线处的骨性鼻中隔均为高密度影。

（3）颅底骨：颅前窝的骨大部分重叠在眶影和鼻腔上半影内，颅中窝的骨大部分重叠在眶下半和鼻腔下半影内，眶外侧主要是颞骨乳突和颧弓。

3. 下部　主要显示口腔。口腔上界的骨腭因与颅底骨重叠而密度增高；口腔两侧壁的牙槽骨和牙弓与 X 线方向平行，故显示高密度影；口腔下界为下颌体。口腔与第 1 ～ 3 颈椎影和口咽重叠，口腔的外侧有下颌支。

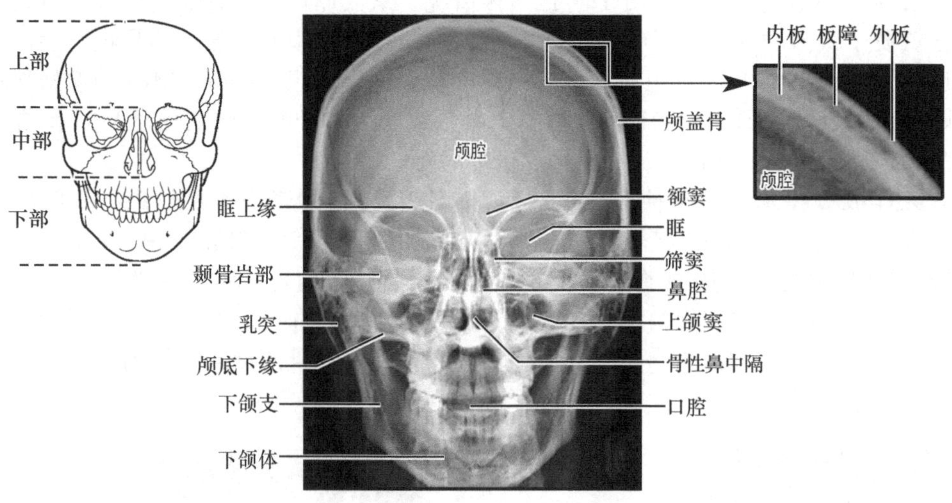

图 10-9　头部 X 线正位（PA）像

（二）侧位像

以颅底骨侧影为界，将颅骨侧位像分为脑颅部和面颅部。以眶上壁、眶下壁和骨腭为界，将面颅部分为上、中和下 3 部（图 10-10）。

1. 脑颅部　颅盖骨影基本同正位像。颅底骨侧位影前高后低，可大致辨别出颅前、中、后窝：颅前窝前壁有额窦影，颅前窝底影密度较高。颅中窝底可见蝶鞍和垂体窝位于蝶窦的上方，垂体窝前、后的突起为前床突和后床突。颅中窝后部和颅后窝底的不均匀高密度区为颞骨所在，脊柱上端与颅底相连处为枕骨基底部和枕骨大孔所在。

2. 面颅部　上部为眶、鼻腔上半和筛窦的重叠影，向后见蝶窦；中部前半为鼻腔下半和上颌窦的重叠影，后方的低密度区为鼻咽；下部为口腔，可见上、下牙弓，后方对应的低密度区为口咽。

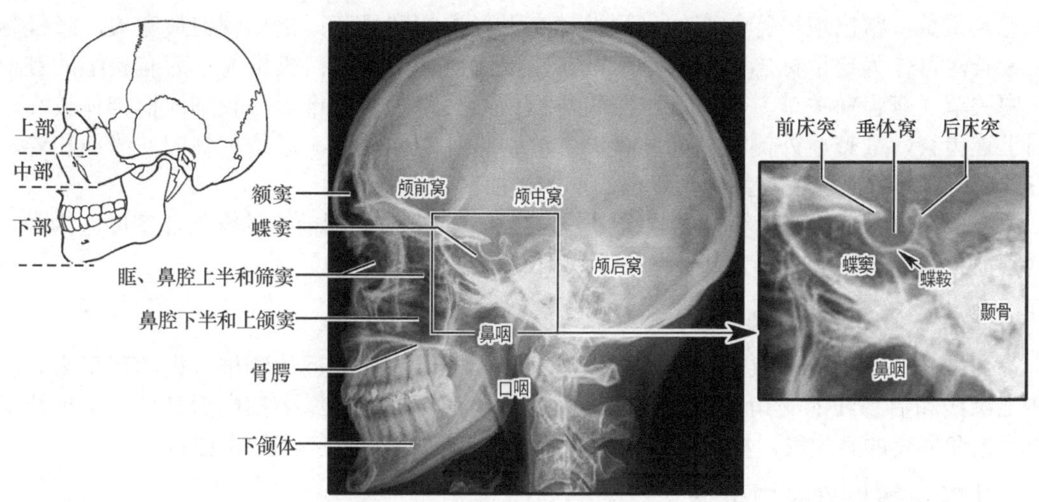

图 10-10　头部 X 线侧位像（LAT）

二、颈部的 X 线影像

颈部 X 线平片的常规体位为正位和侧位，观察椎间孔加斜位，观察寰、枢椎加开口位。

（一）颈椎正位像

颈椎体影近似鞍形，椎体上缘两侧的锐角为椎体钩，若与上位椎体下缘的两侧相连则形成钩椎关节。颈椎棘突近似三角形，各棘突连线位居正中线，在喉和气管的低密度影衬托下清晰可见。椎间盘处密度较低，在影像学上称椎间隙。因椎体钩的存在，使颈椎的椎间隙呈弯月状。椎体两侧为横突和关节突等的重叠影，不易区分。在正位像内，寰椎和枢椎均被颅底影遮盖（图 10-11a）。

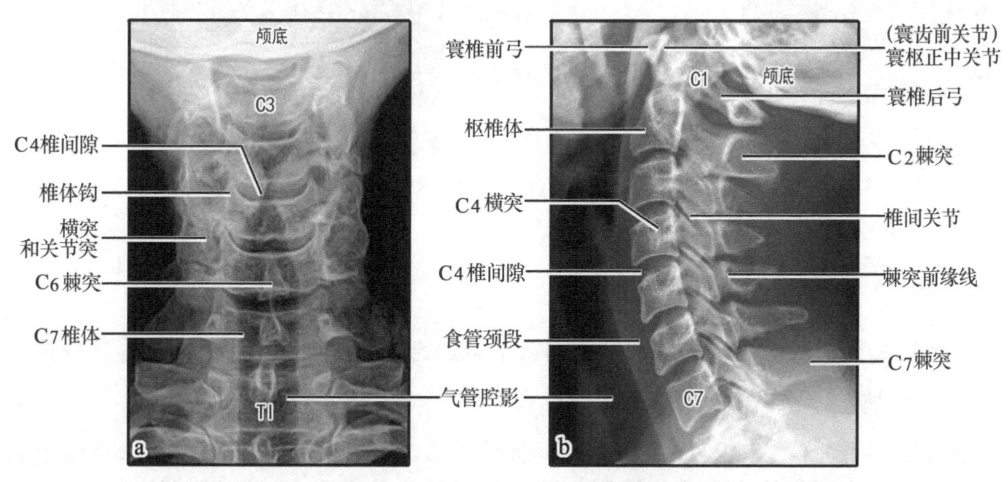

图 10-11　颈部 X 线正位（a：AP）和侧位（b：LAT）像

（二）颈椎侧位像

颈椎体影近似方形（寰椎和枢椎除外），椎体后上部的不规则影为重叠的横突。椎弓和关节突重叠在椎体影后，其内斜行的低密度线状影为椎间关节间隙，因左、右两侧未完全重叠，常出现平行的双线。颈椎棘突影形态差别显著：枢椎棘突最宽大，隆椎棘突最长，可作为定位标志。寰椎和枢椎在侧位像内观察清晰：寰椎前弓后有狭细的寰枢正中关节（寰齿前关节）影，寰椎侧块与枢椎齿突重叠，寰椎后弓较细；枢椎体较高，因上连齿突，故寰枢外侧关节间隙模糊。分别将各椎体前缘、后缘和棘突前缘线相连，三线应基本平行且弧度自然，形成凸向前的颈曲。

在椎体前缘之前的中等密度软组织影为咽和食管颈段，咽前方的含气低密度区为喉，食管前方的含气低密度区为气管颈段（图 10-11b）。

（三）颈椎斜位像

颈椎斜位常用后斜位。颈椎体影仍呈方形，椎体前部有近片侧椎弓根的环形影。椎体上缘线和后缘线的交角处明显上凸，为椎体钩影。椎体后缘中部向后延伸，是远片侧椎弓根和横突的叠加影。椎间孔清晰，其后界为椎间关节所在（图 10-12a）。

（四）寰枢椎开口位像

开口位（或称颈椎张口位）可获得寰椎、枢椎和寰枢关节的正位像，尽量避开了颌面下半骨的重叠影。正常时寰、枢外缘线应基本垂直，寰椎侧块内缘与齿突外缘之间的垂直透明影两侧等宽，寰枢外侧关节间隙左、右对称，枢椎棘突位居中线（图 10-12b）。

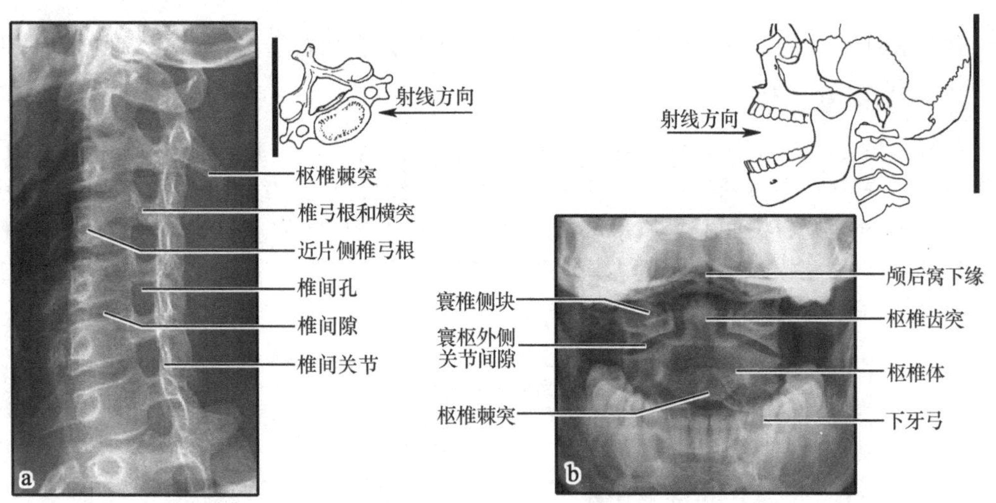

图 10-12　颈部 X 线斜位（a：RPO）和开口位（b：AP）像

三、胸部的 X 线影像

胸部的X线平片显示出胸廓和胸部器官的叠加影像，后前位和侧位为摄片常规体位。

（一）胸部后前位像

在胸部的后前位（PA）像内，胸骨、胸锁关节、脊柱胸段与心、食管以及胸腔大血管等重叠成上窄下宽的高密度纵隔影，肺与斜行的肋骨重叠成纵隔两侧的低密度区，在影像学上称肺野，膈与上腹部脏器重叠成的高密度影称膈影（图 10-13a）。

1. 纵隔影 气管腔的低密度影自颈部下延入纵隔，约在第 4 或 5 胸椎高度分为左、右主支气管，分叉处称气管杈，可作为上、下纵隔的分界标志。上纵隔影的侧界主要由心底大血管组成，左侧界的膨隆处即主动脉弓，影像学上又称主动脉结或主动脉球。下纵隔影即心的正位像，侧界影即心的左、右缘。

2. 肺野 肺内血管显示的放射状影称肺纹理，在纵隔两侧的集中处称（影像学）肺门。肺野内可见弧形交叉的肋骨影，背部的较胸前壁的清楚，影像学上分别称其为后肋和前肋。临床常将肺野分为上、中、下肺野，影像学肺门位于中肺野的内侧带。

3. 膈影 膈的右半与右上腹器官形成膨隆的右膈顶，膈左半与左上腹器官形成左膈顶。正位的膈影与胸侧壁之间形成左、右肋膈角，正常时为锐角（图 10-13a）。

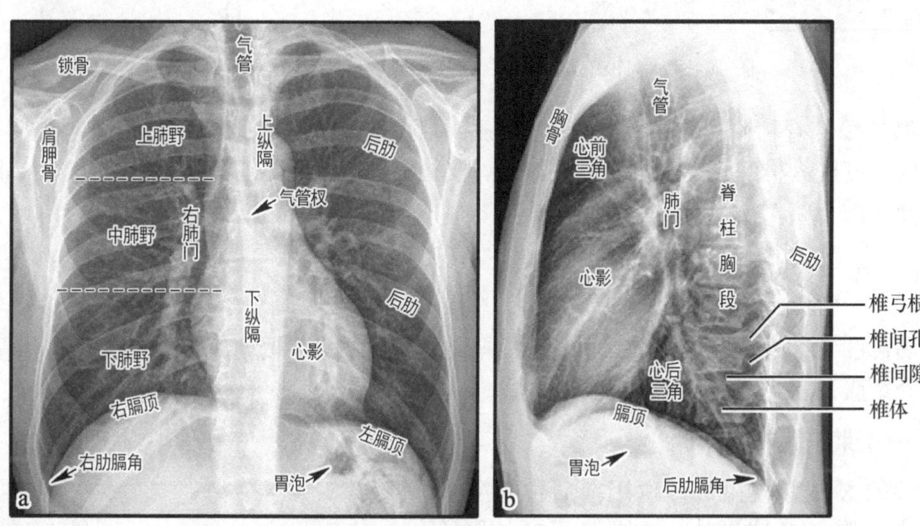

图 10-13 胸部 X 线正位（a：PA）和侧位（b：LAT）像

（二）胸部侧位像

胸部 X 线侧位像摄片常规体位用左侧位（L-Lat）。胸前壁见胸骨影，后部见脊柱胸段和后肋，胸廓上口与肩关节重叠，故分辨不清，胸廓下口的膈顶左、右高度不同，多显出双影组右侧者偏高。脊柱之前、上纵隔内的气管影清晰，其下端即影像学肺门所在。下纵隔内的心影密度较高，其前上与胸骨之间的肺野区称心前三角，后下与脊柱之间的称心后三角。在脊柱前的肋影为斜行的稍高密度等宽带，各肋近乎平行；在脊柱后的呈弧形，仍称后肋。膈影与胸前后壁之间形成前、后肋膈角（图 10-13b）。

（三）脊柱胸段

脊柱胸段正位摄片体位采用前后位（AP），背部贴近胶片使椎体成像清晰。

1. 正位像 胸椎体近似方形，自上向下逐渐增大。椎体外上角的环形影为椎弓根，影像学上称其为椎弓环。棘突位居中线，上段棘突影位居椎体影中部，自中段向下棘突逐渐下降到下位椎体的上缘。椎体两侧的横突较粗，与肋后端重叠，肋椎关节重叠其内。胸椎的椎间隙呈窄带状，在下胸部的中线处与棘突影重叠（图 10-14a）。

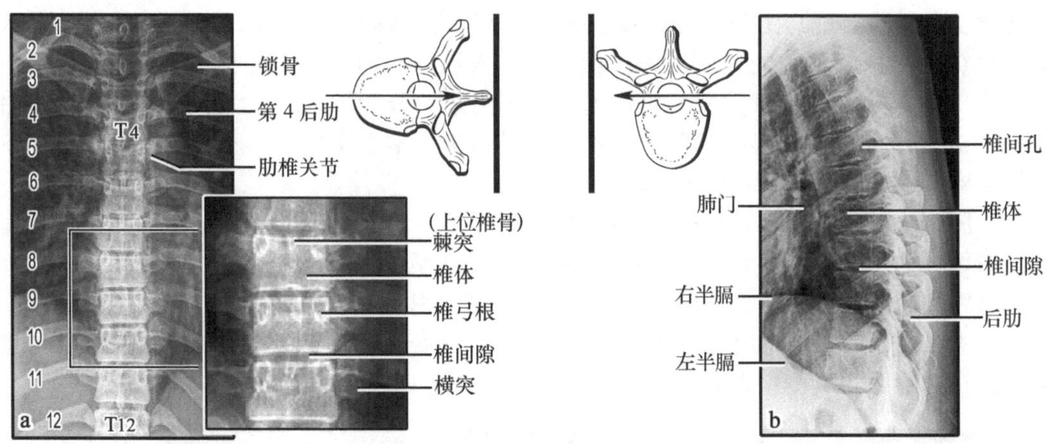

图 10-14　胸椎的 X 线前后位（AP）和侧位（LAT）像

2. 侧位像　脊柱胸段弯曲凸向后，形成胸曲。椎体近似方形，椎体后上连椎弓根，后下的低密度区为椎间孔。椎间隙略呈梭形，较狭窄。其他结构均与后肋和背部结构重叠，不易区分（图 10-14）。

四、腹部的 X 线影像

对腹部的管腔性器官施行 X 线检查时，需使用造影技术。根据康复专业的学习侧重点，此处仅介绍腹部 X 线平片和腰椎的 X 线像。

（一）腹部 X 线平片

腹部的 X 线常规摄片体位用前后位（AP），影像学上称腹部 X 线平片，主要显示脊柱腰段和腹部器官的叠加影像（图 10-15）。

在腹部X线平片内，脊柱腰段的椎体上小下大、左右对称，棘突影位居中线。腰椎体两侧的腰大肌外侧缘因有脂肪组织衬托，显示出自上而下斜行的低密度线状影。第 12 肋下与腰大肌外缘影之间的肾区分别有左、右肾，因有肾脂肪囊的衬托，可显示出肾下半的低密度轮廓影。右季肋区和腹上区因肝所在故密度稍高且均匀，左季肋区的低密度区为消化管内的气体，位居左膈下的胃底内气体称胃泡（图 10-13a）。若消化管内的气体或内容物较多时，可衬出消化管大致轮廓。

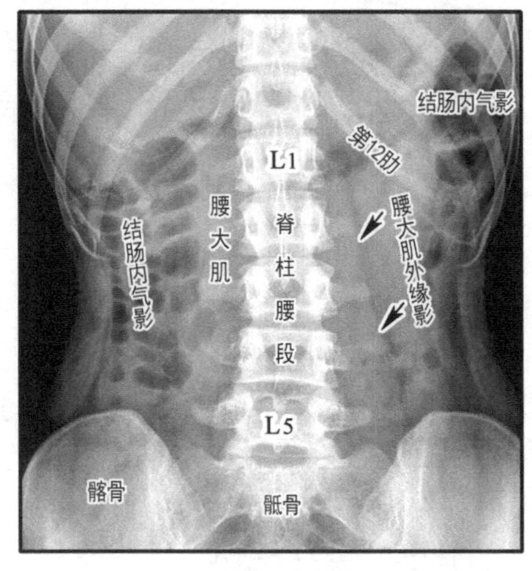

图 10-15　腹部 X 线平片（AP）

（二）腰椎 X 线影像

腰椎的常规 X 线摄像体位用前后位（AP）和侧位（Lat），需要时加摄后斜位。

1. 正位像　腰椎体呈横位长方形，自上向下逐渐增大。椎体外上角的类环形为椎弓根，根上方的锐角突起为上关节突。棘突位居中线，呈水滴形，但第 5 腰椎棘突影较短。棘突影的两侧为椎弓板，板下缘延伸的锐角为下关节突，与下位椎骨上关节突之间的低密度线状影为椎间关节。椎体两侧的横突影浅淡，重叠在腰大肌影内。腰椎的椎间隙呈宽带状，并与上、下关节突影重叠（图 10-16a，图 10-17a）。

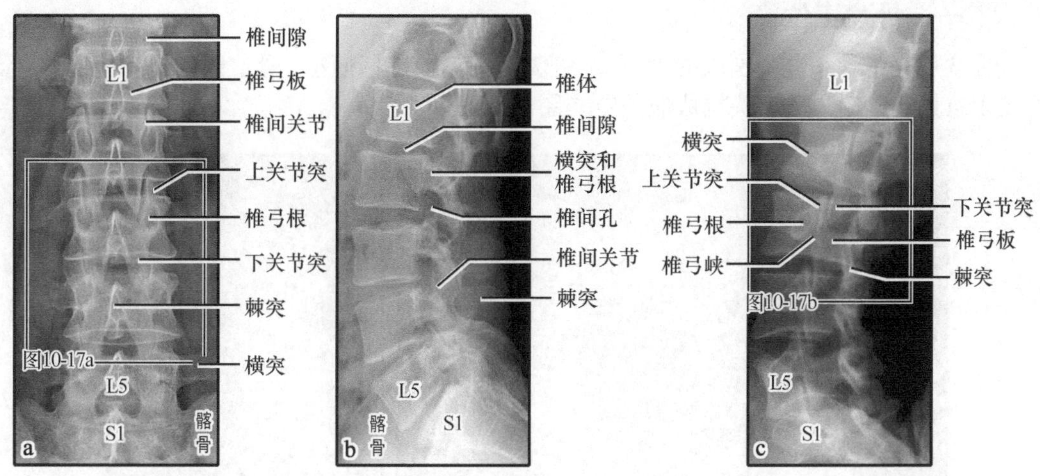

图 10-16　腰椎的 X 线正位（a：AP）、侧位（b：LAT）和斜位（c：Dblique）像

2. 侧位像　脊柱腰段弯曲凸向前，形成腰曲。椎体近似方形，椎体后缘上半连椎弓根，横突影重叠在内。椎体后缘下半的低密度区为椎间孔的上半、椎间隙后缘的低密度区为椎间孔的下半。上位腰椎间隙呈宽带状，向下过渡成前宽后窄的楔形。腰椎棘突宽大，当摄像曝光度强时，其后端可不显影（图 10-16b）。

3. 斜位像　观察椎弓峡采用后斜位。椎体前半清晰，后半与椎弓和突起重叠，重叠影似一猎狗轮廓：近片侧椎弓根的环状影（椎弓环）位于椎体影中央，似猎狗眼；自环向前伸出横突，似猎狗嘴；环向后上伸出上关节突，似猎狗耳；环向后下伸出的狭窄区称椎弓峡，似猎狗颈；峡的末端扩展为椎弓板，似猎狗躯干。椎弓板前下的突起为下关节突，似猎狗前腿；板后下的高密度影主要为棘突（尚有远片侧的下关节突），似猎狗后腿；板后上的混杂密度区为远片侧的上关节突和横突，似猎狗尾（图 10-16c，图 10-17b）。骨折若发生在椎弓峡则狗颈部密度变化，似带有项圈，故称“猎狗项圈征”。

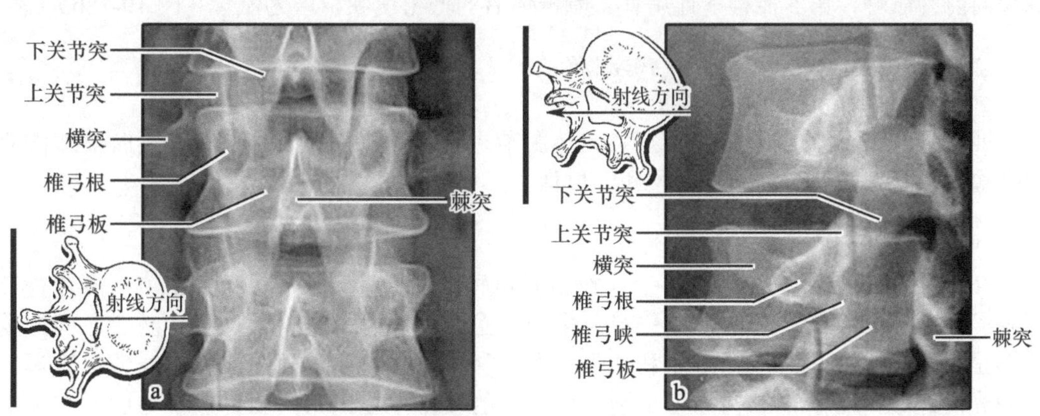

图 10-17　腰椎的 X 线正位（a：AP）和斜位（b：LPO）像

五、盆部的 X 线影像

盆部的 X 线平片显示出骨盆、髋关节和盆会阴部器官的叠加影像，盆腔内器官显影特点与腹腔相同，故略去，髋臼和髋关节内容见下肢 X 线。

（一）骨盆正位像

骨盆是骶尾骨和髋骨围成的骨环，后部高而宽、前部低而窄。骨盆影的正中为骶尾骨，两侧为髋骨，髋臼与股骨头构成髋关节（图 10-18a）。

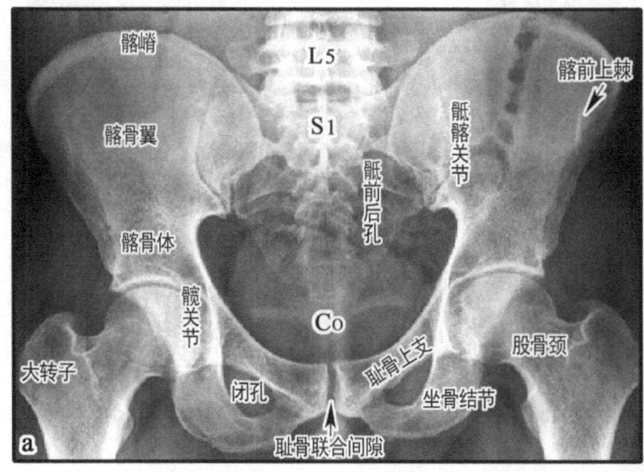

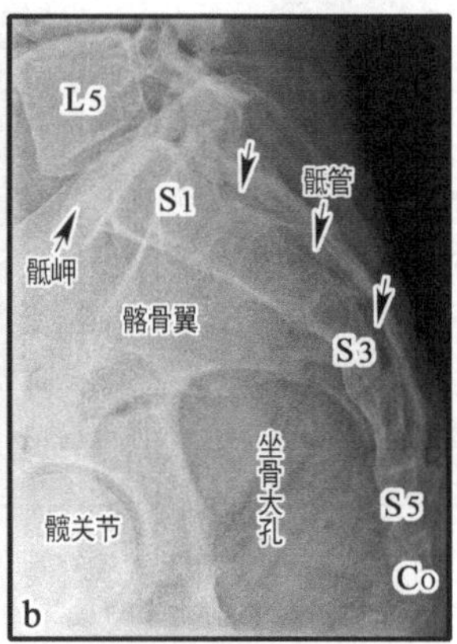

图 10-18　骨盆的 X 线正位（a：AP）和侧位（b：LAT）像

1. 骶尾骨　骶骨底上连第 5 腰椎，骶骨尖下连尾骨。中线处的较高密度混杂影为骶椎体、骶正中嵴和骶管的叠加影，两侧的较低密度混杂影为骶前、后孔的叠加影，外侧缘的低密度弧形线状影为骶髂关节间隙。

2. 髋骨　以半环形的髋臼影为中心，髋臼的上半以上为髂骨，下半以下为坐骨和耻骨，两骨围成闭孔。两侧耻骨联合之间为低密度的耻骨联合间隙。第 1 骶椎、髂骨内缘与耻骨上支围成小骨盆上口，耻骨下支与坐骨支合称耻骨弓。

（二）骶骨侧位像

骶骨前面弯曲成骶曲，髂骨翼、坐骨大孔和髋关节影位居其前。第 1 骶椎上面的前缘突向前为骶岬，第 5 骶椎下连尾骨。骶椎体后的低密度狭窄区为骶管（图 10-18b）。

六、上肢骨关节的 X 线影像

四肢骨关节的 X 线摄像常根据各具体关节进行更精细的体位调整，必要时需双侧对比摄像。以下仅简介最基本的正位和侧位像。

（一）肩关节

在肩关节正位像（AP）内，锁骨外侧端和肩峰位于喙突和肩关节的上方，肩锁关节间隙呈线状低密度影。肩关节的关节盂呈类卵圆形，肱骨头呈光滑球形，两者之间的重叠影呈垂直梭形，边缘线光滑流利。肱骨上端和肱骨体上半均可见，骨皮质薄厚合理、表面光滑连续，各解剖结构均可识别。肩胛骨的投影呈三角形，虽内侧半与肋影和肺野重叠，但整体轮廓光滑连续，三个角和三个缘均清晰可辨（图 10-19a）。

冈上肌出口位简称“Y”位，此体位为肩胛骨的侧位像，肩胛冈和喙突根在关节盂处连成“Y”形投影，圆形的肱骨头影重叠在 Y 的中央交点处，肩胛骨与肋骨无重叠。此时，观察喙肩弓周围结构清晰（图 10-19b）。

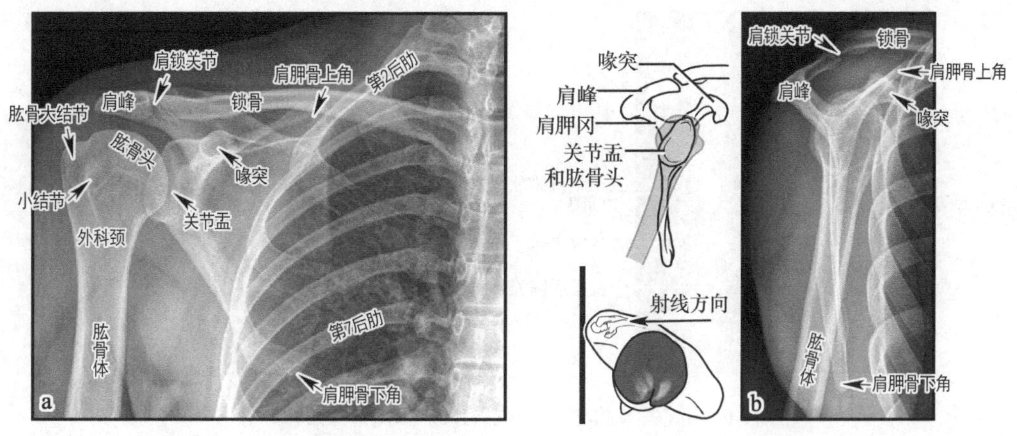

图 10-19 肩关节正位（a：AP）和肩关节冈上肌出口位（b：RAO）像

（二）肘关节

在正位像内，尺骨鹰嘴与肱骨滑车影重叠，鹰嘴上端的低密度区为鹰嘴窝。肱桡关节间隙与肱尺关节间隙均呈横位，弯曲相连且边缘清晰。桡尺近侧关节间隙呈垂直位，可作为肱尺与肱桡关节面的分界标志（图 10-20a）。

在侧位像内，肱骨滑车与肱骨小头影重叠，尺骨冠突与桡骨头影重叠，3 个关节间隙的周界均不易辨认（图 10-20b）。

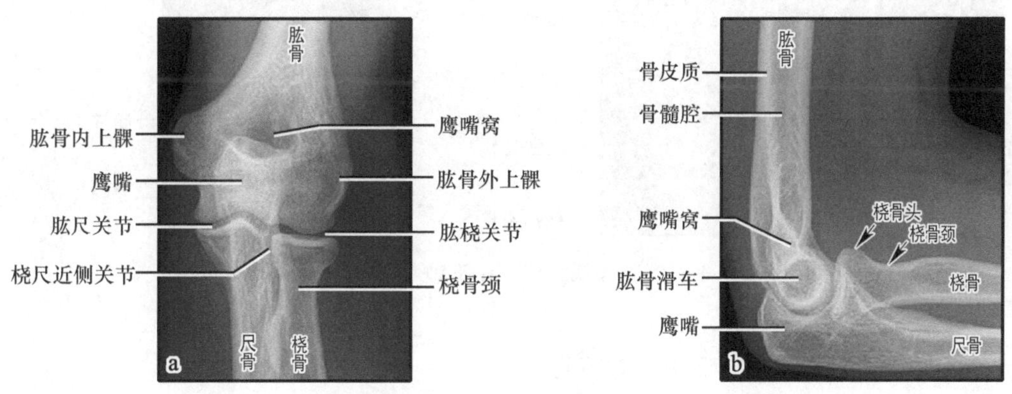

图 10-20 肘关节 X 线正位（a：AP）和侧位（b：LAT）像

（三）腕部和手的关节

包括桡尺远侧关节、桡腕关节、腕骨间关节、腕掌关节、掌指关节和指间关节。

1. 正位像 桡腕关节外侧半由手舟骨和月骨外侧半与桡骨下关节面构成，内侧半由三角骨和月骨内侧半与三角纤维软骨构成。因软骨密度低，在尺骨下端仅显示为三角形的透光区域，称三角纤维软骨间隙。桡尺远侧关节间隙与桡腕关节间隙垂直。大多角骨与第 1 掌骨底构成拇指腕掌关节，为腕掌关节内最灵活的关节。掌指关节为球窝关节，指间关节为滑车关节。在拇指的掌指关节附近，常有 2 个小而密度高的籽骨（图 10-21，图 10-22a）。

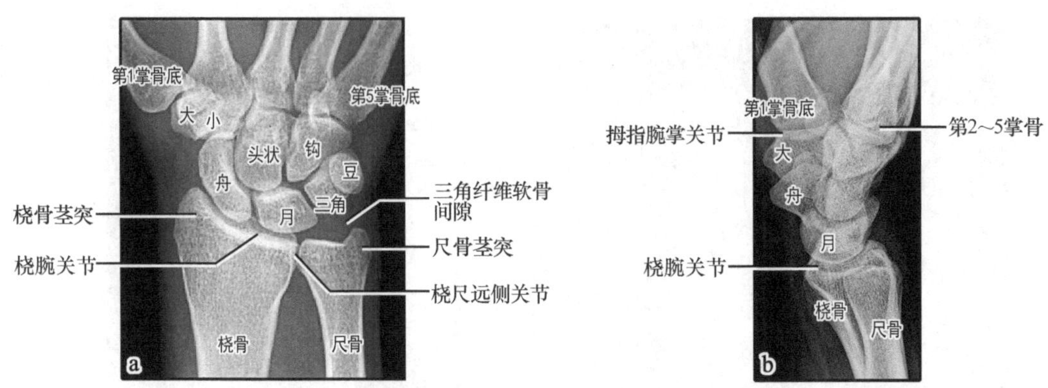

图 10-21　腕关节的 X 线正位（PA）和侧位（LAT）像

2. 侧位像　与桡尺骨重叠影紧邻的是弯月状的月骨，与第 1 掌骨底相邻的为大多角骨，手舟骨介于两者之间的掌侧，其余腕、掌骨重叠成像，不易分辨（图 10-22b）。

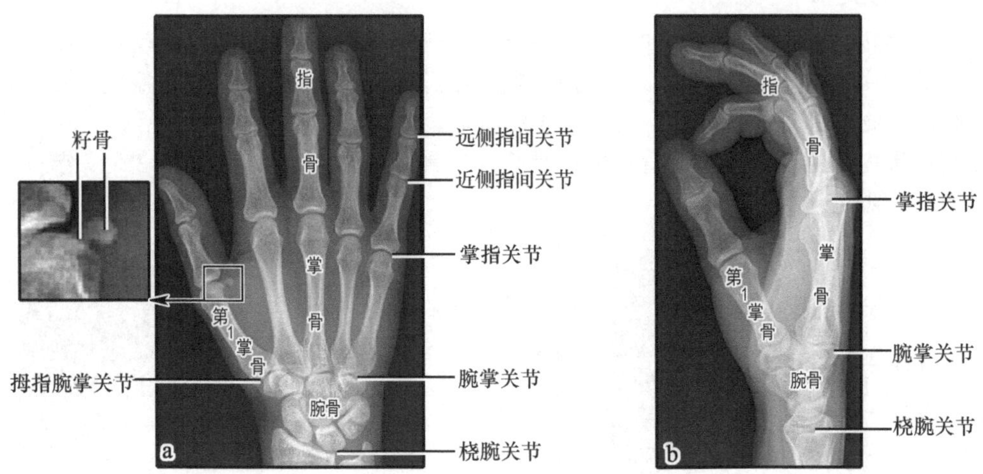

图 10-22　手关节的 X 线正位（a：PA）和侧位（b：LAT）像

七、下肢骨关节的 X 线影像

（一）髋关节

在正位像内，髋臼呈半环状的弧形影，弧形上部的高密度区称髋臼盖、内侧低密度区为髋臼窝、下部密度不均处为髋臼切迹。自髋臼盖外缘至髋臼切迹外缘的连线为髋臼后缘影，完全重叠在股骨头影内。在髋臼窝与髋臼切迹交界处的内侧，因周围结构的重叠和切线位，形成“U”形高密度线状影，称泪滴或 U 形线，正常时泪滴的下缘不应低于股骨头下缘高度。股骨头为半球形影，与髋臼窝的对应处密度稍不均匀，为股骨头凹。股骨头向外下延续为股骨颈，颈的外侧端连股骨上端的大转子，内下的颈体交界处骨密质显著增厚称股骨距，其内侧有浅淡的小转子影。

经股骨颈与耻骨上支下缘的连线称耻颈线，又称沈通线（Shenton 线），此线应弧度自然且连续。股骨头内的骨小梁在躯干重力和肌肉牵拉力的长期作用下，在 X 线影内显示出有方向性且排列规律的走向，分别称压力线和张力线，其方向性和密度对于评估髋关节功能具有重要参考意义（图 10-23）。

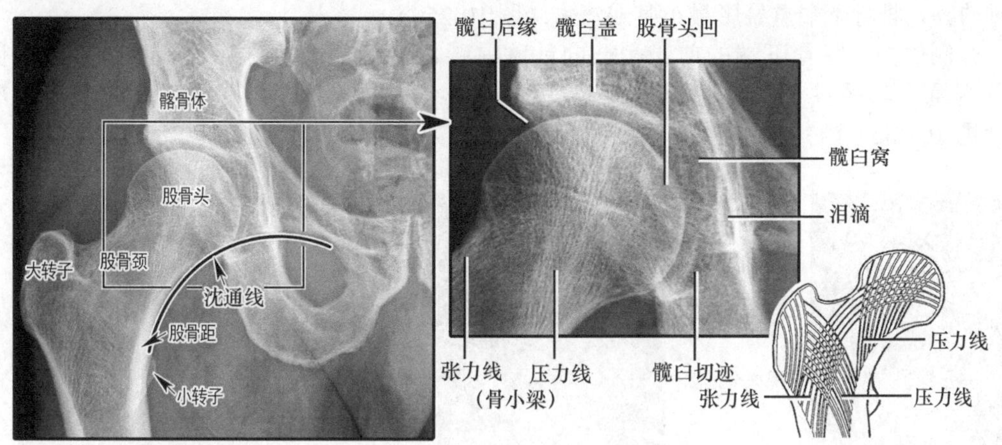

图 10-23　髋关节 X 线正位（PA）像

（二）膝关节

1. 正位像　关节头为股骨内、外侧髁的关节面，关节窝为胫骨内、外侧髁上面的关节面，膝关节间隙呈弯曲的宽带状低密度影。髌骨与股骨下端重叠，胫腓关节和部分腓骨头与胫骨外侧髁影重叠（图 10-24a）。

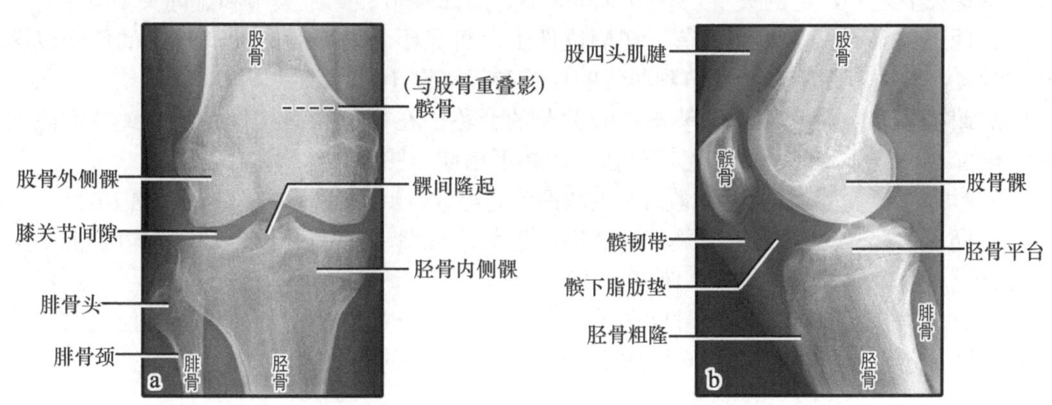

图 10-24　膝关节 X 线正位（a：PA）和侧位（b：LAT）像

2. 侧位像　股骨下端的内、外侧髁重叠称股骨髁，髌骨位于其前方，胫骨内、外侧髁重叠称胫骨平台。关节间隙周界不清，其内可见髁间隆起。髌骨上端所连的稍高密度软组织影为股四头肌腱，下端所连的稍高密度软组织影为髌韧带，末端止于胫骨粗隆。髌韧带深方的稍低密度区为髌下脂肪垫（图 10-24b）。

（三）踝关节

1. 正位像 关节头为距骨滑车关节面，关节窝为胫、腓骨下端的关节面，关节间隙呈“门”字形，但腓骨下端与胫骨之间为韧带连结（图 10-25a）。

2. 斜位像 又称内旋斜位或踝穴位。踝关节稍内旋，使踝关节间隙全部展示清晰，此时的胫、腓骨下端重叠影最小甚或消失（图 10-25b）。

3. 侧位像 胫骨下端的前缘稍凸向前称前踝，后缘凸向后称后踝。腓骨下端与胫骨下端重叠。踝关节间隙呈弧形低密度线状影，内、外踝重叠在关节间隙和距骨影内（图 10-25c）。

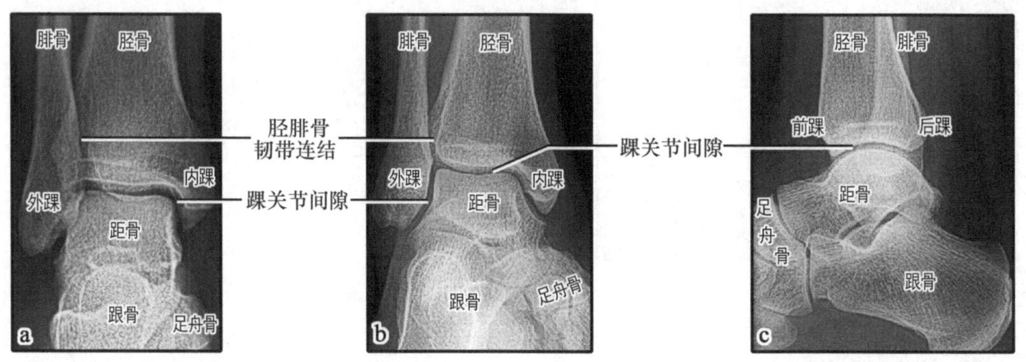

图 10-25 踝关节 X 线正位（a：PA）、斜位（b：踝穴位）和侧位（c：LAT）像

（四）足的关节

除踝关节之外，足的关节还有跗骨间关节、跗跖关节、跖趾关节和趾间关节。

1. 距下关节 又称距跟关节。在侧位像上，可见距骨与跟骨之间有较宽的低密度区称跗骨窦，其内有韧带以及分布到两骨的血管神经（图 10-26）。

2. 跗横关节 为距跟舟关节与跟骰关节的合称。在横位和斜位像上，两关节间隙连成一横位“～”形，但两关节腔各自独立、并不相通（图 10-26，图 10-27）。

3. 跗跖关节 为三块楔骨和骰骨与五块跖骨底组成，活动度小（图 10-26，图 10-27）。

4. 跖趾关节 在第一跖趾关节的跖面、近第一跖骨头处，有位置数目较恒定的 2 个小籽骨，圆形或卵圆形，周界清晰（图 10- 27）。

5. 趾骨间关节 与手的指骨间关节相似。趾骨短小加之足趾不易伸直，使得常规位片内的趾骨关节间隙多有重叠（图 10-26，图 10-27）。

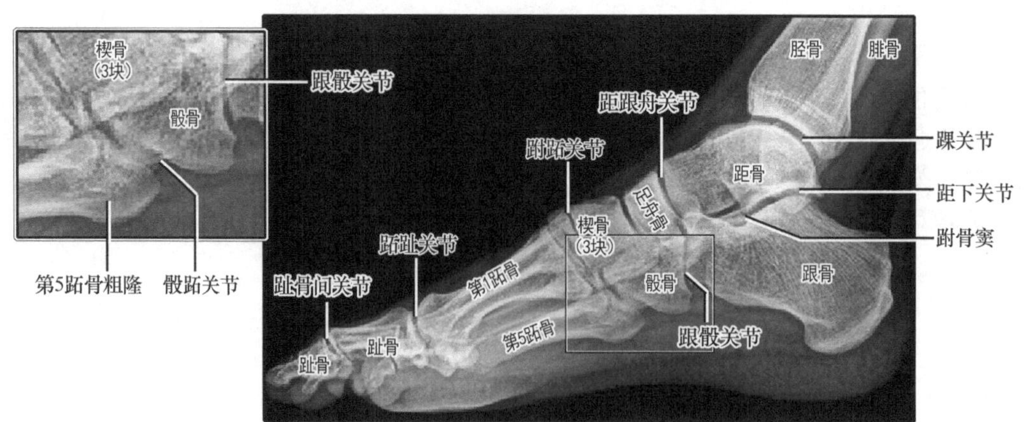

图 10-26 足部 X 线侧位（LAT）像

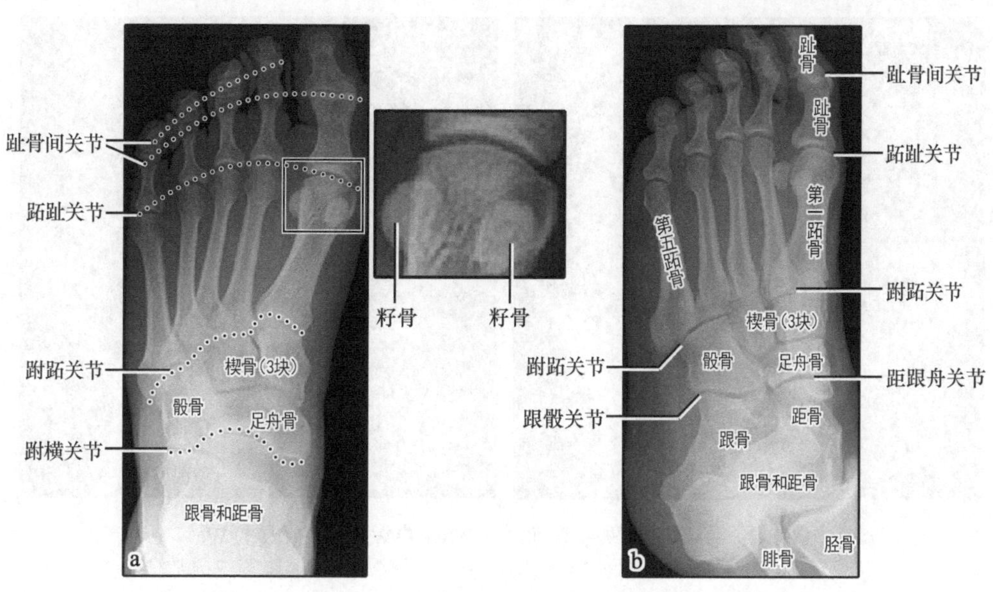

图 10-27 足部 X 线正位（a：AP）和斜位（b：Obliq）像

第三节 人体各部的断层影像解剖

本节按头、颈、胸、腹、盆、上肢和下肢的顺序，选取各部位的典型层面，对 CT 和 MRI 图像内最基本的内容进行简要介绍。

一、头部的断层影像解剖

选取经胼胝体干、室间孔、中脑、脑桥和延髓的横断层面，了解脑的主要结构在 CT 和 MRI 图像内的形态。各层面位置见图 10-28a 所示。

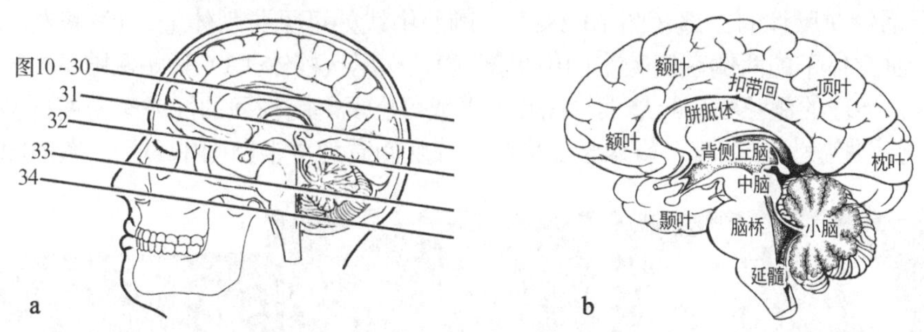

图 10-28 脑横断层面位置（a）和主要脑区（b）

图 10-29 为头正中矢状层面的 MRI 影像图，主要脑区见图 10-28b 所示。图 a 为 T1 加权像（MRI T1WI），图 b 为 T2 加权像（MRI T2WI）。在 T1 加权像内，脑脊液无论在脑室（1）内或在蛛网膜下隙（2）内均呈黑色的低信号；大脑髓质和纤维束（3）的信号值高于大脑皮质（4）。在 T2 加权像内，脑脊液（1，2）呈白亮的高信号，大脑髓质和纤维束（3）的信号值低于大脑皮质（4）。无论在 T1 或 T2，骨密质（5）和含气腔隙（6）均呈无信号的黑色，脂肪组织（7）呈高或较高信号的白色或灰白色（图 10-29）。

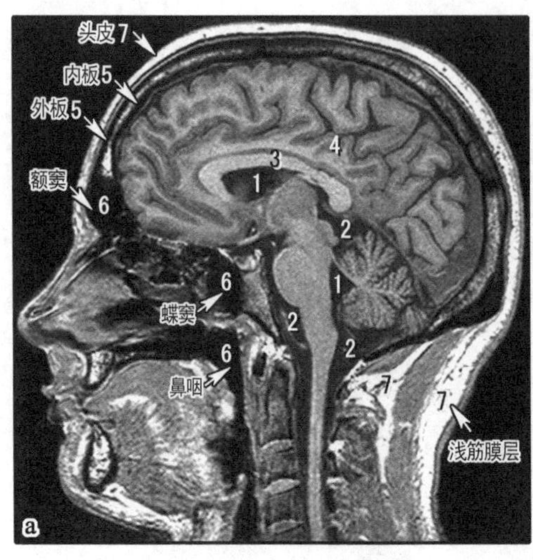

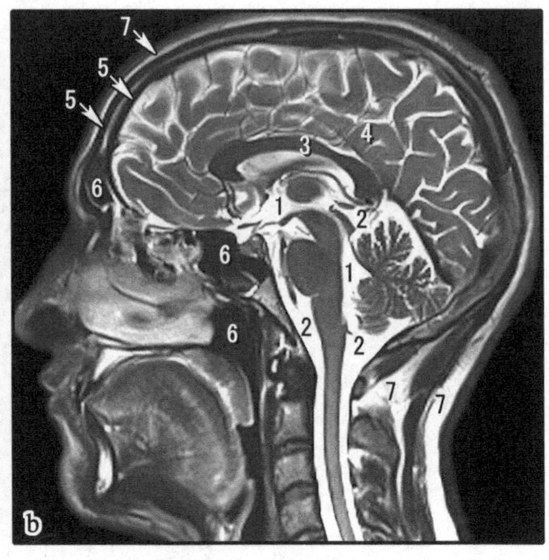

图 10-29　头部正中矢状层面（a：MRI T1WI；b：MRI T2WI）
1. 脑室；2. 蛛网膜下隙；3. 纤维束；4. 大脑皮质；5. 骨密质；6. 含气腔隙；7. 脂肪组织

图 10-30a ～图 10-34a 为头部 CT 横断层面影像图，所用参数称软组织窗平扫。头部的颅骨为白亮的高密度影，含气的鼻腔、鼻旁窦和眶内的脂肪组织为黑色的低密度影，颅腔内的脑和颅外的肌均为灰色的等密度影，脑室内和脑周围（蛛网膜下隙内）的脑脊液为深灰黑的低密度影。仔细观察方可发现，大脑皮质和基底核的密度值略高于大脑髓质。

图 10-30b ～图 10-34b 为头部 MRI 的横断层面影像图，其中 30b 为 T1 加权像（MRI T1WI），其余为 T2 加权像（MRI T2WI），图像信号值的变化同矢状切面（图 10-29a）。

影像学规定矢状层面的观察方向是看左面，即标准解剖姿势下，从左向右看；横断层面的观察方向是看下面，即从脚向头的方向看。影像图内的标准方位缩写为前（anterior，A）、后（posterior，P）、左（left，L）、右（right，R）。

（一）经胼胝体干的横断层面

此层面经胼胝体的上部（图 10-28a）。颅腔中线处可见胼胝体干（1）将左、右大脑半球相连，胼胝体干的两侧有侧脑室的中央部（2），尾状核体（3）紧贴侧脑室的外侧壁。在此层面内，半球的额叶和顶叶最大，枕叶上端或可出现。脑沟回的深方有密度均匀的大片脑白质区，若侧脑室尚未出现，影像学上称此大片脑髓质为“半卵圆中心”（图 10-30）。

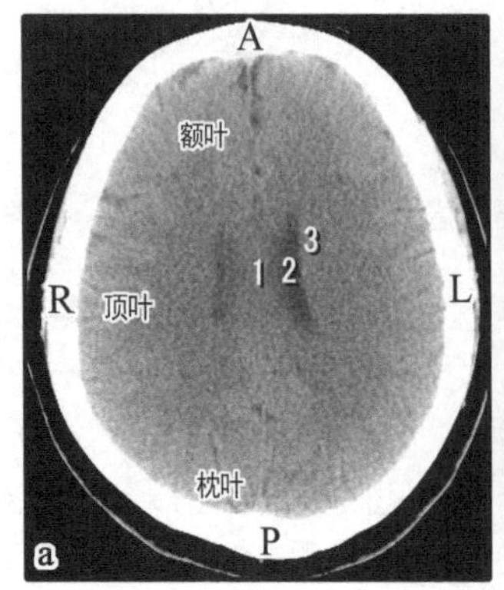

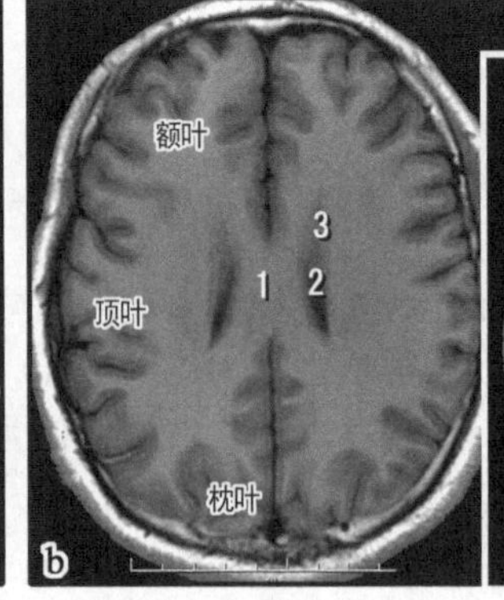

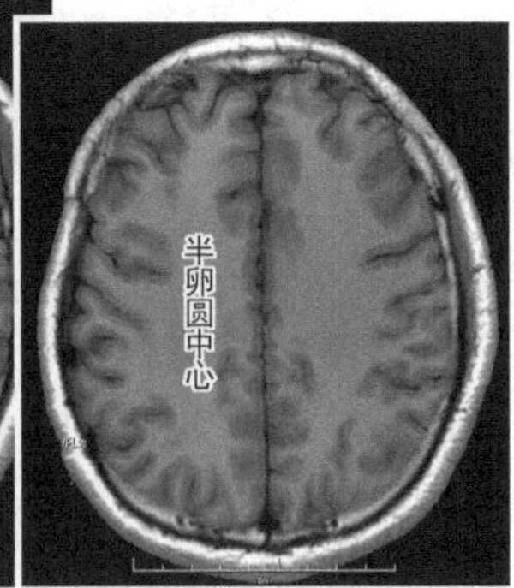

图 10-30　经胼胝体干的横断层面（a：CT；b：MRI T1WI）
1. 胼胝体干；2. 侧脑室；3. 尾状核体

（二）经室间孔的横断层面

此层面是经内囊和大脑基底核的典型层面（图 10-28a）。颅腔中线处前、后分别见横行的胼胝体膝（1）和胼胝体压部（2），两者之间的第三脑室（3）经室间孔与侧脑室前角（4）相通。侧脑室后角（5）内有侧脑室脉络丛。脑室系统外侧的尾状核头（6）和背侧丘脑（7）与豆状核（8）之间为内囊（9）。位于颅腔前部的额叶和颅腔两侧的顶叶缩小，位于颅腔后部的枕叶增大，豆状核的表面有岛叶（图 10-31）。

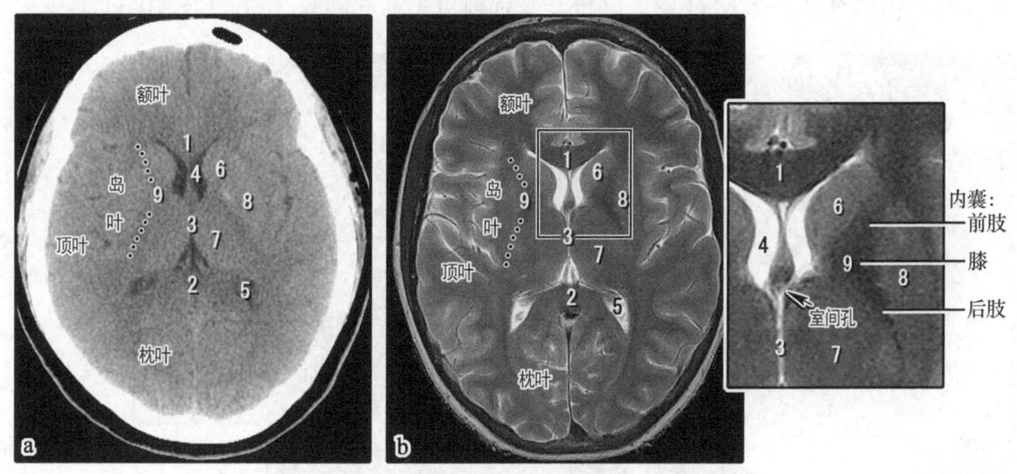

图 10-31　经室间孔的横断层面（a：CT；b：MRI T2WI）

1. 胼胝体膝；2. 胼胝体压部；3. 第三脑室；4. 侧脑室前角；5. 侧脑室后角；6. 尾状核头；7. 背侧丘脑；8. 豆状核；9. 内囊

（三）经中脑下丘的横断层面

此层面内出现中脑、下丘脑和小脑（图 10-28a）。颅腔中央处为中脑（2），可见内部的中脑水管。中脑前方有下丘脑（1），后方出现小脑蚓（3）。位于颅腔前部的额叶缩小，颅前窝的颅底骨、眶和额窦出现。位于颅腔两侧的是颞叶，其内可见侧脑室下角和海马（4）。位于颅腔后部的枕叶缩小。下丘脑所在区的蛛网膜下隙在影像学上称“鞍上池”，在 MRI 像内，可见脑底大血管影（6）（图 10-32）。

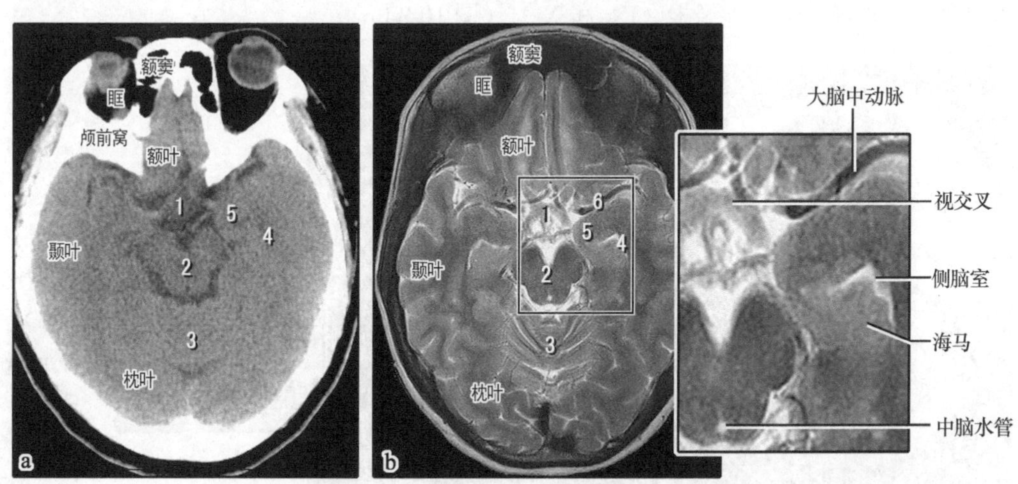

图 10-32　经中脑下丘的横断层面（a：CT；b：MRI T2WI）

1. 下丘脑；2. 中脑；3. 小脑蚓；4. 侧脑室下角；5. 海马旁回钩；6. 大脑中动脉

（四）经脑桥中部的横断层面

此层面内出现脑桥和小脑的最大横切面（图 10-28a）。脑桥（1）占据颅后窝的前部，两侧有粗大的小脑中脚（2）。小脑占据颅后窝的后部，缩窄的小脑蚓（4）两侧有膨大的小脑半球（5）。脑桥与小脑之间有第四脑室（3），脑桥和小脑前外侧有颞骨岩部，在 CT 内见中耳鼓室（a6），在 MRI 内可见内耳（b6）、面神经根和前庭蜗神经根（VII. 和 VIII.）。颅中窝内尚存少量颞叶，居中有蝶窦。颅前窝已全部消失，面颅的中部有筛窦和鼻腔，两侧有眶。在 MRI 内，脑桥基底部前可见基底动脉（7）（图 10-33）。

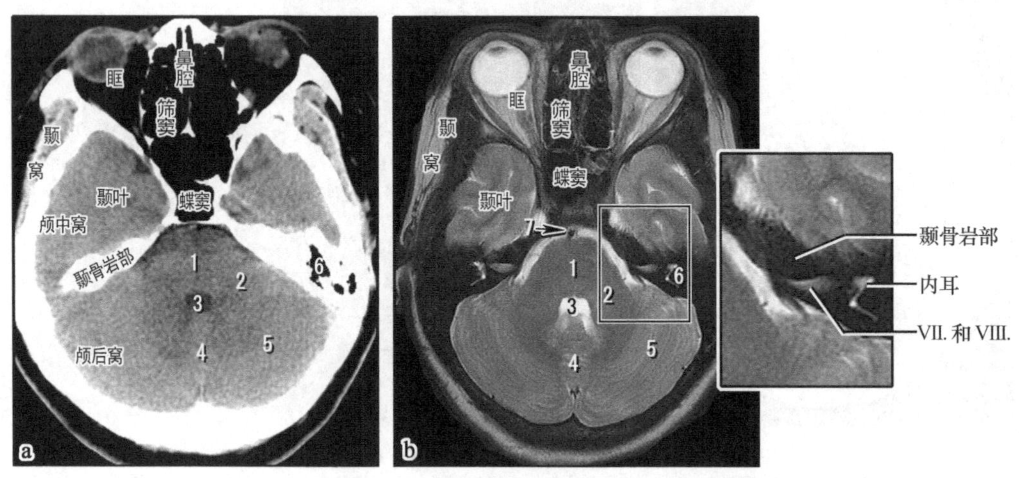

图 10-33　经脑桥中部的横断层面（a：CT；b：MRI T2WI）

1. 脑桥；2. 小脑中脚；3. 第四脑室；4. 小脑蚓；5. 小脑半球；6. 中耳（a）和内耳（b）；7. 基底动脉

（五）经延髓开放部的横断层面

此层面已达颅底（图 10-28a）。缩小的颅后窝前部有延髓开放部（1），其背侧仍有第四脑室（2）。颅后窝的后大部仍有小脑半球（3），半球的两侧有颞骨乳突。此时图像的前 2/3 为颅底和面颅：原蝶窦处下延为鼻咽，原颅中窝的颞叶处下延为颅底骨和颞下窝，原眶下延为上颌窦，原筛窦消失、鼻腔增大。在 MRI 内，延髓前可见椎动脉（4），侧方可见舌咽神经和迷走神经根（IX. 和 X.）（图 10-34）。

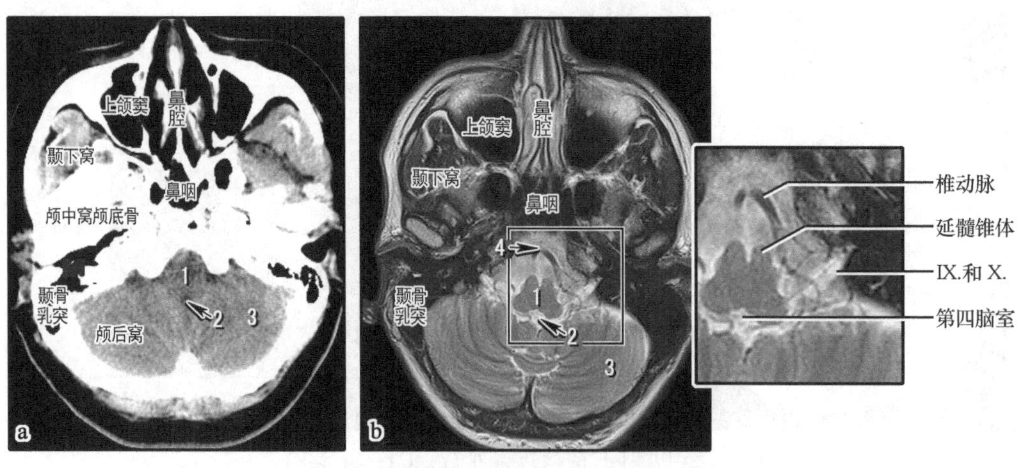

图 10-34　经延髓开放部的横断层面（a：CT；b：MRI T2WI）

1. 延髓开放部；2. 第四脑室；3. 小脑半球；4. 椎动脉

二、颈部的断层影像解剖

选取经舌骨、声门裂和甲状腺峡的3张典型横断层面，了解颈部器官的主要断层解剖，各层面位置见图10-35所示。

图10-36a～图10-38a的扫描参数称CT增强扫描，软组织窗；图10-36b～图10-37b的称CT平扫，骨窗。

扫描时向血管内注入高密度的对比剂后，及时获得对比剂在血管内的影像，可将血管腔与周围软组织区别开，称增强扫描，不使用对比剂的称平扫。调节“窗宽”和“窗位”参数（相当于调节图像的对比度和亮度），分别获得图a列的软组织窗像和图b列的骨窗像。软组织窗内的骨密质和骨松质均白亮，连成一体难以区分；骨窗内的骨密质（影像学称骨皮质）呈白亮的高密度，骨松质内的骨小梁排列方向（影像学上称骨纹理）可清晰显示。

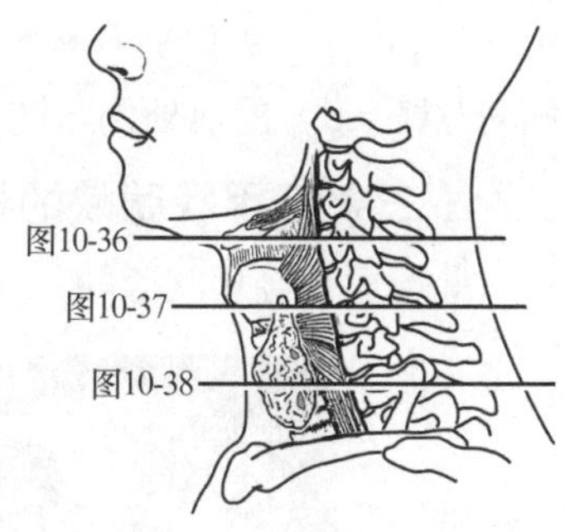

图10-35　颈部横断层面位置

（一）经舌骨的横断层面

此层面前经舌骨，后方约在第四颈椎体上部（图10-36）。

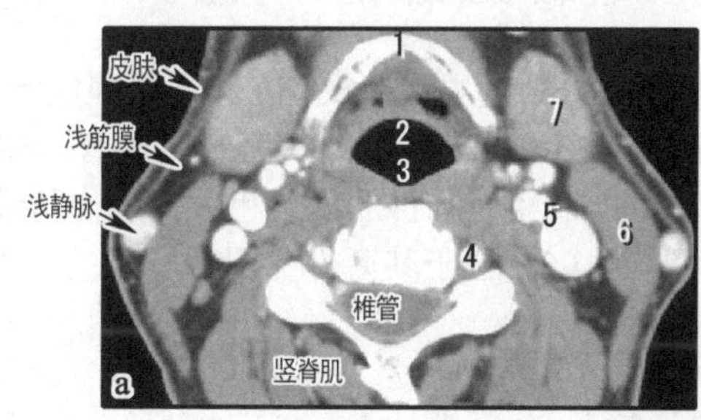

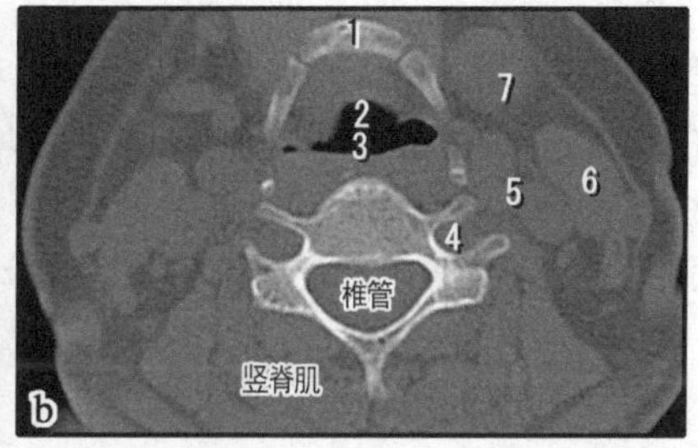

图10-36　经舌骨的横断层面（CT）

1. 舌骨；2. 喉口；3. 喉咽；4. 椎动脉（a）和横突孔（b）；5. 颈动脉鞘；6. 胸锁乳突肌；7. 下颌下腺

典型的舌骨切面（1）呈“C”形，后方的喉口（2）与喉咽腔（3）相连，两侧的皮下有下颌下腺（7）。颈椎体侧方的横突孔内有椎动脉（4），后方的椎管宽大。喉和咽侧方的颈动脉鞘（5）内可见有对比剂充盈的大血管，外侧有胸锁乳突肌（6）覆盖。颈椎横突之后属项区（颈后区），脊柱后的最大肌是竖脊肌（图10-36）。

（二）经声门裂的横断层面

此层面前经甲状软骨的中下部，后方约在第六颈椎体上部（图10-37）。

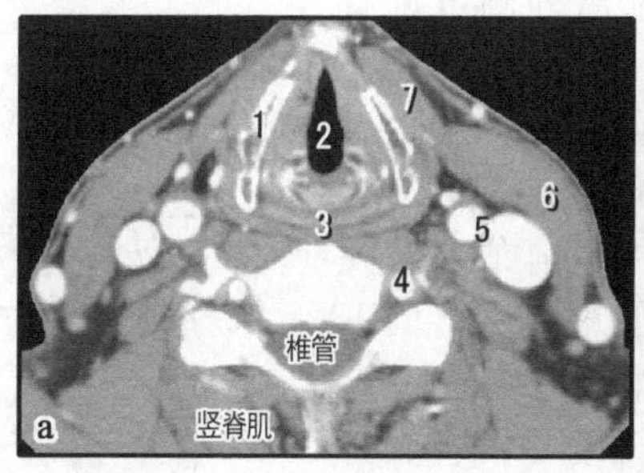

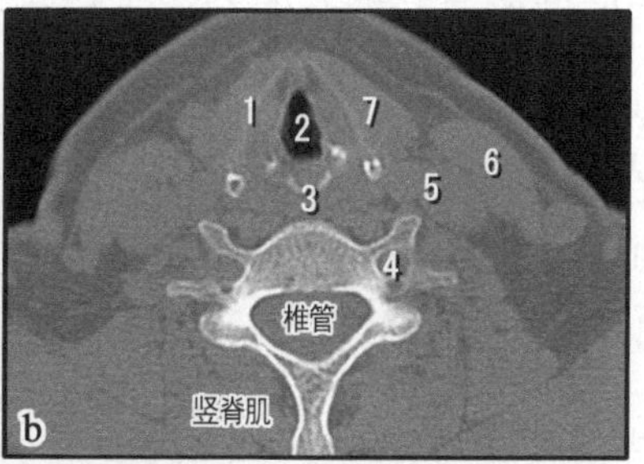

图10-37　经声门裂的横断层面（CT）

1. 甲状软骨；2. 声门裂；3. 喉咽；4. 椎动脉；5. 颈动脉鞘；6. 胸锁乳突肌；7. 舌骨下肌群

典型的甲状软骨切面（1）呈“V”形，其外有舌骨下肌（7），其内的声门裂（2）为喉腔最狭窄处。喉的软骨可随年龄增大出现钙化，在CT像内显示出高密度轮廓（图a）。喉咽（3）位于声门裂与颈椎体之间，咽腔仅为一横裂。胸锁乳突肌（6）前移，覆盖在颈动脉鞘（5）的前外侧（图10-37）。

（三）经甲状腺峡的横断层面

此层面前经甲状腺峡，后经第一胸椎体中部（图10-38）。

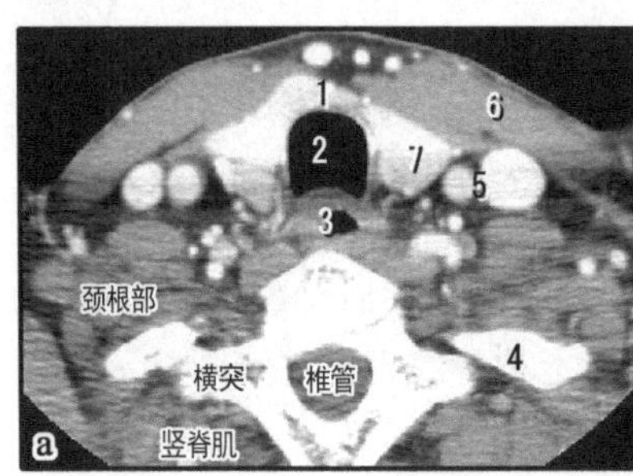

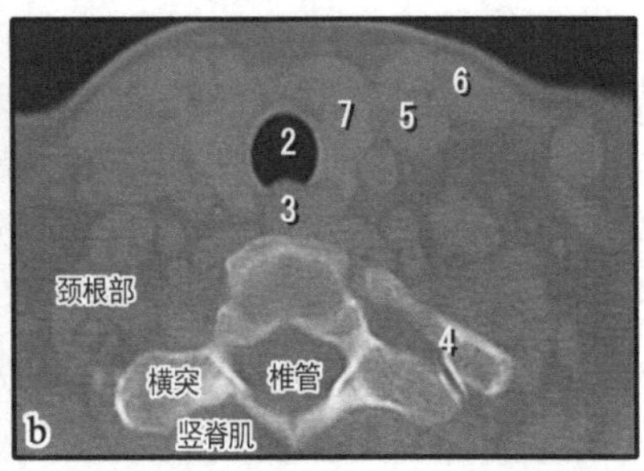

图10-38　经上纵隔的横断层面（CT，纵隔窗）

1. 甲状腺峡；2. 气管；3. 食管；4. 第一肋；5. 颈动脉鞘；6. 胸锁乳突肌；7. 甲状腺侧叶

典型的气管切面（2）呈“U”形，其前方和两侧分别为甲状腺峡（1）和甲状腺侧叶（7）。甲状腺的血流丰富，故几乎与血管同时被增强，显示出白亮的高密度影。气管后壁紧邻食管（3），部分人的食管腔可有少量气体（图a）。第一胸椎的横突粗大，第一肋骨（4）出现。胸锁乳突肌（6）已移位到颈前，颈动脉鞘（5）位于其后方（图10-38）。

三、胸部的断层影像解剖

选取经主动脉弓、支气管杈、左右房室口和腔静脉孔的横断层面，了解胸部的主要器官在CT图像内的形态，各层面位置见图10-39所示。

图10-40和图10-42的扫描参数称CT增强扫描、纵隔窗，此像的肺野为低密度影，纵隔内的心血管系统管腔密度增高，易于分辨。图10-41的扫描参数称CT平扫、肺窗，此像的肺野内肺纹理清晰，但纵隔结构不易分辨。

（一）经上纵隔的横断层面

层面a经主动脉弓，层面b经支气管杈（图10-39）。

胸廓前有胸骨，后有胸椎，两者之间为纵隔所在。两侧的肋骨和肋间肌与纵隔之间为肺野，背部后外侧可见肩胛骨。

主动脉弓（a1）呈右前至左后的斜位，向下分为胸骨后的升主动脉（b2）和脊柱左前的胸主动脉（b3）。上腔静脉（4）位于升主动脉的右侧，肺动脉（b5）位于升主动脉的左侧并分为左、右两支入肺门。气管（a6）位于血管的后方，向下分为左主支气管（b7）和右主支气管（b8），伴同名静脉入肺。食管（9）先后紧贴气管和左主支气管的后方下行。两侧肺野清晰，肺血管和支气管经肺门入肺（图10-40）。

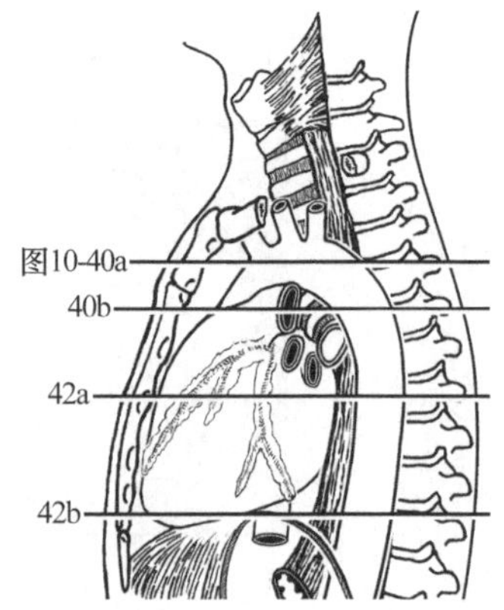

图10-39　胸部横断层面位置

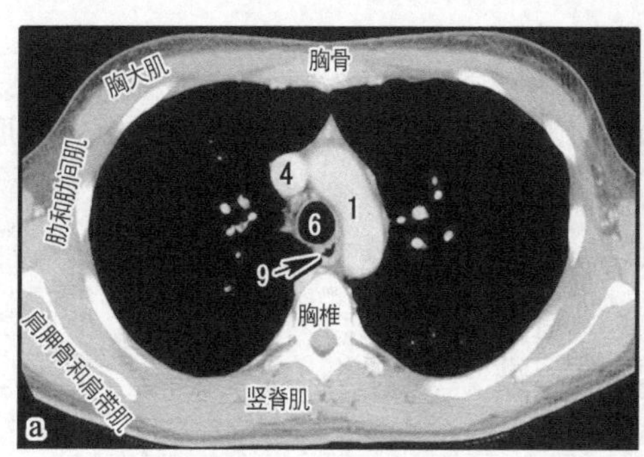

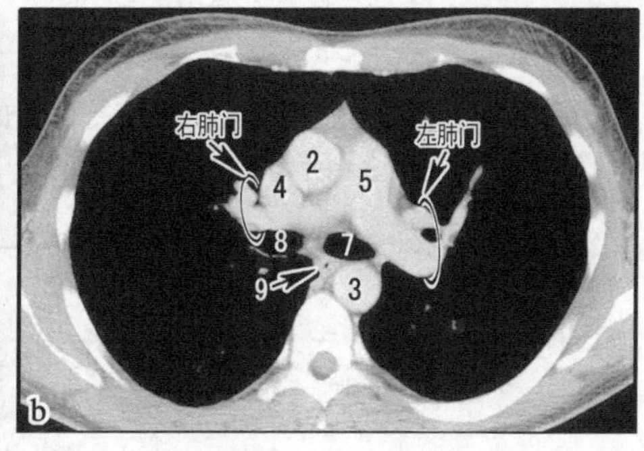

图 10-40　经上纵隔的横断层面（CT，纵隔窗）

1. 主动脉弓；2. 升主动脉；3. 胸主动脉；4. 上腔静脉；5. 肺动脉；6. 气管；7. 左主支气管；8. 右主支气管；9. 食管

肺窗扫描的肺野内放射状高密度影统称肺纹理，近纵隔侧的的圆点状高密度影主要为肺动脉横断面，圆圈状高密度影为肺段支气管的断面（图 10-41a）；近肺门处的较粗大，分别为肺叶支气管和血管（图 10-41b）。纵隔内除气管（6）和主支气管（7，8）的含气腔为低密度之外，其余不易分辨（图 10-41）。

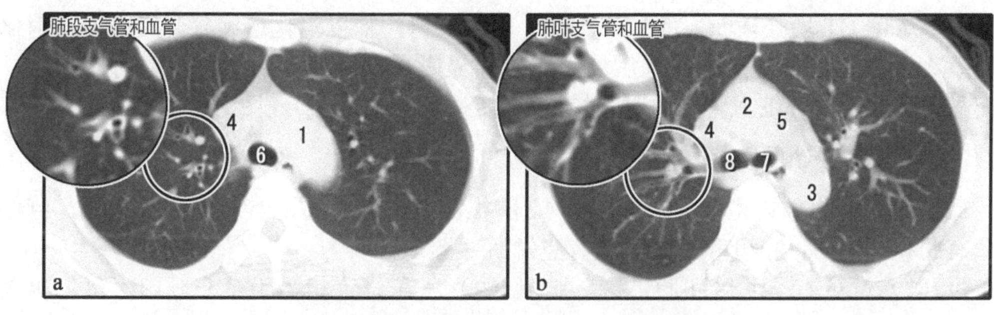

图 10-41　经上纵隔的横断层面（CT，肺窗）

1. 主动脉弓；2. 升主动脉；3. 胸主动脉；4. 上腔静脉；5. 肺动脉；6. 气管；7. 左主支气管；8. 右主支气管

（二）经下纵隔的横断层面

层面 a 经房室口，又称四腔心层面；层面 b 经腔静脉孔（图 10-39）。

心占据下纵隔的前大部。右心房（1a）上连上腔静脉（图 10-41），下连下腔静脉（b5），向左前经右房室口通右心室（2）；左心房（a3）向左前经左房室口通左心室（4）。胸主动脉（6）自上纵隔下延，其位置不变。食管（7）紧贴左心房（a3）后壁下行，当右肺野内出现肝右叶（8）时，食管移位到胸主动脉前方（图 10-42）。

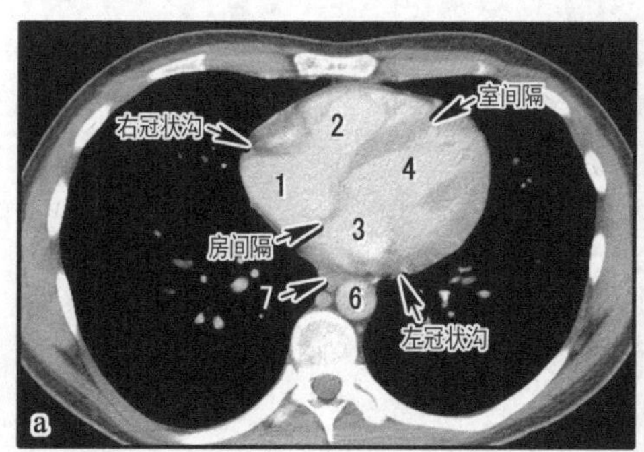

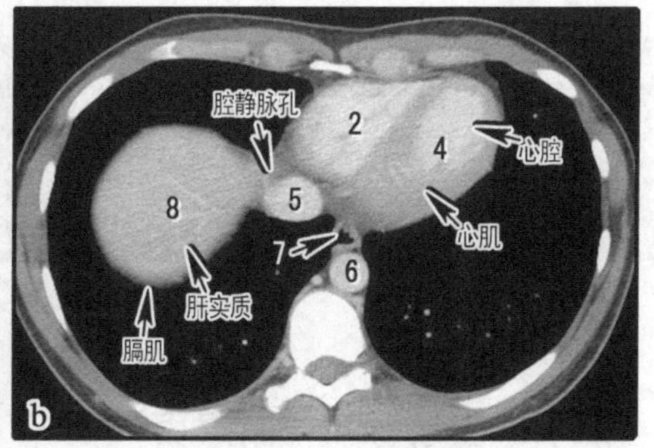

图 10-42　经下纵隔的横断层面（CT，纵隔窗）

1. 右心房；2. 右心室；3. 左心房；4. 左心室；5. 下腔静脉；6. 胸主动脉；7. 食管；8. 肝右叶

四、腹部的断层影像解剖

选取经主动脉裂孔和主动脉杈的横断层面，了解腹部的主要器官在CT图像内的形态，各层面位置见图10-43a所示。

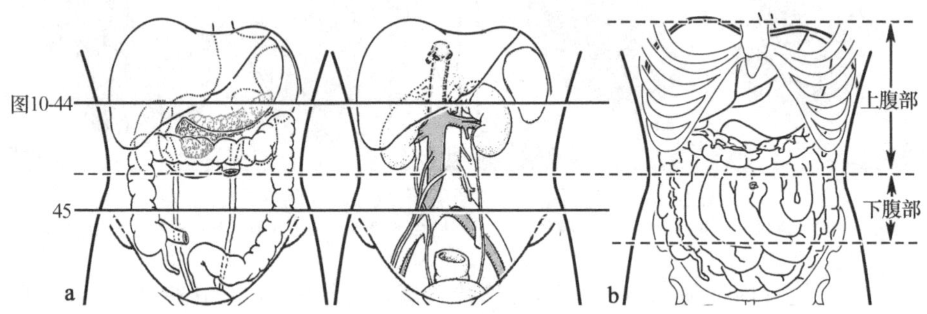

图10-43　腹部横断层面位置（a）和腹部的影像学分区（b）

断层影像解剖的腹部范围与普通解剖学不同，其上界为膈的最高点，下界为第五腰椎下缘。以第三腰椎或十二指肠水平部为界，将其分为上腹部和下腹部（图10-43b）。

腹部选用CT增强横断层面扫描图像，软组织窗，辅以消化道钡餐。腹腔内的消化管活动度大，位置易变，口服钡剂后使消化管腔显影以便于鉴别；静脉注射对比剂后，待其充盈到各器官的毛细血管床内时扫描，可使各器官轮廓清晰（图10-44，图10-45）。

（一）经主动脉裂孔横断层面

此层面为上腹部典型层面，约在第12胸椎高度，腹腔前壁有腹前外侧肌群，侧壁和后壁有肋和肋间肌，椎骨和肋骨后方有竖脊肌（图10-44）。

肝（1）位于右季肋区和腹上区，胆囊（2）所在位置相当于第一肝门，可见粗大的肝门静脉（10）。胰体（3）前邻肝左叶、胃（6）和肠管（7），后邻腹腔大血管和左肾（5）。脾（4）位于左季肋区，内侧面邻胰尾和左肾。椎体的前方有腹主动脉（8），右前方有下腔静脉（9），椎体两侧与肾之间有腰大肌。

腹主动脉、下腔静脉和肝门静脉是上腹部的3大血管。腹主动脉两侧有左、右膈脚夹持，向前发出腹腔干（图10-44）。

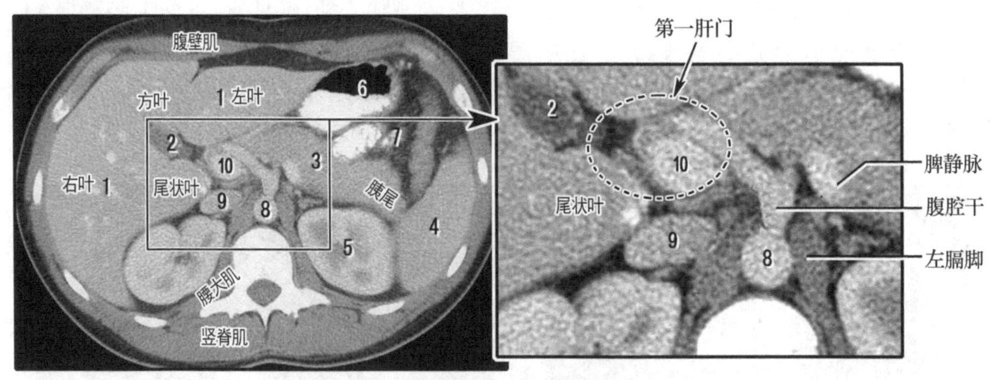

图10-44　经主动脉裂孔横断层面（CT）

1. 肝；2. 胆囊；3. 胰；4、5. 左肾；6. 胃；7. 肠；8. 腹主动脉；9. 下腔静脉；10. 肝门静脉

（二）经主动脉杈横断层面

此层面为下腹部典型层面，约在第四腰椎下缘高度。腹壁全部由腹肌围成，腰椎两

侧的腰大肌（6）和后方的竖脊肌显著增大（图 10-45）。

腹主动脉分为左、右髂总动脉（1），分叉处称主动脉杈。下腔静脉（2）位置不变，向下即将分为左、右髂总静脉。右腹壁的内侧主要是升结肠（3），左腹壁的内侧有降结肠（4），其余为空回肠（5）和肠系膜等（图 10-45）。

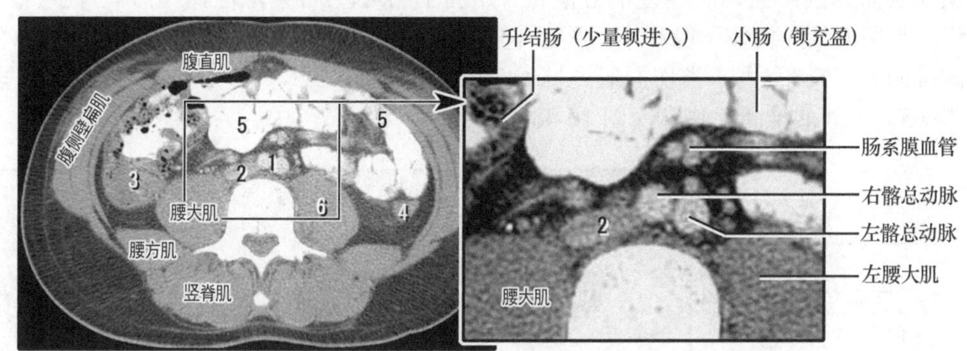

图 10-45　经主动脉杈横断层面（CT）

1. 髋总动脉；2. 下腔静脉；3. 升结肠；4. 降结肠；5. 空回肠；6. 腰大肌

五、盆部的断层影像解剖

选取经精囊腺和前列腺的横断层面，了解盆部的主要器官在 CT 图像（软组织窗）内的形态，各层面位置见图 10-46 所示。

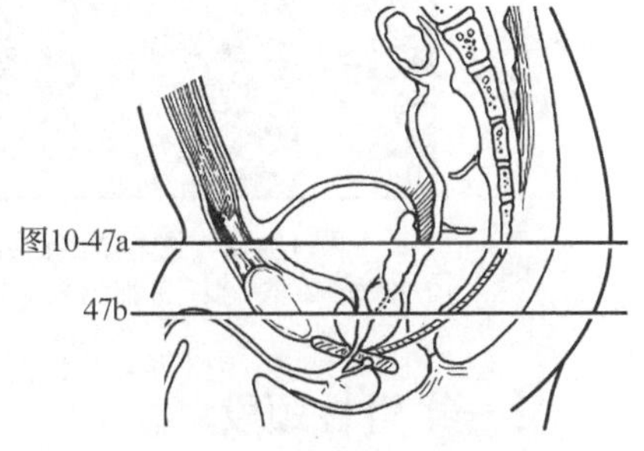

图 10-46　盆部的横断层面位置

图 10-47a 经耻骨联合之上。充盈的膀胱（1）可达腹直肌之后，直肠（3）位于骶骨之前，精囊腺（2）夹在两者之间。直肠侧方的黑色低密度区称骨盆直肠隙（5），内有丰富的脂肪组织和血管神经等。

图 10-47b 经耻骨联合上份。前列腺（4）紧接膀胱下，其前方有耻骨联合，后方紧邻直肠（3）末端。前列腺侧方的盆壁肌（7）较大，称闭孔内肌。此切面内直肠侧方的黑色低密度区称坐骨肛门窝（6），由丰富的脂肪组织充填，此窝在会阴部而非盆腔内结构。

耻骨、坐骨和骶尾骨属骨盆，股骨头和周围肌群属下肢（图 10-47）。

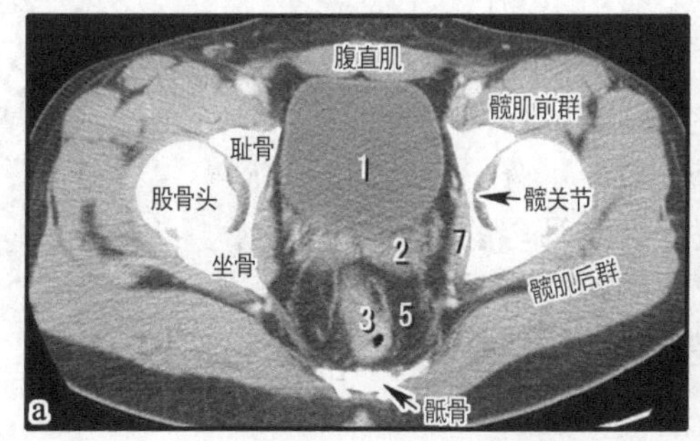

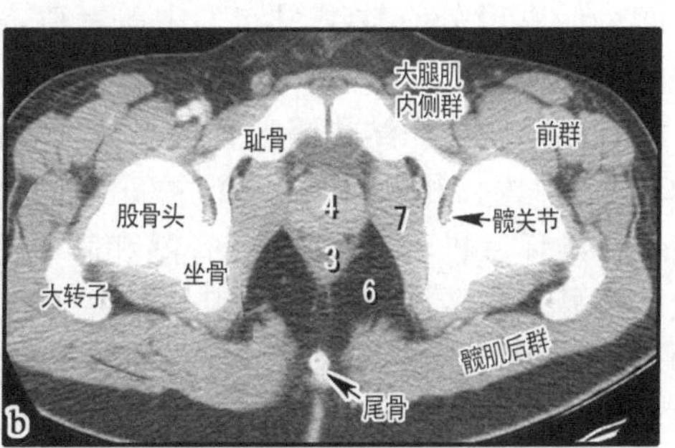

图 10-47　经精囊腺（a）和前列腺（b）的横断层面

1. 膀胱；2. 精囊腺；3. 直肠；4. 前列腺；5. 骨盆直肠间隙；6. 坐骨肛门窝；7. 盆壁肌（闭孔内肌）

六、脊柱的断层影像解剖

脊柱整体上细下粗，并有颈、胸、腰和骶4处生理性弯曲；椎骨属不规则骨，在不同节段又各具特点；一块典型的椎骨在不同层面内，也显示不同形态。以图10-48内的腰椎横断层面为例：当切面经过椎弓根时（切面1，a-1，b-1），椎体（1）与椎弓根（2）相连；当切面经过椎体下缘和椎间孔上半时（切面2，a-2，b-2），椎体与椎弓板（3）之间的椎间孔（7）宽大；当切面经过椎间盘时（切面3，a-3，b-3），椎间盘（6）与椎间关节（5）之间的椎间孔狭窄（图10-48）。

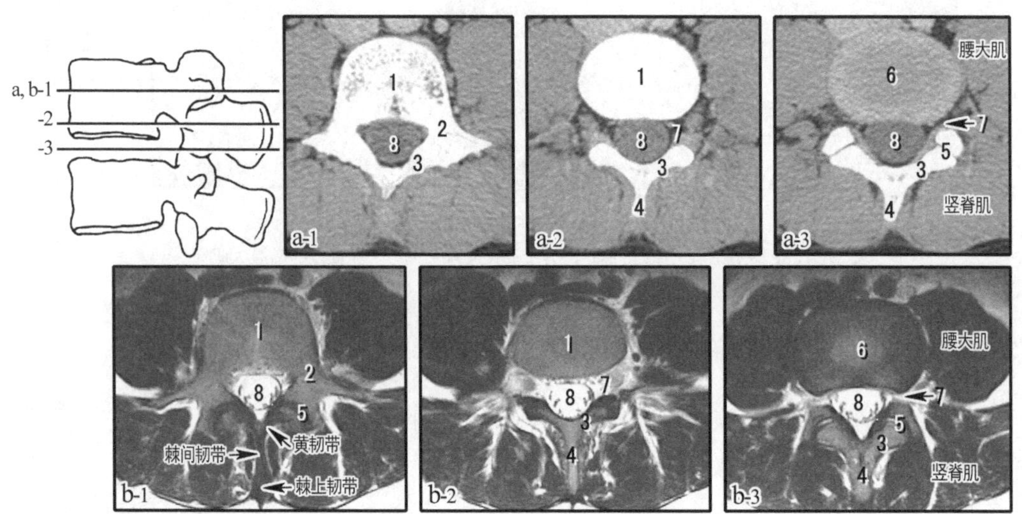

图10-48　腰椎横断层面扫描（a：CT，软组织窗；b：MRI T2WI）

1. 椎体；2. 椎弓根；3. 椎 弓板；4. 棘突；5. 椎间关节；6. 椎间盘；7. 椎间孔；8. 椎孔（椎管）

（一）脊柱颈段

图10-49为脊柱颈段正中矢状层面（CT，骨窗）。颈曲微凸向前，整体弧度自然。寰、枢椎切面特殊，其余椎体(1)均呈方形，边缘皮质线连续光滑，椎间隙(2)较薄。椎管(3)前、后壁连线流畅、管腔粗细正常。棘突（4）虽大小不等，但皮质线完整，相邻棘突间都有间隙。除含气的咽、喉和气管腔为低密度外，软组织均为中等密度，各结构不易区分（图10-49）。

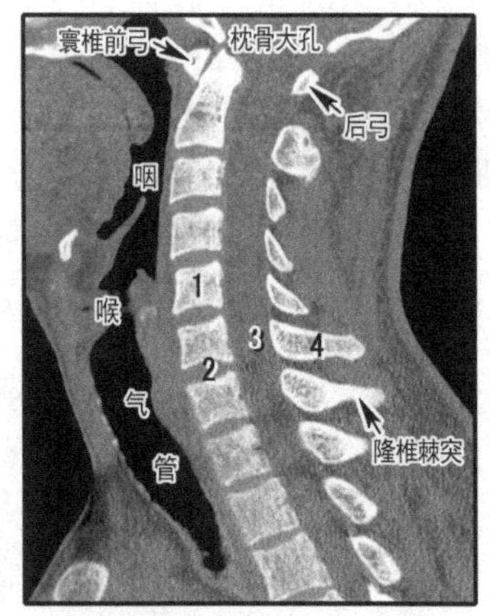

图10-49　颈椎正中矢状层面（CT，骨窗）

1. 椎体；2. 椎间隙；3. 椎管；4. 棘管

MRI显示软组织结构清晰且信息量大。在T2加权像(图10-50a～c）内，相邻椎体（1）之间的椎间盘（2）可分出髓核和纤维环，椎管（3）内有脊髓和脑脊液，组成马尾的根丝均可显示（图10-48b）。相邻棘突（4）间的棘间韧带（5）、前方的黄韧带（6）、后方的棘上韧带（7）均清晰可辨（图10-48b，图10-50）。

图10-50a为脊柱颈段正中矢状层面（MRI T2WI）。椎管（3）向上连颅腔，棘上韧带在颈部延展为项韧带（8），其余同前。

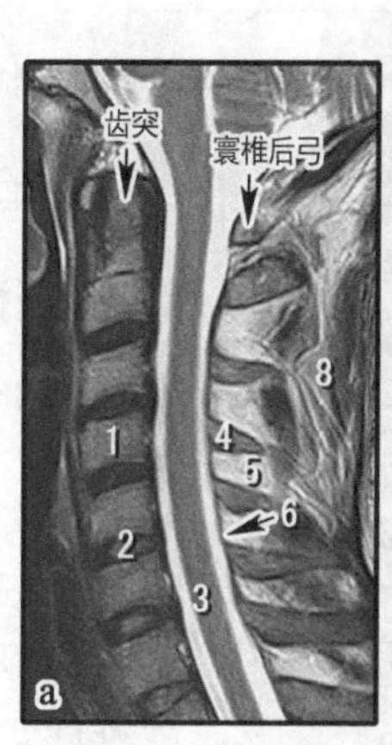

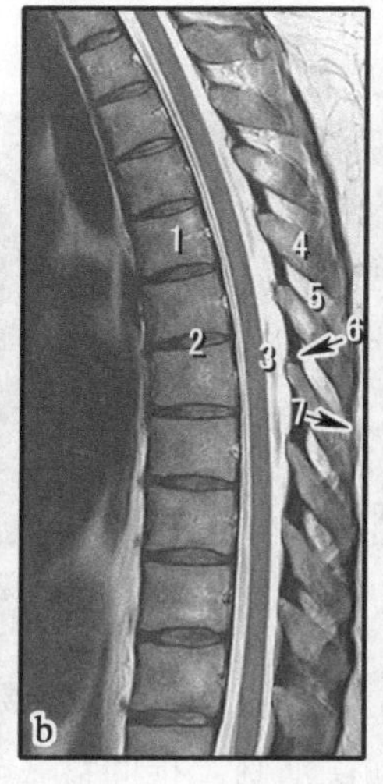

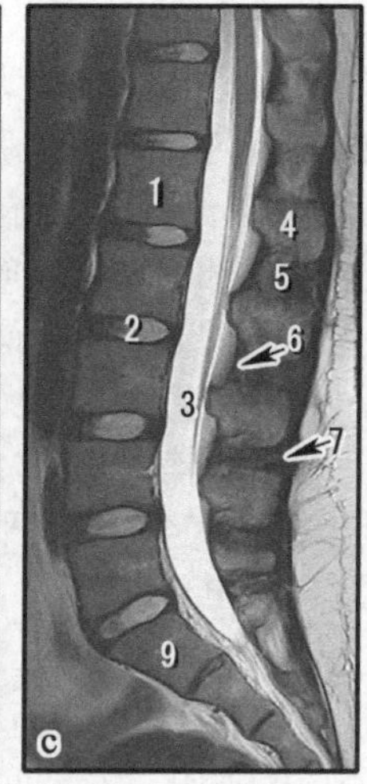

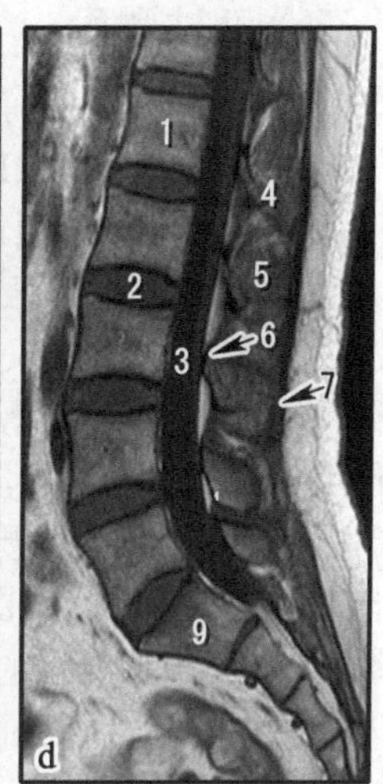

图 10-50　脊柱正中矢状层面（a ～ c：MRI T2WI；d：MRI T1WI）

1. 椎体；2. 椎间盘；3. 椎管；4. 棘突；5. 棘间韧带；6. 黄韧带；7. 棘上韧带；8. 项韧带；9. 第 1 骶椎

图 10-51 为经中位颈椎的横断层面（CT，骨窗）。颈椎体（1）扁椭圆形，两侧的横突（2）根部有横突孔，椎弓板（3）后端在中线处连棘突（4），前端连椎间关节（5）。椎间盘（6）与椎体钩常同时出现（图 10-51）。

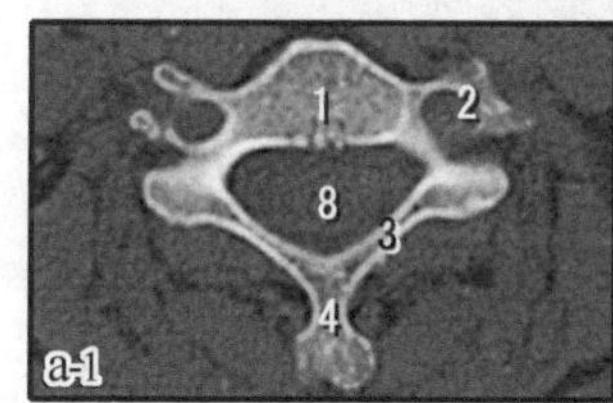

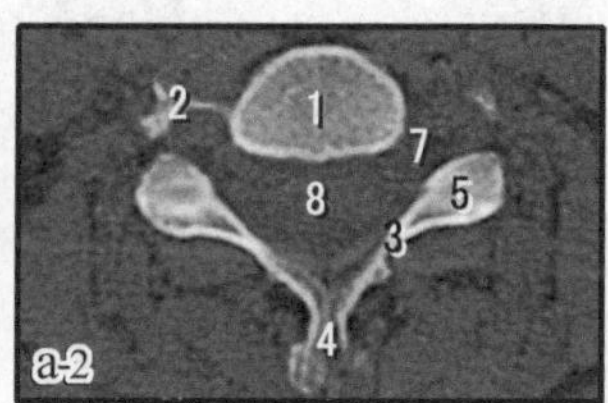

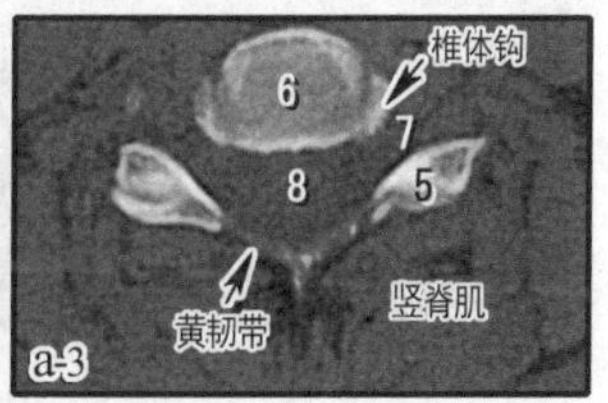

图 10-51　颈椎横断层面扫描（CT，骨窗）

1. 椎体；2. 横突和横突孔；3. 椎弓板；4. 棘突；5. 椎间关节；6. 椎间盘；7. 椎间孔；8. 椎孔（椎管）

（二）脊柱胸段

图 10-50b 为脊柱胸段正中矢状层面（MRI T2WI）。脊柱胸曲凸向后，椎体（1）较颈椎体显著增大但椎间盘（2）最薄，椎管（3）和脊髓较颈部细，棘突（4）细长、斜行排列。棘间韧带（5）、黄韧带（6）和棘上韧带（7）清晰（图 10-50b）。

图 10-52 为经中位胸椎的横断层面（CT，骨窗）。胸椎体（1）呈心形，横突（2）粗大。棘突（4）因斜行，在切面内不完整。椎间关节（5）间隙因近乎冠状位，故显示清晰。当椎体表面骨皮质线模糊时，为胸椎间盘（6）所在部位。肋骨后端（8）位于椎体两侧、横突的前方，肋椎关节出现（图 10-52）。

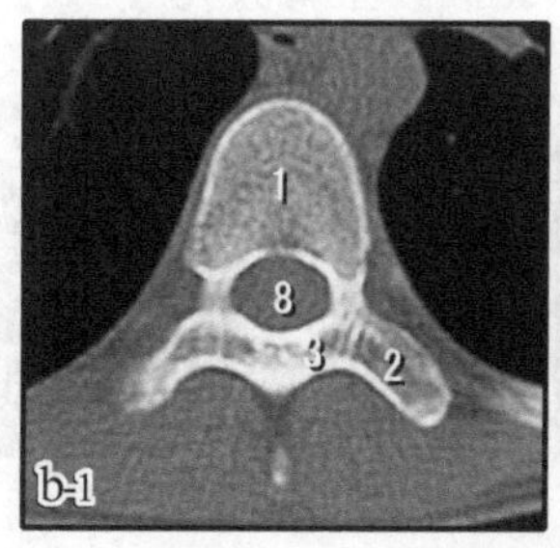

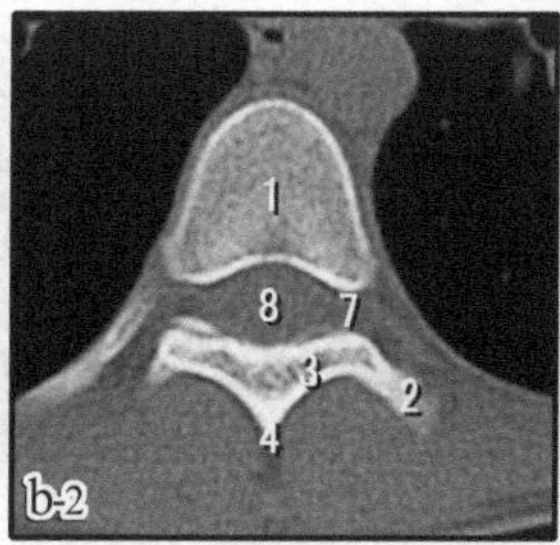

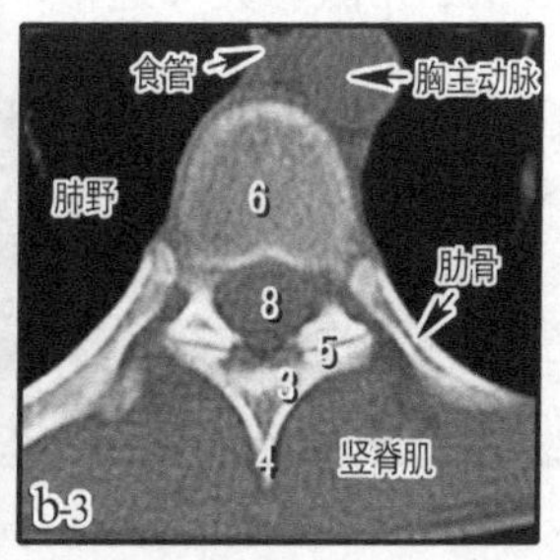

图 10-52　胸椎横断层面扫描（CT，骨窗）

1. 椎体；2. 横突；3. 椎弓板；4. 棘突；5. 椎间关节；6. 椎间盘；7. 椎间孔；8. 椎孔（椎管）

（三）脊柱腰段

图 10-50c 和 50d 为脊柱腰段正中矢状层面（c：MRI T2WI；d：MRI T1WI）。脊柱腰曲凸向前，第 5 腰椎与第 1 骶椎前缘线连续流畅。腰椎体（1）最大、椎体后正中的椎体静脉孔最明显。椎间盘（2）最厚，在 T2 加权像内可见白亮（高信号）的髓核位置偏后。腰椎管（3）宽大，成人脊髓下端仅到第一腰椎下缘，向下仅有马尾和终丝（图 10-48b，图 10-53）。腰椎棘突（4）宽大平行，各韧带清晰（图 10-50c，图 10-50d）。

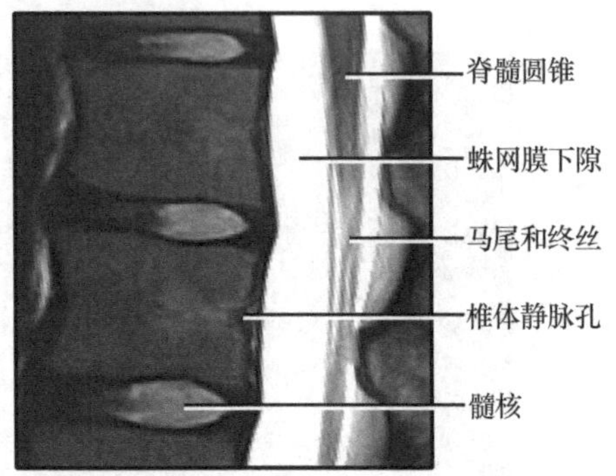

图 10-53 腰椎管内容（MRI T2WI）

图 10-54 为中位腰椎的横断层面（CT，骨窗）。腰椎体（1）呈宽大类圆形，横突（2）细而尖，其根部有副突。椎间关节（5）强壮、关节间隙清晰。椎间盘（6）最厚，故椎间盘所在之处颜色灰黑（低密度），椎体周骨皮质的白亮（高密度）线状影消失（图 10-54）。腰椎横断层面的 CT 软组织窗和 MRI T2WI 影像见图 10-48。

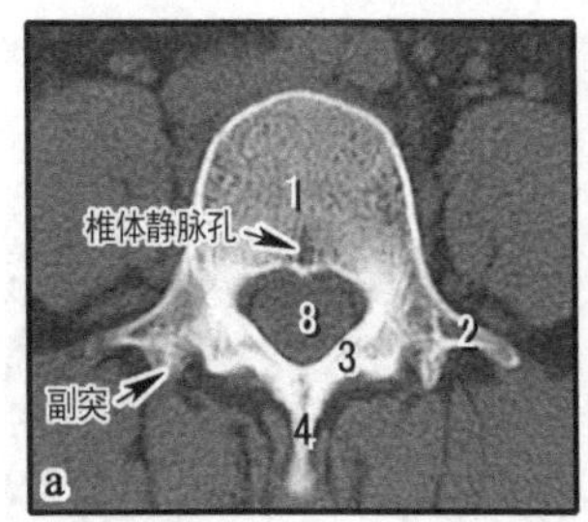

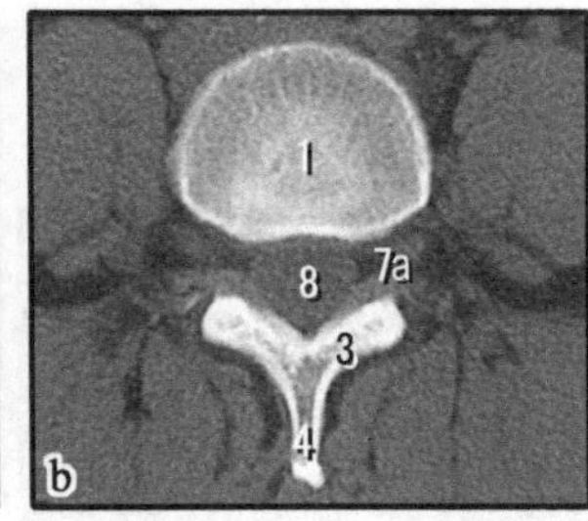

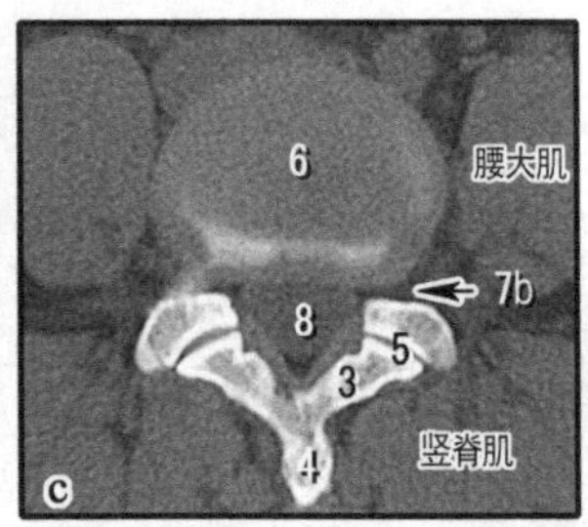

图 10-54 腰椎横断层面扫描（CT，骨窗）

1. 椎体；2. 横突；3. 椎弓板；4. 棘突；5. 椎间关节；6. 椎间盘；7a. 椎间孔上半；7b. 椎间孔下半；8. 椎管

（四）骶骨

图 10-50c，d 内自第 1 骶椎（9）向下有骶曲，骶椎间有软骨连结残余，正常在 30 岁以后开始骨化融合。

图 10-56 为骶骨的横断层面（CT，骨窗），各层面位置见图 10-55 所示。

图 10-56a 经骶髂关节上端。第 1 骶椎体（1）宽大，骶管（2）较粗，骶前孔（3）和骶后孔（4）的外侧为骶骨侧部（5）。骶髂关节（6）较小。

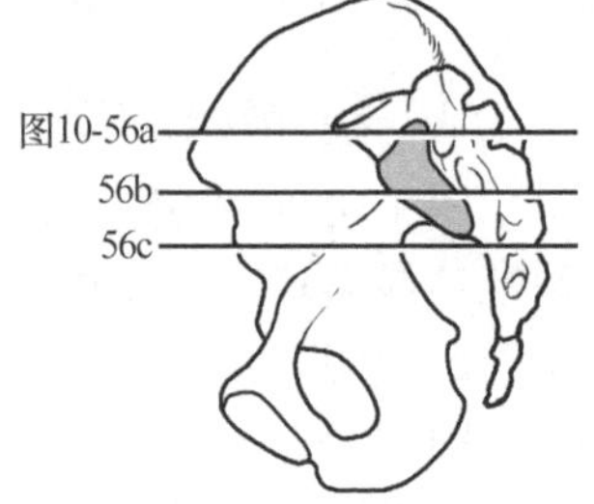

图 10-55 骶骨的横断层面位置

图 10-56b 经骶髂关节中部，骶髂关节（6）最宽，骶管（2）呈横裂隙状。

图 10-56c 经骶髂关节之下，侧部（5）与髂骨翼（7）之间为坐骨大孔（8）。

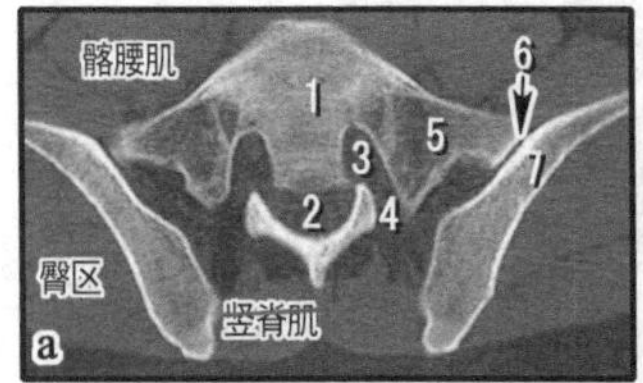

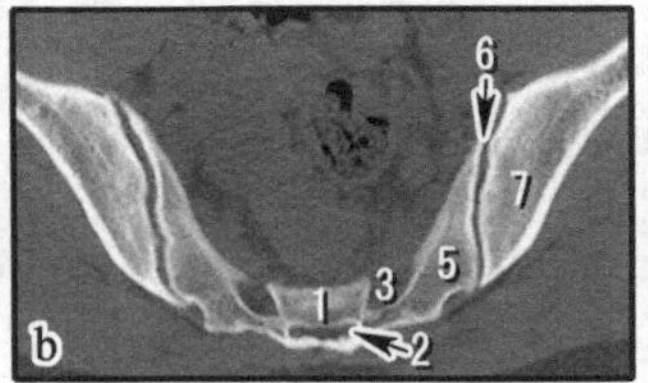

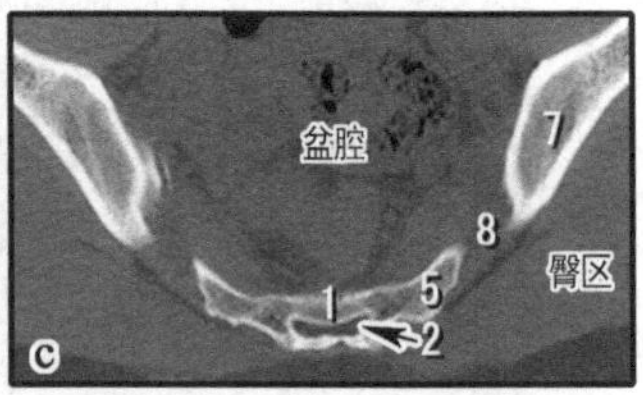

图 10-56 骶骨横断层面扫描（CT，骨窗）

1. 骶椎体；2. 骶管；3. 骶前孔；4. 骶后孔；5. 骶骨侧部；6. 骶部关节；7. 髂骨翼；8. 坐骨大孔

七、四肢关节的断层影像解剖

重点观察肩、肘、腕、髋、膝和踝6大关节。影像学规定冠状层面的观察方向是看前面，即标准解剖姿势下从前向后看。矢状层面和横断层面的观察方向同前。

（一）肩关节

图10-57为经关节盂中心点（a）以及稍后方（b）的冠状层面。肱骨头（1）与关节盂（4）构成肩关节，MRI内可见关节软骨，CT内见关节间隙。冈上肌横越肩关节上方，止于肱骨大结节（2），肩锁关节（6）位于其上方。三角肌遮盖肩部浅面。

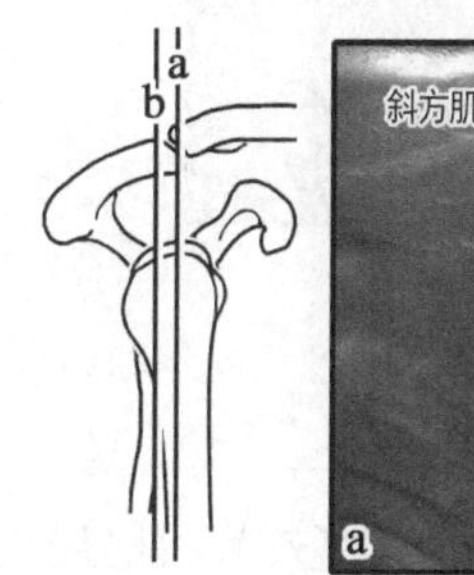

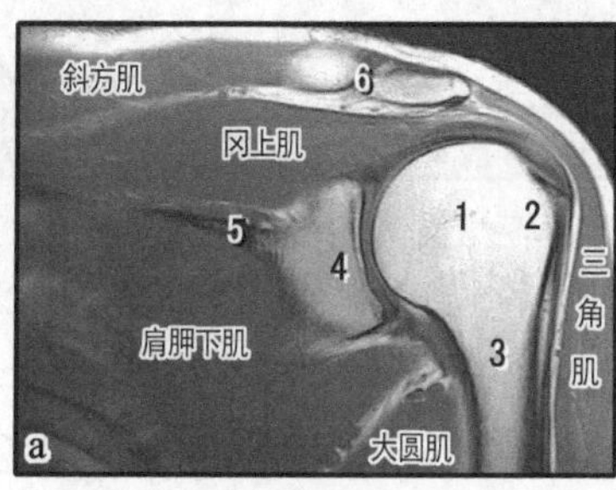

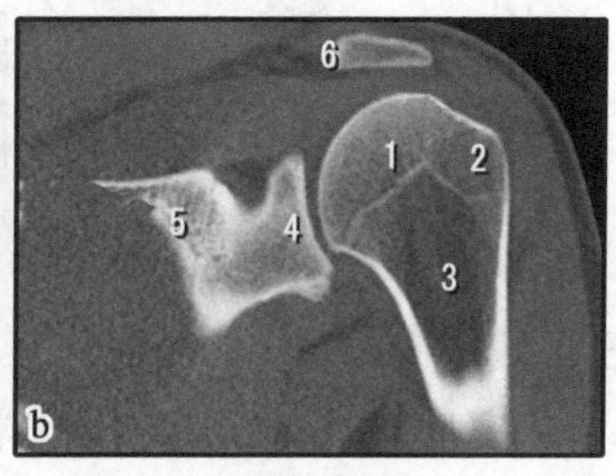

图10-57　肩部冠状层面扫描（a：MRI T1WI；b：CT，骨窗）
1. 肱骨头；2. 大结节；3. 外科颈；4. 关节盂；5. 肩胛骨；6. 肩锁关节

图10-58为经关节盂中心点（a）以及稍下方（b）的横断层面。肱骨头（1）、关节盂（4）、关节软骨和关节间隙同前。肱骨大结节（2）的前方有小结节（3）。三角肌从前、外、后三面包绕肩部，肩胛骨（5）的前后分别有肩胛下肌和冈下肌。

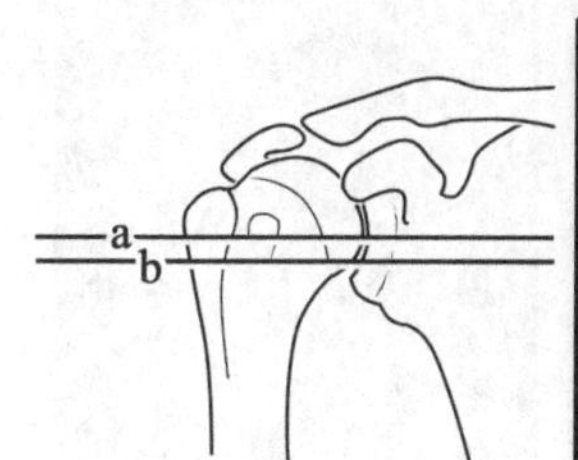

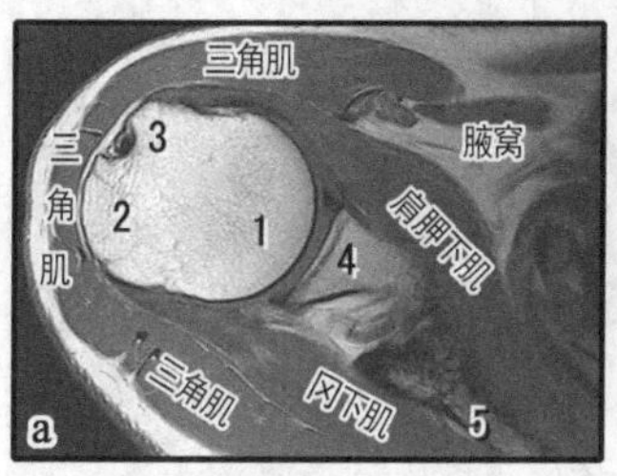

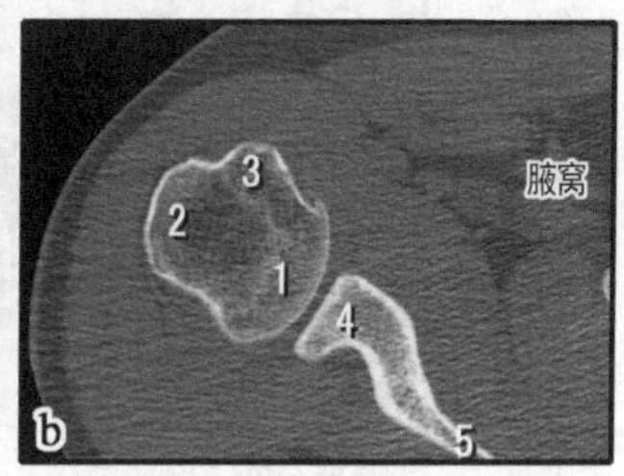

图10-58　肩部横断层面扫描（a：MRI T1WI；b：CT，骨窗）
1. 肱骨头；2. 大结节；3. 小结节；4. 关节盂；5. 肩胛骨

（二）肘关节

图10-59为经肱骨滑车长轴（a）和桡骨头（b）的横断层面。肱骨滑车（1）与尺骨鹰嘴（3）构成肱尺关节，尺骨（4）桡切迹与桡骨头（5）构成桡尺近侧关节。肘关节前为肘窝所在，可见肱血管神经束（肱动脉和正中神经）的断面。

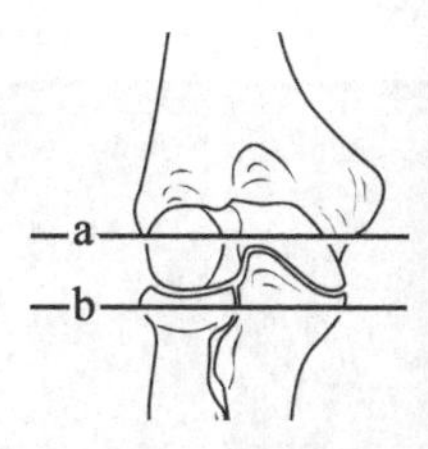

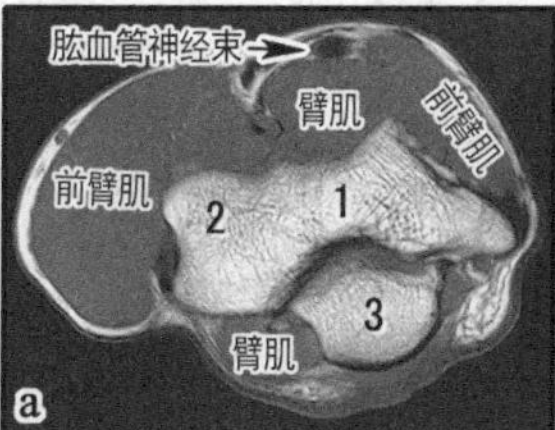

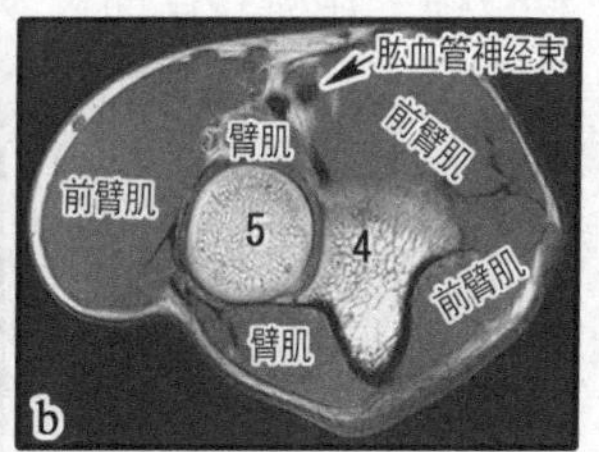

图10-59　肘部横断层面扫描（MRI T1WI）
1. 肱骨滑车；2. 肱骨小头；3. 尺骨鹰嘴；4. 尺骨上端；5. 桡骨头

图 10-60 为经冠突（a）和桡尺近侧关节（b）的矢状层面，肱尺关节、肱桡关节和桡尺近侧关节均可见。肱骨滑车（1）和肱骨小头（2）上方的骨质较薄，是肱骨下段骨折好发部位；此处充填的脂肪组织，即肘前脂肪垫和肘后脂肪垫（图 8-28）。

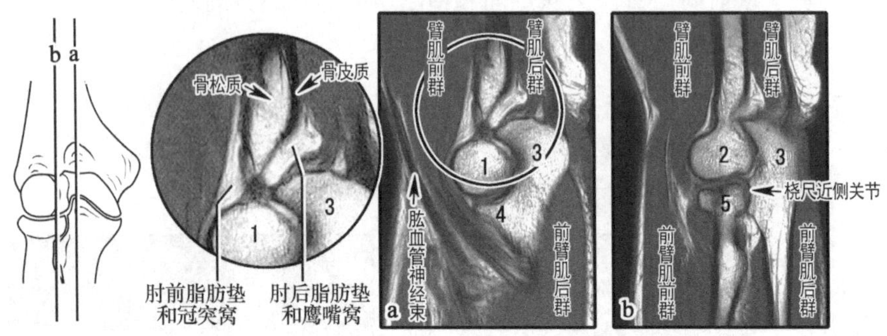

图 10-60　肘部矢状层面扫描（MRI T1WI）

1. 肱骨滑车；2. 肱骨小头；3. 鹰嘴；4. 冠突；5. 桡骨头

（三）腕关节

图 10-61 为腕部的冠状层面，临床常用的“广义”腕关节包括桡腕关节、桡尺远侧关节、腕骨间关节和腕掌关节（拇指腕掌关节除外）。

图 a 经腕管，桡侧的手舟骨（1）和大多角骨（5）与尺侧的豌豆骨（4）和钩骨（8）之间为腕管所在，腕管内肌腱在 MRI 内为黑色低信号的纵行带状影。

图 b 和 c 分别经桡尺远侧关节及其稍后，各腕骨和腕关节显示完整。大多角骨（5）与第一掌骨底（9）构成拇指腕掌关节（图 10-61）。

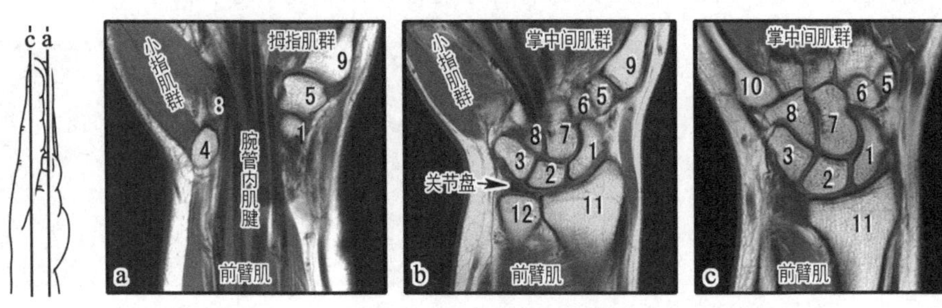

图 10-61　腕部冠状层面扫描（MRI T1WI）

1. 手舟骨；2. 月骨；3. 三角骨；4. 豌豆骨；5. 大多角骨；6. 小多角骨；7. 头状骨；8. 钩骨；9. 第一掌骨底；10. 第五掌骨底；11. 桡骨下端；12. 尺骨下端

（四）髋关节

图 10-62 的髋关节连续层面位置见图 10-63a 所示。CT 骨窗扫描可精细显示骨皮质的连续性、骨松质内骨小梁的排列方式和分布密度，可早期发现股骨头内的小病变。

髋关节间隙中部稍宽处为髋臼窝（1），股骨头（2）外侧连股骨颈（3）。大转子（4）的尖端高于股骨颈，在横断层面内，先于股骨颈出现（图 10-62）。

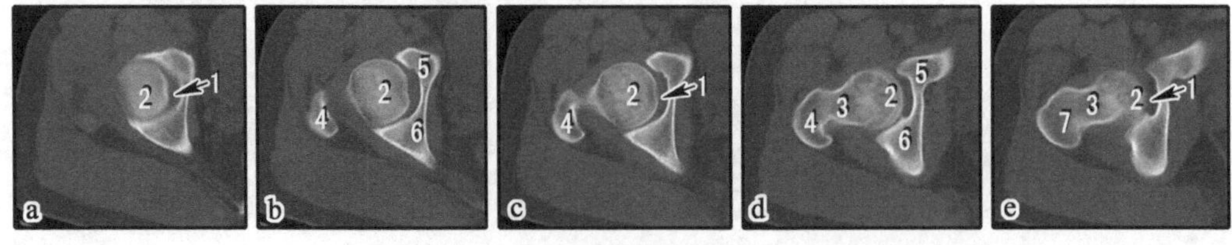

图 10-62　髋关节横断层面扫描（CT，骨窗）

1. 髋臼窝；2. 股骨头；3. 股骨颈；4. 大转子；5. 耻骨体；6. 坐骨体；7. 股骨体

图 10-63b 是经股骨头中心的横断层面（MRI T1WI），扫描位置与图 10-62b 一致。MRI 可清晰显示关节囊、韧带、肌、较大血管神经和结缔组织等软组织结构。

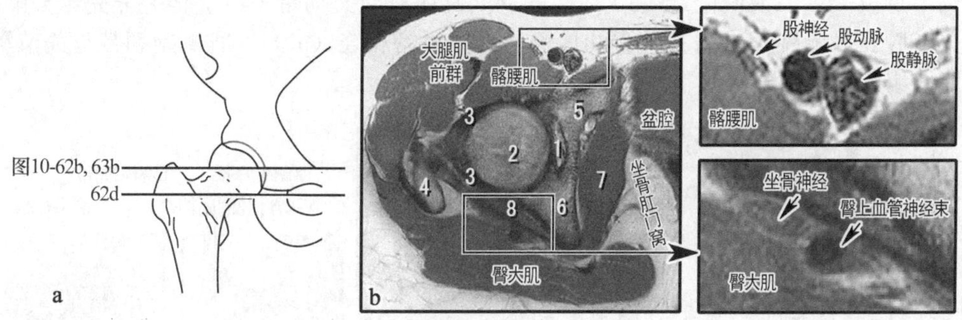

图 10-63　髋部横断层面扫描（MRI T1WI）

1. 髋臼窝；2. 股骨头；3. 关节囊和韧带；4. 大转子；5. 耻骨体；6. 坐骨体；7. 闭孔内肌；8. 闭孔内肌腱

髋臼窝（1）内有股骨头韧带，并有脂肪组织充填。股骨头（2）外侧半前后的黑色低信号区为髋关节囊和韧带（3），关节囊前邻髂腰肌，肌前内侧有大腿前血管神经束，包括股动静脉和股神经；关节囊后有闭孔内肌腱（8），与浅层的臀大肌之间有坐骨神经和臀上血管神经束（图 10-63）。

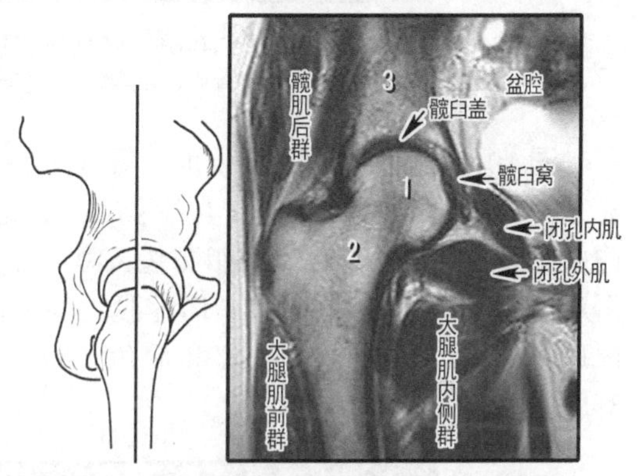

图 10-64　髋部冠状层面扫描（MRI T1WI）

1. 股骨头；2. 股骨颈；3. 髂骨体

图 10-64 为经股骨头中心的冠状层面。髋关节的上部为股骨头（1）与髂骨体（3）构成，此处髋臼骨皮质最厚，在 X 线片上称髋臼盖（图 10-23）；髋臼内侧壁为骨质菲薄的髋臼窝，内有股骨头韧带和脂肪垫；髋臼下壁缺如处即髋臼切迹所在，下方有闭孔内、外肌。股骨体内侧主要有大腿肌内侧群，外侧有大腿肌前群；大转子上方有髋肌后群（图 10-64）。

（五）膝关节

图 10-65 为膝部的横断层面。图 a 和图 b 经股骨下端，股骨内、外侧髁（1）膨大，前面与髌骨（3）构成髌股关节，后面的髁间窝内有交叉韧带（4）。图 c 经胫骨上端，临床称胫骨内、外侧髁（2）上部为“胫骨平台”，其前面有髌韧带（5），韧带与胫骨之间充填的脂肪组织称髌下脂肪垫，又称髌下脂体。膝关节后方即腘窝所在，内有腘血管神经束下行，浅面可见小腿后群肌（图 10-65）。

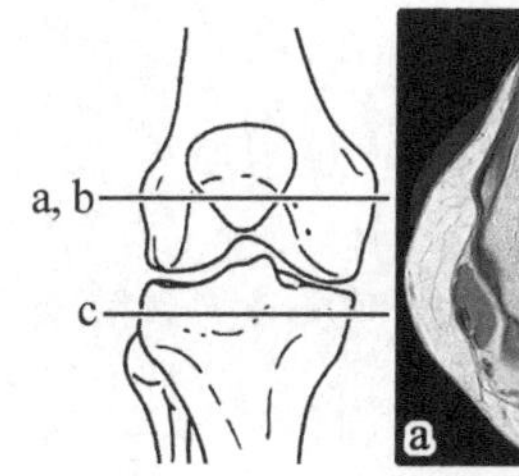

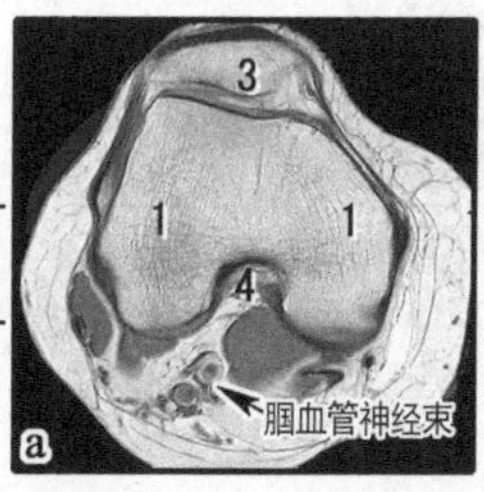

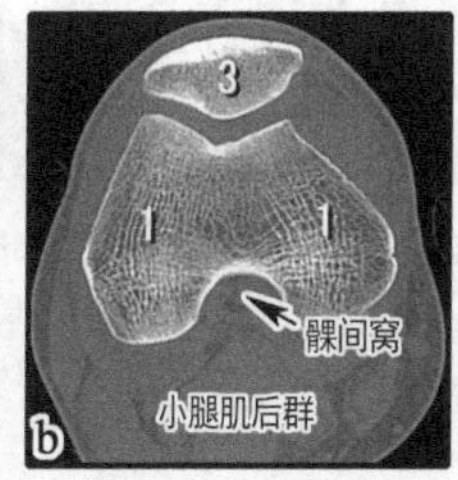

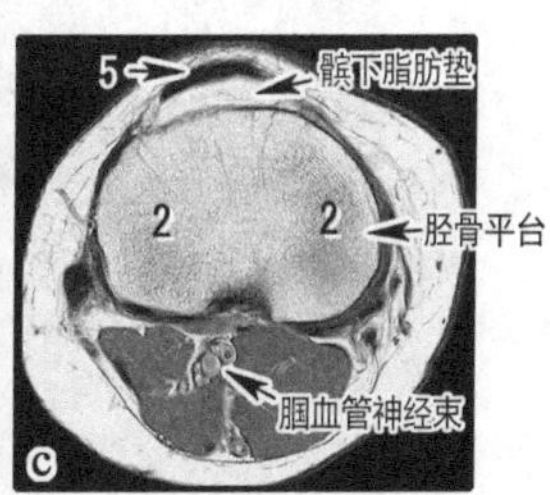

图 10-65　膝部横断层面扫描（a，c：MRI T1WI；b：CT 骨窗）

1. 股骨内、外侧髁；2. 胫骨内、外侧髁；3. 髌骨；4. 交叉韧带；5. 髌韧带

图 10-66 为膝部的冠状层面，图 a 经膝关节中部，图 b 经腓骨头。股骨内、外侧髁（1）与胫骨内、外侧髁（2）分别构成胫股内、外侧关节，关节腔内分别有内侧半月板（5）和外侧半月板（6）。髁间隆起（3）之上的髁间窝内有交叉韧带（4），但并非完全分隔内、外侧关节腔。胫侧副韧带与关节囊和内侧半月板紧密相连（a'），腓侧副韧带与关节囊之间有脂肪组织相隔（b'）。

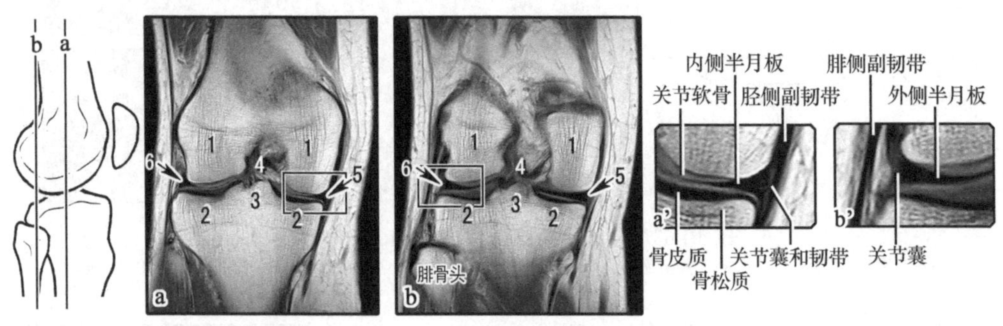

图 10-66　膝部冠状层面扫描（MRI T1WI）

1. 股骨内、外侧髁；2. 胫骨内、外侧髁；3. 髁间隆起；4. 交叉韧带；5. 内侧半月板；6. 外侧半月板

图 10-67 为膝部的矢状层面。图 a 为膝关节的正中矢状层面，股骨下端后与胫骨髁间隆起（3）之间有交叉韧带（4，图 a-1），此处即髁间窝（4，图 a-2）所在；前与髌骨（7）构成髌股关节，下方有髌下脂肪垫（10）充填。此时髌骨切面最大，上连股四头肌腱（8），下连髌韧带（9）。图 b 和 c 均经股骨外侧髁（1）和胫骨外侧髁（2），胫股外侧关节腔内可见外侧半月板前角（5）和后角（6）。胫骨外侧髁（2）的外下与腓骨头（11）之间有胫腓关节（图 c）。

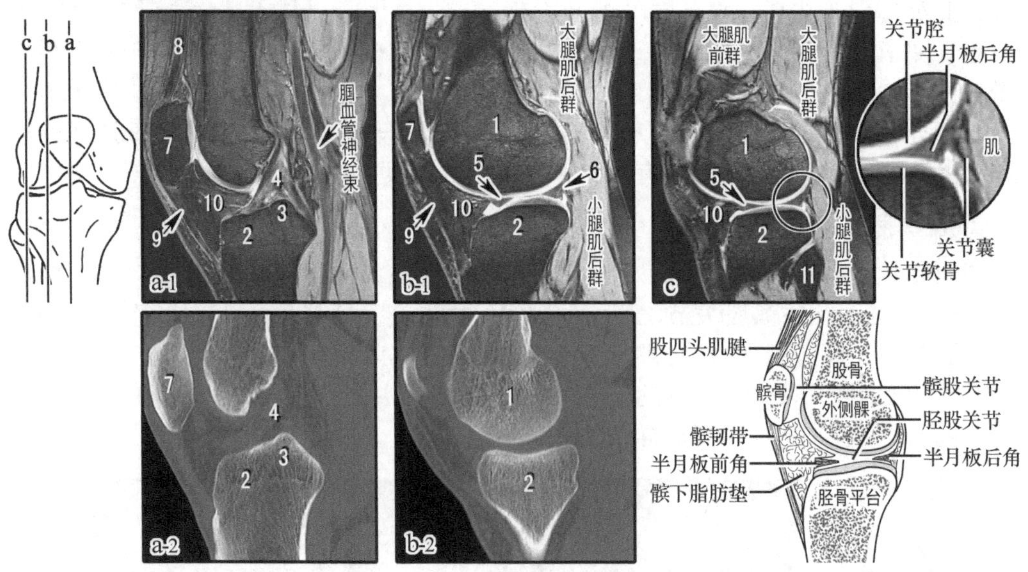

图 10-67　膝部矢状层面扫描（a-1，b-1，c：MRI T2WI；a-2，b-2：CT，骨窗）

1. 股骨外侧髁；2. 胫骨外侧髁（胫骨平台）；3. 髁间隆起；4. 交叉韧带和髁间窝；5. 外侧半月板前角；6. 外侧半月板后角；7. 髌骨；8. 股四头肌腱；9. 髌韧带；10. 髌下脂肪垫；11. 腓骨头

（六）踝关节

图 10-68 为踝部的横断层面。图 a 经胫腓骨下端、踝关节腔之上，胫骨（1）下端与腓骨（2）下端之间以韧带相连，称胫腓连接。图 b 经距骨滑车上部，内踝（3）和外踝（4）

与距骨滑车（6）之间构成踝关节的内、外侧关节面。跟腱（5）与踝关节之间充填的脂肪组织称跟腱前脂肪垫（7），又称 Kager's 脂肪垫。小腿肌群的长腱分别经踝关节前后至足部，胫后血管神经束绕过内踝（4）后将延续为足底血管神经束（图 10-68）。

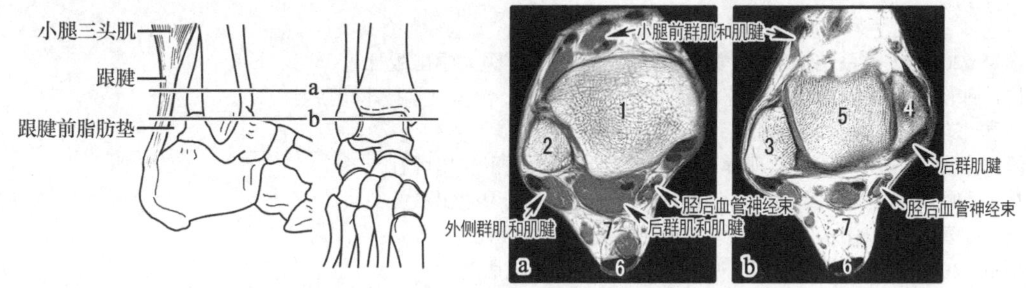

图 10-68　踝部横断层面扫描（MRI T1WI）

1. 胫骨；2. 腓骨；3. 外踝；4. 内踝；5. 距骨；6. 跟腱；7. 跟腱前脂肪垫

图 10-69 为踝关节的冠状层面。图 a 经胫骨长轴，图 b 经腓骨长轴。胫骨（1）下端、外踝（3）和内踝（4）与距骨（5）共同构成踝关节。距骨与与跟骨（6）之间稍宽大处为跗骨窦（7）所在。距骨内侧、内踝下有小腿后群肌腱；距骨外侧、外踝下有小腿外侧群肌腱；跟骨内侧的足底肌群浅面有足底血管神经束经过。

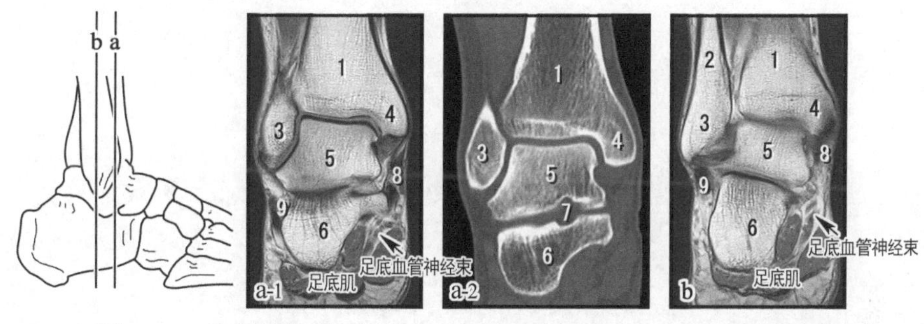

图 10-69　踝部冠状层面扫描（a-1，b：MRI T2WI；a-2：CT，骨窗）

1. 胫骨；2. 腓骨；3. 外踝；4. 内踝；5. 距骨；6. 跟骨；7. 跗骨窦；8. 后群屈肌腱；9. 外侧群屈肌腱

图 10-70 为足部矢状层面。图 a 经第一跖骨（7a）长轴，图 b 经第二跖骨（7b）长轴。足部各关节参考图 10-25 ～图 10-27，足部血管神经束和肌群参考图 9-17 和图 9-18。

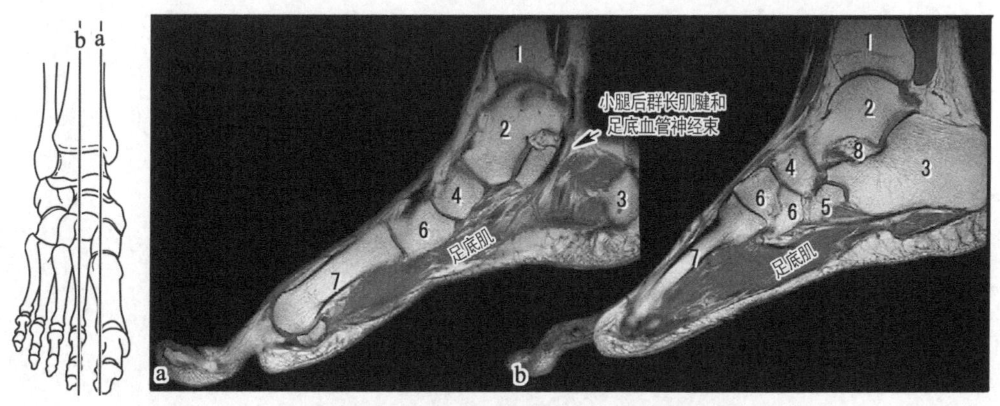

图 10-70　足部矢状层面扫描（MRI T1WI）

1. 胫骨；2. 距骨；3. 跟骨；4. 足舟骨；5. 骰骨；6. 楔骨；7. 跖骨；8. 跗骨窦

（刘美英　刘志安）

参考书目录

陈幽婷 . 2015. 人体系统解剖学 . 第 3 版 . 上海 : 第二军医大学出版社
何俊，钟裕 . 2019. 新编康复治疗学及临床应用 . 长春 : 吉林科学技术出版社
黄晓琳 . 2018. 人体运动学 . 北京：人民卫生出版社
李静，宋为群 . 2018. 康复心理学 . 第 2 版 . 北京 : 人民卫生出版社
李林，武丽杰 . 2018. 人体发育学 . 第 3 版 . 北京 : 人民卫生出版社
励建安，黄晓琳 . 2016. 康复医学 . 北京 : 人民卫生出版社
汪华侨 . 2008. 功能解剖学 . 第 2 版 . 北京 : 人民卫生出版社
王德广 . 2017. 人体局部解剖学 . 第 2 版 . 上海 : 复旦大学出版社
赵玉沛，陈孝平 . 2015. 外科学 . 第 3 版 . 北京 : 人民卫生出版社
Frank H, Netter. 2014. Atlas of human anatomy. 6th ed. New York: ELSEVIER
Lorrie L, Kelley, Connie MP. 2013. Sectional anatomy for imaging professionals. 4th ed. New York: ELSEVIER